의료영상 정도관리 실습 제3판

Medical Image QC

대한의료영상정보관리학회 저

정문각 JMK

집필진 소개

저 자

강병삼 신구대학교
김연래 춘해보건대학교
박명수 가톨릭대학교 부천성모병원
박훈희 신구대학교
윤정수 삼성서울병원
이진욱 가톨릭대학교 여의도성모병원
장광현 삼성서울병원
장영일 광양보건대학교

편집위원

김완석 서울대학교병원
강병삼 신구대학교
권경태 동남보건대학교
권덕문 대구보건대학교
김성길 한려대학교
김성철 가천대학교
김연래 춘해보건대학교
김정수 동남보건대학교
김태형 강원대학교
박명수 가톨릭대학교 부천성모병원
박종배 충북보건과학대학교
박훈희 신구대학교
선종률 대전보건대학교
성열훈 청주대학교
송종남 동신대학교
신정섭 선린대학교
원준재 강동경희대학교병원
윤정수 삼성서울병원
이덕규 마산대학교
이용철 가톨릭대학교 서울성모병원
이주영 송호대학교
이진욱 가톨릭대학교 여의도성모병원
임창선 건양대학교
임청환 한서대학교
장광현 삼성서울병원
장영일 광양보건대학교
장현철 수성대학교
조평곤 대구가톨릭대학교
진계환 남부대학교
최재호 안산대학교
한동균 을지대학교

머리말

방사선 정도관리는 의료영상의 모든 범위의 장치에 대한 모니터링과 테스트, 사후관리 등이 이루어져야 하며, 이를 통합하여 의료영상장치의 품질관리 또는 정도관리(Quality Control; QC)라 통칭하고 있다. 적정한 정도관리가 수행되지 않은 의료영상장치의 사용은 부적절한 영상으로 진단에 영향을 미치게 되며, 부정확한 촬영조건과 재검사로 인하여 환자의 방사선 피폭선량 및 비용 증가를 초래할 수 있다.

국내에서는 의료법 제37조를 근거로 진단용 방사선발생장치의 안전관리에 관한 규칙에서 의료기관에서 설치 · 운영하는 장치를 안전하게 관리함으로써 환자 및 종사자의 방사선으로 인한 위해를 방지하고 진료의 적정성을 도모하고 있다. 또한 이 규칙에서는 방사선영상장치에 대한 정도관리 검사방법 및 기준을 명시하고 있으며, 방사선 관리에 대한 사항도 규정하고 있다. 또한 의료법 제38조에 따라 특수의료장비 설치 및 운영에 관한 규칙이 제정되어 영상의 질 관리가 더 필요한 장치에 대해 정도관리 방안이 규정되어 있다. 최근 의료영상장치의 정도관리의 시행여부 및 적정한 관리에 대해 의료기관 평가 및 여러 의료관련 인증에서 평가항목 요소가 되어 중요성이 높아지고 있다.

의료기기 및 안전관리, 의료영상 분야에서 연구 및 실무를 담당하는 회원들로 구성된 대한의료영상정보관리학회에서 출간되는 「의료영상 정도관리 실습」은 변화되는 의료환경에 맞추어 의료영상 정도관리 전반에 대한 내용을 수록하였다. 「의료영상 정도관리 실습」은 수년간 대학 또는 의료기관에서 정도관리 교육 및 실무를 담당하면서 적용한 실험방법들을 제시한 것으로 이론적인 적용보다는 실무에 적용에 중점을 두었다.

이번에 개정되는 3판에서는 치과장치 정도관리 분야를 추가하여 최근 증가하고 있는 파노라마장치 및 콘빔CT장치의 정도관리 실습방법을 제시하였다.

특히 개정판에서는 치과영역의 정도관리를 추가하였다. 「의료영상 정도관리 실습」이 방사선학을 전공하는 학생뿐만 아니라 의료기관에서 의료영상 정도관리 실무를 담당하는 방사선사에게 도움이 될 것이라 확신하며, 이 책의 원고를 집필해주신 집필진과 편집에 도움을 주신 많은 회원께 감사를 드립니다. 또한 사진정리를 맡아준 신구대학교 σ시그마 동아리에도 수고를 치하하며, 어려운 출판 환경 속에서도 방사선학의 발전을 위해 출간을 흔쾌히 맡아주신 JMK 김재민 대표와 개정 3판 출간에

애써주신 장희성 부장님을 비롯하여 실험 노트가 한 권의 책으로 나오도록 도와주신 편집부에도 감사를 드립니다.

"눈에 보이는 것보다 눈에 보이지 않는 것의 관리가 어렵고도 중요합니다.
안전한 의료방사선의 사용으로 국민보건을 향상시키는 것이 방사선전문가의 사명이자 임무입니다."

2022년 1월
저자 일동

차례

Chapter 01 정도관리 개요

01 정도관리 · 품질관리란?

산업개발이 본격화 되어지고 대량생산이 이루어지면서 급격한 산업화 시대가 도래하던 시기에 많은 양의 제품에 대한 품질관리를 통하여 우수한 제품과 불량률을 줄이는 작업은 경제적으로나 관리적인 측면으로 매우 중요한 테마로서 현재까지 지속적인 관심을 갖고 발전해 왔다.

품질관리 또는 품질보증은 일련의 모든 제품, 생산 또는 제조과정 등에 관련된 모든 요인의 품질을 검토하는 과정으로 보는 것이 일반적인 시각이다.

처음의 정도관리는 단순히 불량을 점검하여 우량품을 식별하여 완성품을 내놓는 단계 또는 항상 일정한 프로세스를 어떻게 유지하는가에 초점이 이루어지다가, 점차 통계적인 기법과 다양한 경영관리 기법들이 접목이 되면서 현재의 정도관리 단계로의 발전이 이루어졌고, 이는 향후에도 지속적인 발전을 이루어 나갈 것으로 판단되어진다.

기업의 경영상 또는 일련의 활동을 통하여 소비자가 원하는 최종 목적물을 제작하는 과정 및 결과에서 제일 유리하다고 판단되어지는 품질을 보장하고 이를 생산하기 위한 가장 경제적 제품 및 프로세스를 이용하여 생산과 공급하는 가장 적정히 유지하는 방법을 말한다.

이러한 품질관리의 활동은 다음 그림과 같은 순서로 표현된다.

① Plan: 소비자 수요에 적합한 품질의 제품을 경제성 있는 수준으로 설계
② Do: 작업 표준을 정하여 제조 실시
③ Check: 작업되어진 제품이 목표한 수준인가 아닌가를 검사하고 판매하는 단계
④ Action: 제품이 시장에서 소비자를 만족시키고 있는가 새로운 요구가 있는가 등을 조사하여 소비자에 서비스를 행하는 단계

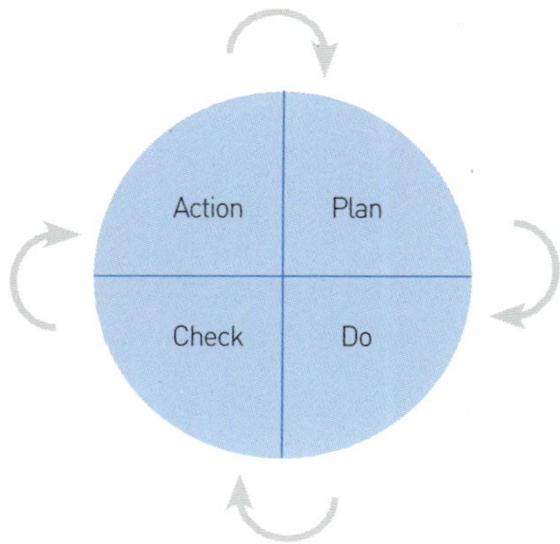

그림 1-1 품질관리의 설계

02 의료영상의 정도관리

영상의학 분야는 매우 복잡하며, 환자 및 의료진의 필요 충족을 위해 끊임없이 변화하고, 이러한 변화를 바탕으로 각종 서비스를 제공하고 있다. 전형적인 영상의학 분야에서 제공되고 있는 서비스에는 진단 X선 영상, CT, MRI, 초음파, 핵의학 서비스 및 혈관영상 서비스 등이 포함된다.

영상의학 분야에서 영상의 결과물이 진단에 유효한지를 측정하기 위하여 각종 서비스를 감독할 수 있는 체제를 마련해야 한다는 의견이 제기되어 왔다. 최근 들어 영상의학 분야가 확대됨에 따라 성능 개선과 영상 품질개선 이 두 가지의 구체적인 목표로 하는 품질관리 프로그램을 개발해야 할 것이다.

영상의학 분야에서 효과적인 품질관리 프로그램을 구축하기 위해서는 이 프로그램을 전적으로 감독할 수 있는 담당자를 지정해야 할 필요가 있다. 지정된 담당자는 품질관리 프로그램의 두 가지 측면을 모두 감독해야 할 책임을 진다. 품질관리, 성능 개선 및 영상품질 개선에 관한 적절한 활동을 위해서는 품질보증 및 품질통제의 역사적 접근에 관한 논의와 방사선사들에게 최신 용어의 정의를 제공하는 것이 필수적이라 할 수 있다.

■ 의료영상 분야의 품질보증에 관한 역사적 접근

다음은 해외에서의 의료영상 분야 정도관리의 주요 변천사이다.

- 1930년대 후반~벨 연구소에서 품질관리를 도입함.
- 1940년대 후반/1950년대 초반: 전후 일본에서 품질관리의 원칙을 개발함.
- 1968년: 미국 방사선 보건안전법이 제정됨.
- 1974년: 미국 방사선보건국이 의료 및 치과 치료에 있어서 엑스레이 장비에 관한 규제를 개시함.
- 1978년: 미국 방사선 장비의 품질보증 및 품질통제에 관한 지침이 제정됨.
- 1980년대 초반: 미국 업계 전반에 전사적 품질관리의 개념이 도입됨.

- 1981년: 미국 소비자 방사선 보건안전법이 제정됨.
- 1980년대 후반: 미국 의료기관 평가 합동위원회가 전사적 품질관리 원칙을 변화 의제에 편입함.
- 1991년: 미국 의료기기안전법이 제정됨.
- 1992년: 미국 유방촬영술 품질표준법이 제정됨.
- 1999년: 미국 유방촬영술 품질표준법의 최종 지침이 발효됨.

품질관리 및 QC라는 개념은 1930년대 후반 벨 연구소에서 품질관리도를 개발하여 도입한 것으로 시작되었다. 이후 일본의 산업기지 재건 당시 더글라스 맥아더 장군에 의해 전사적인 품질통제 및 전사적 품질관리의 개념이 효과적으로 이용되었다. 1940년대 후반에서 1950년대 초반에 걸쳐 Dr. W 에드워드 데밍과 Dr. J.M 주란의 노력에 의해 경영의 툴로서 QC가 도입되었다. 경영의 툴로서 QC를 사용한 데밍의 접근법은 다음과 같이 데밍(W.E Deming)의 14가지 원칙으로 요약될 수 있다.

(1) 사업을 지속하기 위해서는 경쟁력을 갖추고 제품 및 서비스를 끊임없이 개선하라.
(2) 새로운 경영이념을 채택하라.
(3) 품질 확보를 위해서는 모든 제품에 대해 전수 검사를 하지말고, 처음부터 품질이 좋은 제품을 만들어라.
(4) 최저가 낙찰의 관행을 버리고, 전체 비용을 최소화하도록 노력하라. 하나의 품목에 대하여 협력업체와 신의와 성실에 기초한 지속적 관계를 맺도록 하라.
(5) 생산 시스템 및 서비스의 지속적 개선으로 제품의 품질과 생산성을 제고하고 지속적인 원가절감을 실행하라.
(6) 사내 직무교육을 개발하라.
(7) 직원들의 직무향상을 지원할 수 있는 참 리더쉽을 발휘하라.
(8) 불필요한 공포심을 제거하여 모두가 조직의 이익에 효과적으로 업무에 임할 수 있도록 하라.
(9) 부서간 장벽을 제거하라.
(10) 슬로건, 설교로는 좋은 결과를 얻기 어렵다.
(11) 작업할당량(개인별 목표량)을 제거하라. 그보다는 리더쉽이 필요하다.
(12) 인사고과제도를 없애라.
(13) 활기찬 교육 및 자율적 개선 프로그램을 시행하라.
(14) 전사적 품질개선 작업에 조직의 전 직원을 참여시켜라.

〈방사선학에 적용된 데밍의 14가지 원칙〉
– 출처: Adams HG, Arora S. 방사선학에서의 총체적 품질 시행을 위한 지침. Delray Beach, FL, St. Lucie Press; 1994.

03 정도관리의 변천사

표 1-1 품질관리 용어 변천사

품질관리 용어	시작 연도	내 용
통계적 품질관리(SQC)	1930	통계적 방법의 품질관리 (특히 차트 제어 및 세부적인 품질관리)
전체 품질관리(TQC)	1956	아르망 V. 파이 겐 바움에 의해 대중화 됨 모든 생산요소 예를 들어, 회계, 디자인, 금융, 인적 자원, 마케팅, 구매, 판매 등)를 관리 대상으로 포함, 전체 부서의 참여를 강조한다.
통계적 공정관리(SPC)	1960	개별 산업 공정을 모니터링하고 해당 프로세스에 대한 책임을 관리 운영자에게 피드백하여 전체 프로세스를 제어하는 시스템적인 접근
전사적 품질 관리(CWQC)	1968	일본식의 전체 품질관리
전체적 품질관리(TQM)	1985	미국의 국방부에서 시작된 품질관리 운동으로 지속적인 조직 개선을 하기 위한 통계적 품질관리의 기법을 사용한다.
식스 시그마(6σ)	1986	모토로라에서 시작되었으며 통계적인 기법을 이용하여 모든 프로세스를 수치화하여 표현

경영의 툴로서 품질통제에 대한 주란(J.M juran)의 접근법은 품질계획, 품질통제 및 품질개선이라는 세 가지의 품질 구성요소를 사용하였다. 그러나 1980년대 이전까지는 데밍과 주란에 의해 개발된 이러한 개념들이 미국 업계 전반으로 도입되지 않았다. 전사적 품질관리가 시작된 것은 미국 연방정부에서 1968년에 제정된 방사선 보건안전법이 처음이었다. 같은 법에 의하여 미국 보건교육복지부(미국 보건복지부로 개칭됨)는 방사선 QC 프로그램의 표준을 제정, 시행하였다. 방사선보건국(BRH: 국립 의료기기 및 방사선 보건 센터로 개칭됨)은 이 프로그램을 유지해야 할 책임을 갖게 된다. 1974년에 미국의 방사선보건국은 의료 및 치과 치료를 위한 엑스레이 장비에 대해서 불필요한 방사선량을 감소시키기 위한 법규를 제정하였다. 1978년에는 품질보증 및 QC에 관한 지침이 최초로 제정되었다.

이에 따라, 미국 의료기관평가합동위원회 및 대부분의 주립 의료기관들은 이러한 지침을 채택하게 된다. 1981년에 제정된 소비자 환자 방사선 보건안전법에 따라 환자들에 대한 반복적 노출 및 불필요한 방사선 노출을 감소시키기 위한 프로그램의 시행과 방사선 훈련 프로그램에 대한 최소한의 표준 및 의료 X선 장비기사(의공기사)의 자격증도 필요하게 되었다.

1991년에 제정된 의료기기 안전법은 어떠한 의료기기라도 직원, 환자 또는 방문객의 심각한 상해 또는 사망을 초래한 경우에는 10일 이내에 반드시 미국 식품의약국(FDA)에 신고하도록 규정하고 있다. 1992년 제정된 유방촬영술 품질표준법(MQSA) 규정에 따르면, 유방촬영 절차를 수행하는 일체의 설비에 대하여 품질보증 프로그램을 수립해야 하며, 이러한 설비는 미국 방사선의학회(ACR)의 승인 및 인증을 받아야 한다. 이러한 유방촬영술 품질표준법은 1998년 제4분기에 최종적으로 수정되었으며, 1999년 4월에 발효되었다.

04 의료영상 분야의 품질관리

영상의학 분야에 있어서 품질관리의 목적은 고객에 대한 최상의 서비스를 제공하는 것이다. 품질관리는 경영진, 방사선과 의사, 방사선사, 기술부서 및 지원부서의 헌신적인 노력을 필요로 하는 작업이다. 모든 관계자들은 이를 위하여 최종의 목표에 도달하기 위한 공동의 노력을 기울여야 할 것이다. 영상의학 분야에 있어서 품질관리 프로그램의 최종 목표는 환자 및 직원들 모두에 대한 방사선 노출을 감소시키고, 비용을 절감하고, 영상의학 서비스 및 진단을 개선하는 것이다. 이러한 목표를 달성하기 위해서는 품질관리위원회를 구성하여 주요 부문들을 감독하게 할 필요가 있다. 이것에는 두 가지의 주요한 하위 개념이 있는데, 하나는 품질개선에 관한 것이며, 다른 하나는 영상품질 개선에 관한 것이다. 이 두 가지의 하위 개념은 상관관계가 있으며 영상의학 프로그램의 품질관리 프로그램에 있어 똑같은 중요한 요소이다.

하위 개념의 어느 하나라도 실패하게 되는 경우에는 영상의학 분야의 일상 업무에 부정적인 영향을 미치게 된다.

05 품질관리위원회

영상의학과 내에서 품질과 관련된 사항을 관할하는 위원회는 QA 위원회, 지속적인 품질향상위원회, 성과 향상위원회, QM 위원회 혹은 QI 위원회라고 종종 불린다(이하 QI 위원회라 통칭함). QI 위원회의 목적은 성과의 향상과 영상 품질의 향상을 위한 기준을 설정하는 데 있다. 일단 기준이 설정되면, 그 기준에 관한 지속적인 관리 책임을 진다.

QI 위원회는 방사선사, 해당 부서장, 각 영상 분야에서의 관리자들 그리고 영상의학과 내의 QA 코

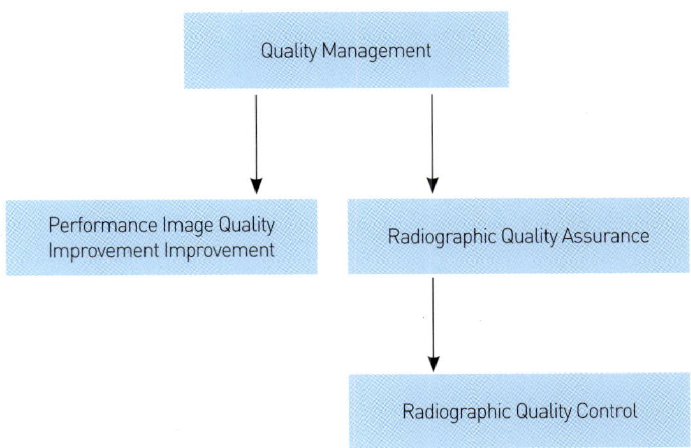

그림 1-2 품질관리의 설계

디네이터 역할을 할 사람이 반드시 포함되어야 한다.

06 성과 향상

성과 향상은 환자의 치료 그리고 결과에 관한 기준을 향상시키는 데 있어서 직접적으로 관련되어 있는 부서 활동이 그 중심이다. 영상의학과 내에는 다양한 기본 데이터를 활용하여 전반적인 효율성을 향상시킬 수 있다. 이는 성과의 향상을 목적으로 하는 다음과 같은 다양한 종류의 활동들이 있다.

이 부분에서 논의되는 모든 주제들은 상호 연관되어 있다. 그 이유는 그들이 직접적으로 혹은 간접적으로 환자 치료에 기준에 있어서 영향력을 끼치기 때문이다. 이들 중 몇몇은 양자간의 만족도(환자와 의사), 임직원 만족도, 서비스의 시의 적절성, repeat 율, 비용 분석, 방사선사 QA, repeat 보고서, 그리고 영상의학 분야의 여러 감사 등이 있다. 성과 향상에 대하여 논의할 때 직면하게 되는 가장 어려운 일 중 하나는 분석을 위한 데이터의 검색이다. 데이터 검색과 수집은 수작업 혹은 자동적인 과정을 통하여 이루어질 수 있다. 수작업으로 데이터를 모으는 것은 노동 집약적인 작업이며, 매우 비효율적이다. 분석을 위한 데이터를 모으는 데 있어서 가장 효과적인 방법은 방사성 정보 시스템(RIS)를 이용한 자동 취득 방식이다. 이 경우 이 안에는 시스템 안으로 내장되어 있는 데이터 수집 프로그램이 존재할 수 있다.

(1) 환자의 만족도
(2) 의사의 만족도
(3) 임직원 만족도
(4) 비용 분석
(5) repeat/reject 비율
(6) 서비스의 시의 적절성
(7) 방사선사 자질에 관한 확신
(8) 검사 일정(검사 시간의 가용성)
(9) 지시되었지만 수행되지 않은 검사
(10) 완료되었지만 검사 종료가 되지는 않은 검사
(11) 검사 통계
(12) 부적합 필름 보고서
(13) 보고의 가용성
(14) 검사 repeat 비율
(15) 검사 건당 비용
(16) 병리학 보고서와 상호 관련이 있는 방사선학
(17) 초음파 보고서와 상호 관련이 있는 방사선학

(18) 방사선 사진에 관한 여러 종류의 품질감사 활동

07 일반적인 의미에 있어서 고객

고객이란 제공하는 서비스를 이용하는 개인을 말한다. 의료 부문에 있어서는 고객을 외부 고객과 내부 고객 둘로 분류할 수 있다. 외부 고객은 외부로부터 의료기관에 방문하여 병원의 서비스와 영상의학 서비스를 이용한다. 이러한 특정한 형태의 고객은 일반적으로 외래환자, 의사 그리고 기타 관계기관이 될 것이다. 내부 고객은 부서 내부로 온 해당 의료기관의 서비스를 이용하는 개인들이다. 내부 직원, 간호, 입원환자, 영상의학과 소속 직원 그리고 기타 병원 내의 사람들이 내부 고객이 될 수 있을 것이다. 고객이 외부이건 내부 이건 간에, 영상의학과에게 있어서는 그들이 자신들이 제공한 서비스에 얼마나 만족을 하고 있는지를 알기위해 그 수준을 측정하는 일은 매우 중요하다.

08 고객 서비스의 수준

고객에 대해 논의를 할 때, 고객 서비스에는 3 단계의 수준이 있다는 것을 기억하는 일은 매우 중요하다. 최소, 중간, 높음이 바로 그것이다. 환자가 최소한의 수준의 서비스를 받았을 경우, 환자들은 직원으로부터 올바른 검사와 대우를 받기 희망한다. 그리고 검사를 의뢰 한 의사는 7일 내에 결과보고서를 받아보기 희망한다. 중간 정도의 단계는 환자가 올바른 검사를 받는다고 생각이 드는 정도의 경우로서 이때 검사는 합리적인 수준의 시간동안 이루어진다. 의뢰를 한 의사는 3~5일 내에 결과를 받아보게 된다. 가장 높은 수준의 고객 서비스는 영상의학과 내 모든 인원이 동원된다. 이 경우에는 모든 관계된 사람에게 예의와 존경을 가지고 환자를 대하며 신속히 모든 절차가 이루어지고 있고, 필요하다고 판단되는 경우에는 왜 검사가 지연되었는지 상세한 설명을 하게 된다. 이때 의뢰한 의사에게 모든 절차가 마무리되자 마자 예비 연락을 취하는 일, 24~48시간 내에 문서를 제공하는 일 등이 포함될 수 있다. 가장 높은 고객 만족이라 하면 세 번째라 할 수 있 수 있는데, 이는 고객 서비스/기대 회로도를 통하여 그 모습을 확인할 수 있다. 고객 서비스/기대 회로도에 있어서 첫 번째 구성요소는 영상의학과 직원들이 제공한 서비스와 더불어, 환자, 의사, 기관 그리고 영상의학과의 기대를 포함하는 것이다. 그와 같은 특정한 서비스를 제공하는 의사, 기관, 부서, 직원 그리고 개인들은 환자의 모든 기대를 충족시키게 된다. 의뢰한 의사의 기대는 자신이 원하는 대로 절차를 신속하게 처리할 수 있을 때 충족되고, 기관의 기대는 최저 가격으로 최상의 서비스를 제공하게 됨으로써 충족된다고 할 수 있을 것이다. 영상의학과의 기대는 환자에게 최소의 재원을 사용하면서 신속하고 편리한 서비스를 제공하는 것이다. 고객 서비스/기대 회로도에 있어서 가장 중요한 구성요소는 환자에게 서비스를 직접 제공하는 사람들이다. 이들은 접수 직원, 방사선사, 간호사들이다. 이들에게 있어서 가장 중요한 것은 환자로 하여금 그들이 이 세상에서 가장 중요한 사람이며, 그 이외에는 더 이상 중요한

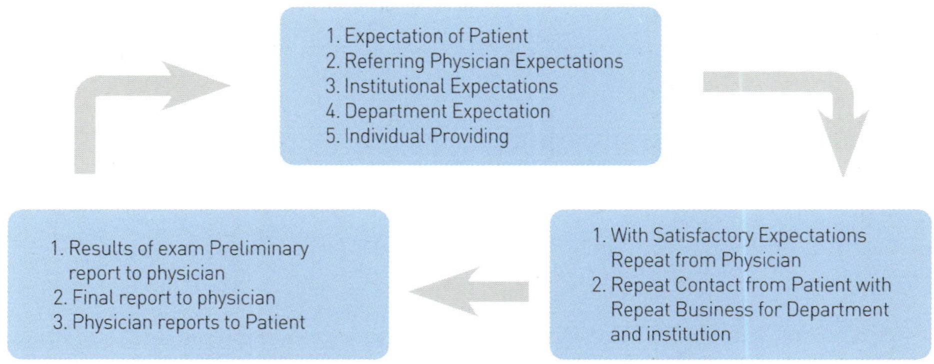

그림 1-3 고객 서비스/기대 회로도

것이 없는 것처럼 느끼게 해 주는 것이다. 고객 서비스/기대 회로도에 있어서 두 번째 구성요소는 첫 번째 구성요소의 만족스러운 완성이다. 환자와 의사의 기대가 만족스럽게 충족될 때, 환자로부터의 의뢰는 반복될 것이고, 의뢰한 의사는 병원과 영상의학과에 추가적인 환자를 보내게 될 것이다. 고객 서비스/기대 회로도에 있어서 마지막 구성요소는 환자의 검사가 끝났을 경우 어떻게 보고서가 다루어지는가이다. 고객 서비스의 일환으로, 미국에서는 방사선사가 시간을 내서 예비 보고서에 대하여 의뢰한 의사에게 전화를 하는 것이 중요하다. 환자의 검사가 끝난 후 24~48시간 내에 그 결과를 의뢰한 의사에게 볼 수 있도록 하는 것은 영상의학과의 책무이다. 그 자료를 받으면, 의사는 그 결과에 대하여 환자에게 이야기를 해야만 한다.

09 고객 만족도 조사

영상의학과와 관련한 조사에는 근본적으로 세 가지 형태의 고객이 존재한다. 입원 환자, 외래 환자, 그리고 의사이다. 일반적으로 의료기관의 대부분은 그 기관을 떠나는 환자들을 대상으로 조사를 실시한다. 이 부분에서는 외래 환자와 의사에게 초점이 맞춰진 고객 서비스 조사에 대하여 논의할 것이다. 외래 환자는 이 부서에 도착하자 마자 혹은 검사를 완료하자 마자 조사 형식을 받게 된다. 의사들은 주로 우편을 통해 조사 형식을 받게 된다. 외래 환자와 의사들에 대한 조사 실행방식에 있어서의 개발은 시간이 지나감에 따라 점차 발전하는 모습을 보인다. 그래서 원하는 변수를 측정 가능하게 하는 마지막 버전을 얻기까지는 수 세대가 걸리기도 한다. 조사 기구를 개발하는 데 있어서는 정확하고 명확하게 기술된 질문들을 설정하는 것은 매우 중요하다.

조사 개발과 관련한 두 가지 부류의 생각들이 있다. 첫 번째 생각의 부류는 '동의' 혹은 '비동의', '예' 혹은 '아니오'와 같은 두 개의 선택 사항만을 제시하는 것이다. 이런 형식은 고객들에게 조사 질문에 대한 응답을 하는 데 있어서 자유스러운 선택이라는 면이 제한된다. 이러한 형식에서는 설사 고객들이 다른 선택사항이 더 나았을 걸 하고 느끼게 되더라도, 두 개의 답 중 하나를 선택해야만 하는 것을 강요하게 된다. 생각의 두 번째 부류는 고객들에게 질문에 대한 답을 하는 데 있어서 다양한 선택사항과 함께 선다형 답안을 제공하는 것이다. 이런 형식은 고객의 전반적인 만족도에 대한 더 나은 시각을 허용하게 된다.

고객 조사를 하는 데 있어서 고려해야만 하는 사항 중에 또 다른 것은 조사의 빈도, 표본 크기, 그리고 고객이 언제 조사를 받게 되는가 이다. 외래 환자에 대한 조사는 매 해당 월의 1주 안에 진행되어야 하고, 적어도 최소한 100개의 표본을 가져야만 한다. 외래 환자를 위해 사용되는 조사 도구는 절차가 완료된 직후 환자에게 전송되어야만 한다.

이런 절차를 통하여 가장 최상의 결과를 얻을 수 있을 것이다. 일반적으로 조사가 고객이 부서에 도착한 직후 이루어진다면 검사를 하기 전에 설문을 작성하게 된다. 이는 주의해야 할 부분이다.

의사를 대상으로 한 조사의 경우에는 그들 중 20%의 사람에게 특별히 먼저 진행되어야 하고, 이 경우에 한해서는 두 번 정도 설문이 이루어져야 한다.

직원 만족도는 병원과 영상의학과의 내부적 건전성을 나타내는 중요한 지표 중 하나이며 직원들은 한해 두 번 혹은 한 번 정도를 주기로 조사대상이 되어야 한다. 이 조사에서 직원들의 만족도가 낮게 나타날 경우, 병원과 영상의학과의 관리자들은 문제가 과연 무엇인지 파악하고 고치도록 해야 한다. 낮은 직원 만족도는 고객에게 전달되는 서비스의 질과 형식에 있어서 지대한 영향력을 끼치게 된다. 서비스의 시의 적절함 "시간은 돈이고, 돈은 곧 시간이다."라는 오래된 격언이 있다. 이 말은 서비스와 건강관리에 대한 요구가 증가하는 현대에 있어서도 그대로 적용된다. 시간에 대한 서비스는 영상의학 전체 부문에서 서서히 변화되고 있고 서비스의 시간성을 측정하는 연구가 향상되어야 하는 것이 중요한 부분일 수 있다. 영상을 만들기 위해 소요되는 모든 부분에서의 시간 측정은 매우 중요하다. 일반적으로 서비스에서 시간은 환자의 도착 시간에 대한 대기 시간이다. 그러나 또한 리포트를 구술한 시간과 그 판독을 관여하는 의사에 대한 부분이 반드시 포함되어야 한다.

성능 개선 프로그램의 일부로서 미국의 southeastern 부분의 큰 의료센터에 따르면 그들은 신생아 집중치료시설에서 의뢰된 검사에 대하여 응급보고시간(STAT)을 관리하고 있다. IVP, GI 투시 검사, 그리고 CT 스캔들은 Emergency 센터에서 처방된 것을 대상으로 하고 STAT는 검사 지시를 받은 시간으로부터 검사가 완료된 시간을 기초로 한다. 여러 가지 시간들 중에 서비스의 시간들 간에 심각한 문제가 있었던 것을 발견하였다. 이러한 지연 근무 형태는 여러 단계에서 일어나고 있다.

10 분석 반복

영상의학과의 성능 개선은 여러 가지 비판적인 요소와 방사선 촬영법의 품질을 높이기 위한 반복적인 분석 프로그램들에 의해서 이루진다. 영상의학과가 제공한 서비스의 적합성은 성능 개선에 중요한 문제가 된다. 이러한 분석 작업을 통하여 제거된 많은 수의 필름과 재촬영의 필름을 줄이는 것이 포함된다. 이는 반복적인 분석을 통하여 특이한 원인을 찾을 수 있게 된다. 이러한 타입의 분석을 위한 데이타는 반복적인 작업을 통하여 얻을 수 있다. 이는 영상의학과의 전반적인 운영과 문제 해결의 원인을 찾는 것을 도와주고 이를 통한 원가 분석도 가능하게 한다.

11 방사선장치의 성능 관리

품질보증(QA)은 많은 구성요소를 가지고 있다. 그리고 정기적인 성능관리(QC)는 비용을 최소화하고, 진단적 가치를 높이고, 검사자와 환자의 방사선 피폭량을 최소화 하기 위한 중요한 부분이다. 방사선 장비에 대한 성능관 측정 시험은 다양하다. 이 책에서 소개되는 방사선 장비 성능관 측정시험은 모두 비침습적이다. 방사선 장비에 대한 성능관 측정 시험은 담당자에 의해 정기적인 일정에 따라 시행되어야 한다.

■ 성능관리 학습목표

1. 방사선 장비에 대한 QC(성능관리) 측정 목적을 배운다
2. 방사선 장비의 성능관리 측정 방법를 이해한다.
3. 방사선 장비의 성능관리 측정 후 그 결과를 이해한다.
4. 결과값을 분석하여 장비관리 방안을 수립한다.

■ 성능관리 학습목표

1. 정기적인 방사선 장비에 대한 성능관리 측정을 확인하시오.
2. 각각의 성능관리 측정에 대한 그 원리를 제시하시오.
3. 성능관리 항목의 이론적인 원리를 설명하시오.
4. 얼마나 자주 각각의 성능관리 측정이 수행되는지를 토론하고 확인하시오.
5. 모든 성능관리 측정시험에 사용되는 장비에 대해 설명하고 확인하시오.
6. 각각의 측정시험 절차를 설명하고 토론하시오.
7. 각각의 측정시험에서 허용범위에 대해 제시하시오.
8. 각각의 측정 시험 중이나 또는 측정 후에 일어날 수 있는 문제에 대해 확인하고 토론하시오.
9. 각각의 측정시험에서 잘못된 결과를 초래할 수 있는 문제에 대해 논하시오.
10. 기록의 중요성에 대해 설명하고 토론하시오.
11. 측정시험 결과에 대해 해석하고 분석하시오.

Chapter 02

관전압 • 관전류 시험

01 관전압 시험

1. 목적

X선관에 인가된 전압은 X선관에서 발생하는 에너지를 결정함과 동시에 X선량과 환자의 피폭선량 감소에 영향을 미친다. 따라서 관전압을 정확하게 유지하여 X선 사진의 대조도 및 농도를 일정하게 유지하고, 환자의 피폭선량을 경감하여야 함에 정기적인 성능검사가 필요하다.

2. 이론

X선 발생장치의 generator는 단상, 삼상, 고주파의 세가지 종류로 구별된다. X선 generator의 출력 증가는 X선 방출량에 영향을 미치고, X선 방출량의 증가는 방사선 영상의 질적 향상에 영향을 미친다. 고출력을 가진 generator를 사용하여 환자를 검사할 경우, 높은 mA를 사용하여 단시간 촬영이 가능함으로써 환자의 피폭저하 효과를 가져온다. 관전압의 측정 이유는 generator가 제어판에 설정된 관전압을 정확히 발생시키고 있는지를 확인하는 것이다.

관전압 정확도 불량 원인은 generator의 선간전압(line voltage)공급의 불량, 고전압 케이블의 결합 또는 자동 관전압 선택 회로에 이상 등으로 발생된다.

관전압 측정은 generator가 제어판에 설정된 kVp를 정확히 발생하는가를 확인하기 위해 고안되었다. 관전압의 정확성은 PAE(백분율 평균오차)의 ±10%

$$PAE = \frac{Xp - \overline{X}}{Xp} \times 100(\%)$$

PAE(Percent Average Error)

Xp: 관전압의 지시치

$\overline{X}$: 측정치의 산술평균치

1) Multi fuction meter

한번의 조사로 관전압, 조사선량/조사선량률, 조사시간, 반가층 등의 측정이 가능한 장비이며 관전류는 비침습적 기구를 사용하여 측정이 가능하다.

2) Wisconsin kVp test cassette

필름 농도를 측정하여 도표로 kVp를 산출한다.

3) Digital kVp meter

3. 측정주기

관전압 시험은 1년 단위로 측정하며 generator가 설정된 KV를 발생하지 못할 경우와 X선관 교체 시 측정을 한다.

4. 실험기기 및 재료

(1) X선 발생장치
(2) Multi function meter
(3) Wisconsin kVp test cassette
(4) Digital kVp meter
(5) 사진 농도계

5. 실험 방법

1) Multi function meter, Digital kVp meter

(1) 측정 전 tube를 적당히 warm up시킨다.
(2) 관전압 측정장치를 테이블 위에 위치시킨다.
(3) SID: 단상장치−75cm
삼상장치−100cm
(4) 측정장비 중앙에 조사야의 중심선을 일치시킨 후 눈금표시 선까지 콜리메터를 조절한다.
(5) 측점범위는 60, 80, 100, 120 kVp로 변화시켜 각 kVp에서 5번씩 측정한다(200mA, 0.1sec고정).
(6) 측정횟수는 10회를 원칙으로 하지만 장치에 무리가 없는 범위인 5회 측정 후 평균치를 산출한다.
(7) 5회 측정 결과값을 통해 PAE(백분율 평균오차)를 산출한다.
(8) 백분율 평균 오차의 범위가 ±10% 이내의 범위에 해당하는지 확인한다.
(9) ±10% 이내의 경우 합격판정

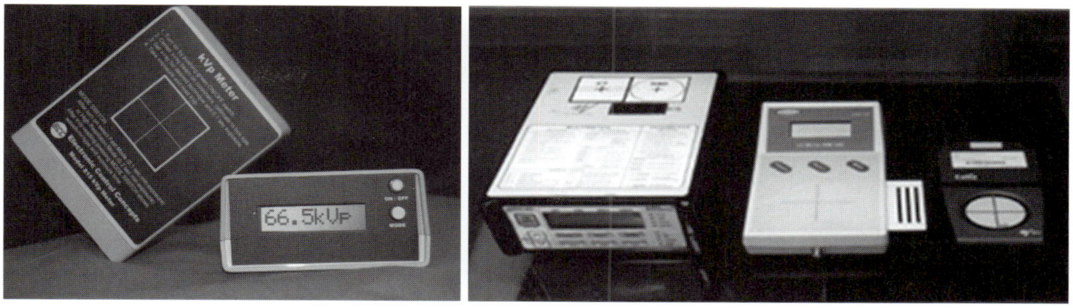

그림 2–1 Digital kVp meter

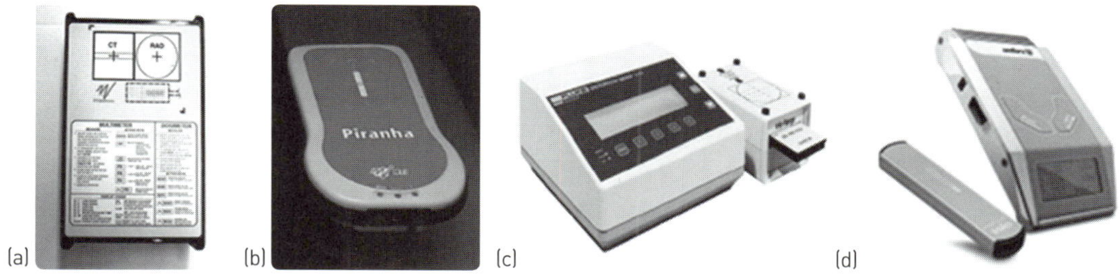

그림 2–2 Multi fuctionmeter: (a) PMX-III, (b) Piranha, (c) Nero–8000, (d) Unfors

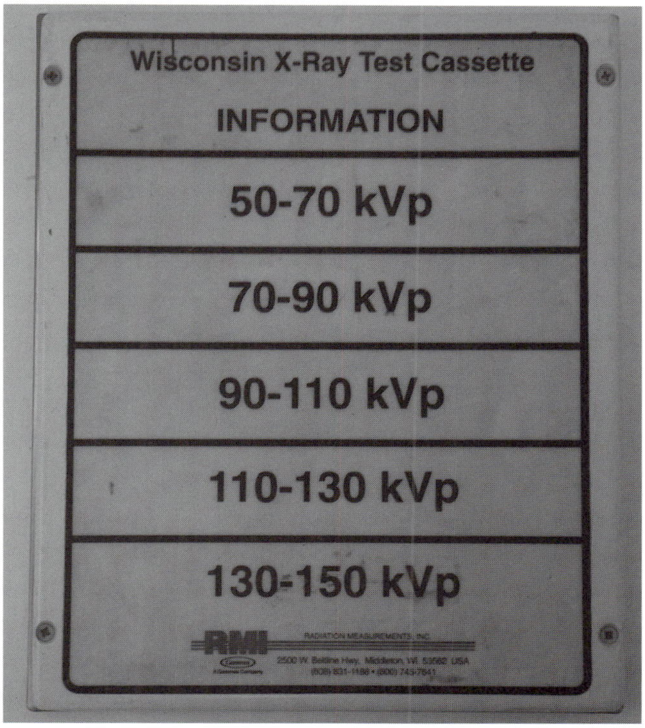

그림 2–3 Wisconsin kVp test cassette

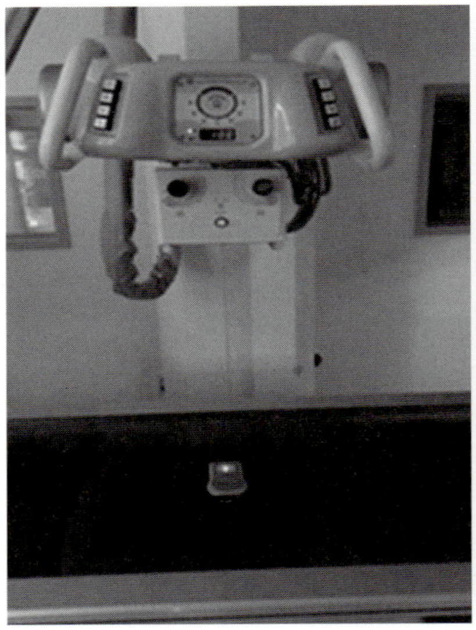

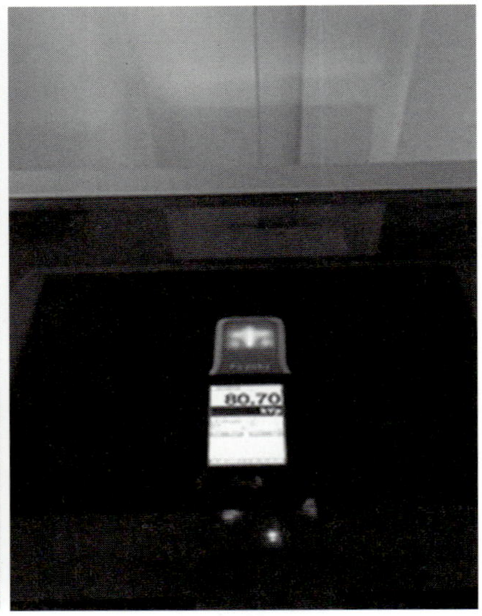

그림 2-4 Digital kVp meter로 kVp 측정

2) Wisconsin kVp test cassette

Cassette는 실효관전압을 측정하는 것으로 일반 촬영과 유방 촬영용이 있다. 구조는 각 관전압별로 10개의 구멍이 쌍으로 되어 있으며 기준이 되는 우측의 구멍들은 균일한 농도를 낼 수 있는 흡수체가 놓여 있고, 좌측의 구멍들은 각각의 관전압에 대응되는 계단으로 된 구리판이 놓여져 있어 각 구리판에 의해 대부분의 광자가 제거되어, 들어오는 1차 선은 경화된다. 반가층은 1차 선의 에너지 분포에 의존되기 때문에 반가층을 측정하는 구멍 위에는 흡수체를 사용하지 않는다. 기준이 되는 구멍 위에는 구리 흡수체를 가지고 있지 않는 대신 눈으로 볼 수 있는 흡수체를 가지고 있어 시각적인 농도가 거의 같도록 만들어져 있으며, 측정 가능한 농도범위는 0.5~2.0이며, 기준이 되는 구멍의 농도가 1.0이 되게 관전류와 조사시간을 조정한다(노출조건표 참고).

표 2-1 Wisconsin kVp test cassette의 노출조건표(장비마다 상이함)

Cassette Region	Source-Table Distance	kVp Set	mAs	
			1-Phase Units	3-Pase Units or Inverter type
A	1m(40")	60	200	120(실제 60)
B	1m(40")	80	60	30(실제 15)
C	1m(40")	100	40	20(실제 10)
D	1m(40")	120	35	15(실제 7.5)

(1) 측정 전 tube를 적당히 warm up시킨다.

(2) 테이블 위에 Wisconsin kVp test cassette를 올려 놓는다.

(3) 카세트의 장축과 X선관축을 평행하게 위치시킨다.

(4) SID: 단상–75cm, 삼상–100cm으로 한다.

(5) Cassette의 test할 region을 조사야의 중심에 위치시킨다.

(6) Collimation을 test region에 맞추고 그 외의 부분은 납판으로 차폐한다.

(7) 50kVp부터 150kVp까지 5조의 동판과 대조 strip을 kVp region별로 조사한다. 이때, reference 농도가 1.0 정도가 되도록 mAs를 조절한다.

(8) 조사 후 필름을 현상한다.

(9) 필름의 결과 평가 시 오른쪽의 reference column 농도는 비슷한 농도이며, 왼쪽의 구리 step을 통과한 부분은 각기 다른 농도로 나타난다.

(10) 오른쪽의 reference column 농도와 좌측의 동일한 농도를 내는 step의 번호를 찾는다.

(11) Reference column 농도가 균일할 경우나 reference column 농도가 균일하지 않은 경우에 각각의 방법을 통해 match step을 구한다.

(12) 교정표를 통해 관전압이 X선 흡수와의 사이에서 함수가 성립한다는 것을 확인한다.

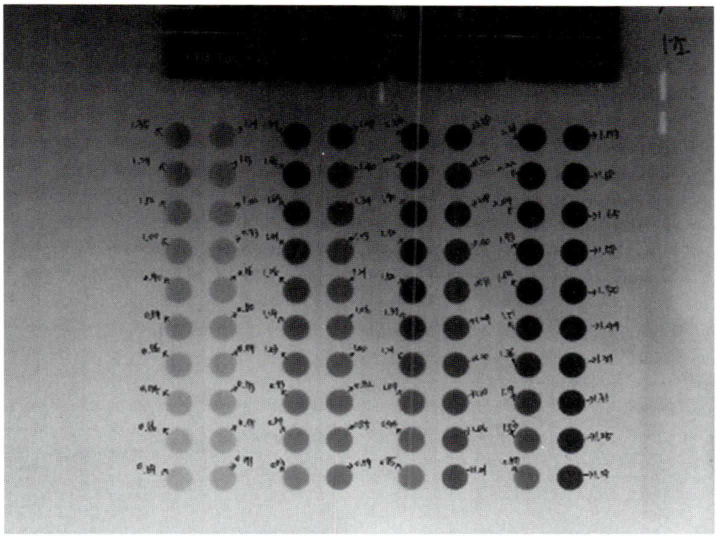

그림 2–5 Wisconsin kVp cassette film

표 2-2 기준 Column의 농도가 균일할 때 match step을 구하는 방법

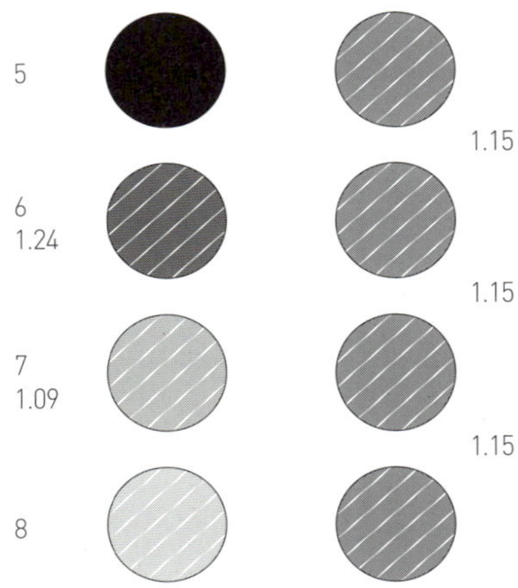

Step No.	OD of Step	OD of Reference
6	1.24	1.15
7	1.09	1.15

$$\text{“Match Step”} = 6 + \frac{1.24-1.15}{1.24-1.09}$$
$$= 6 + \frac{0.09}{0.15} = 6 + 0.6 = 6.6$$

표 2-3 기준 Column의 농도가 다를 때 match step을 구하는 방법

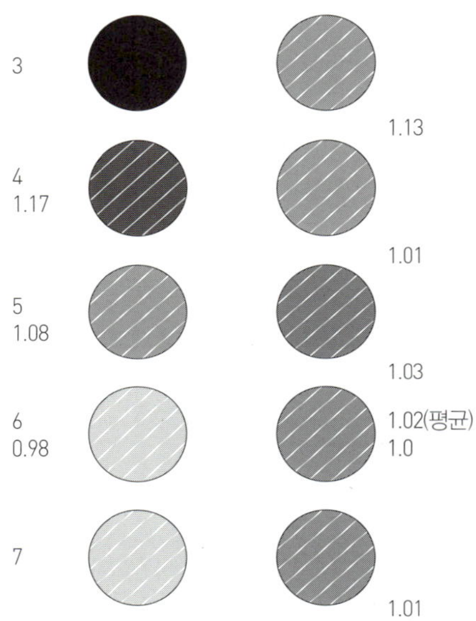

Step No.	OD of Step	OD of Reference
5	1.08	1.03
6	0.98	1.0
		Average 1.02

$$\text{“Match Step”} = 5 + \frac{1.08-1.02}{1.08-0.98}$$
$$= 5 + \frac{0.06}{0.1} = 5.6$$

6. 허용 범위

1) 관전압의 백분율 평균오차(PAE)는 지시치에 대하여 ±10% 이내로 나타나야 한다.

※ 보건복지부/의료법 제37조 진단용 방사선 발생장치의 안전관리에 관한 규칙

· 정기적 안전 기준 및 방사선 안전관리 정기검사 3년 피폭선량 및 선량 보증관리

7. 유의사항

(1) 전력 사용이 큰 시간에 측정하면 부정확한 결과를 얻을 수 있다.

(2) 입력 전원 공급이 변동한다면 부정확한 결과를 얻을 수 있다.

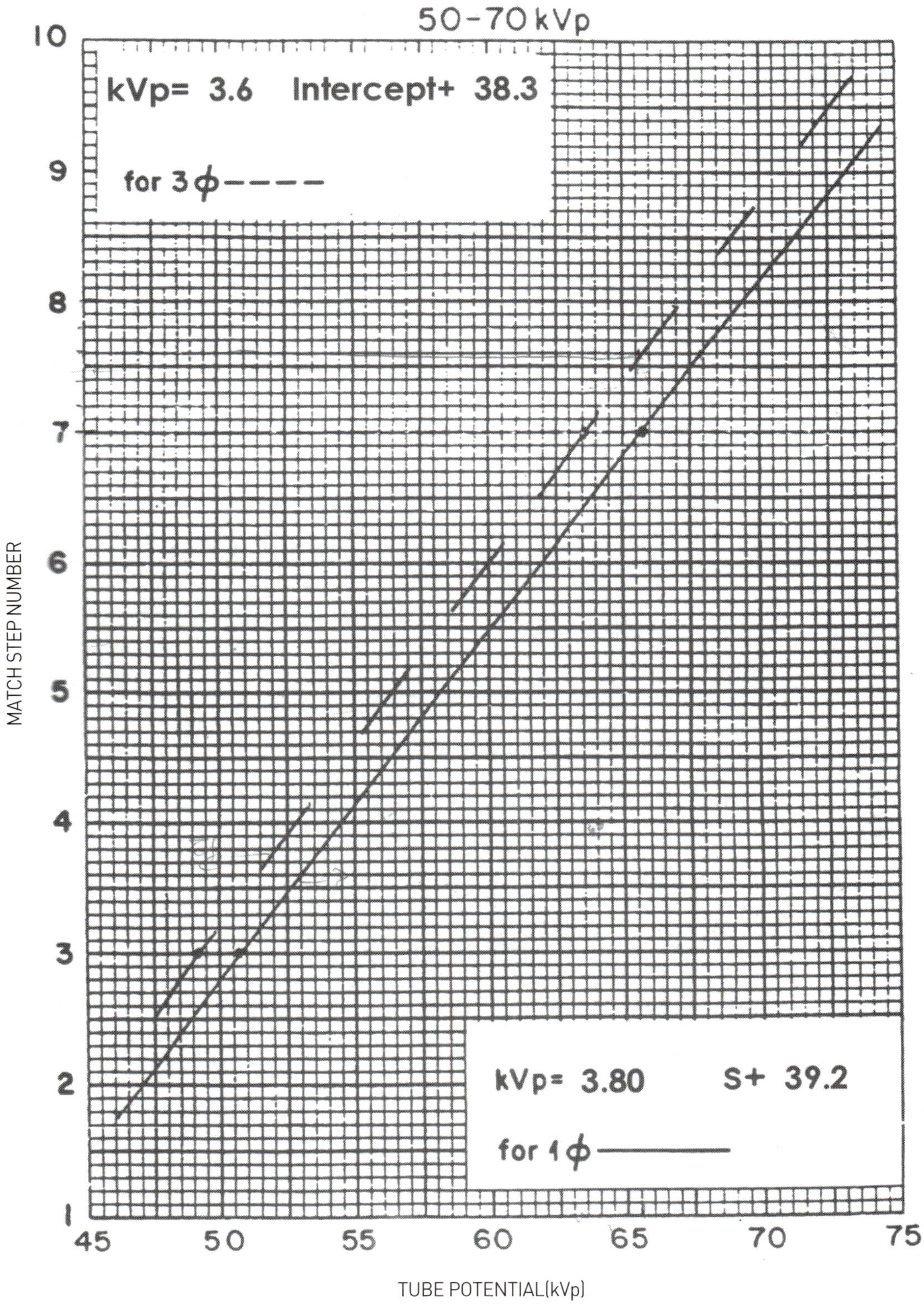

그림 2-6 50~70 kVp일 때의 Calibration Curve

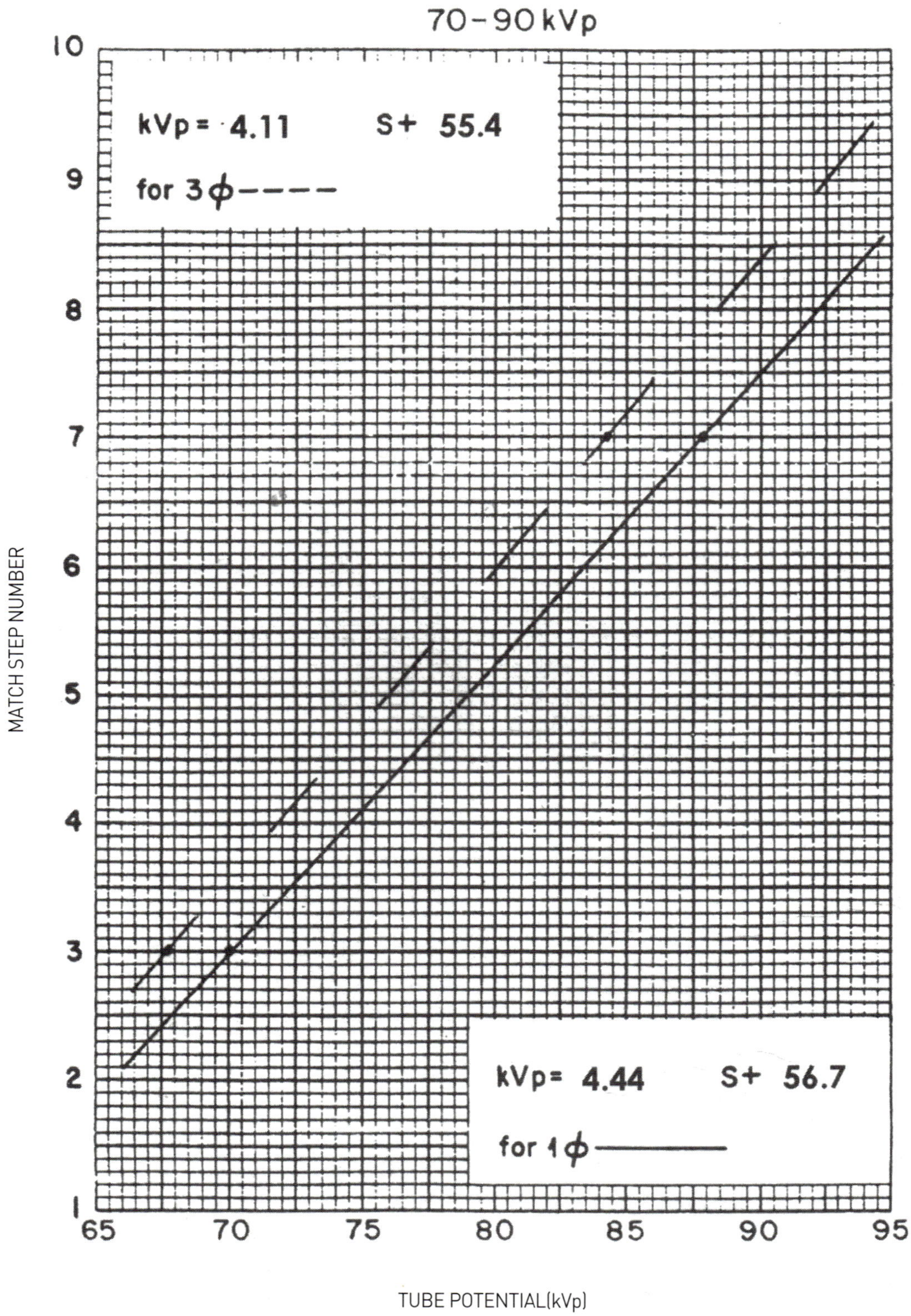

그림 2-7 70～90 kVp일 때의 Calibration Curve

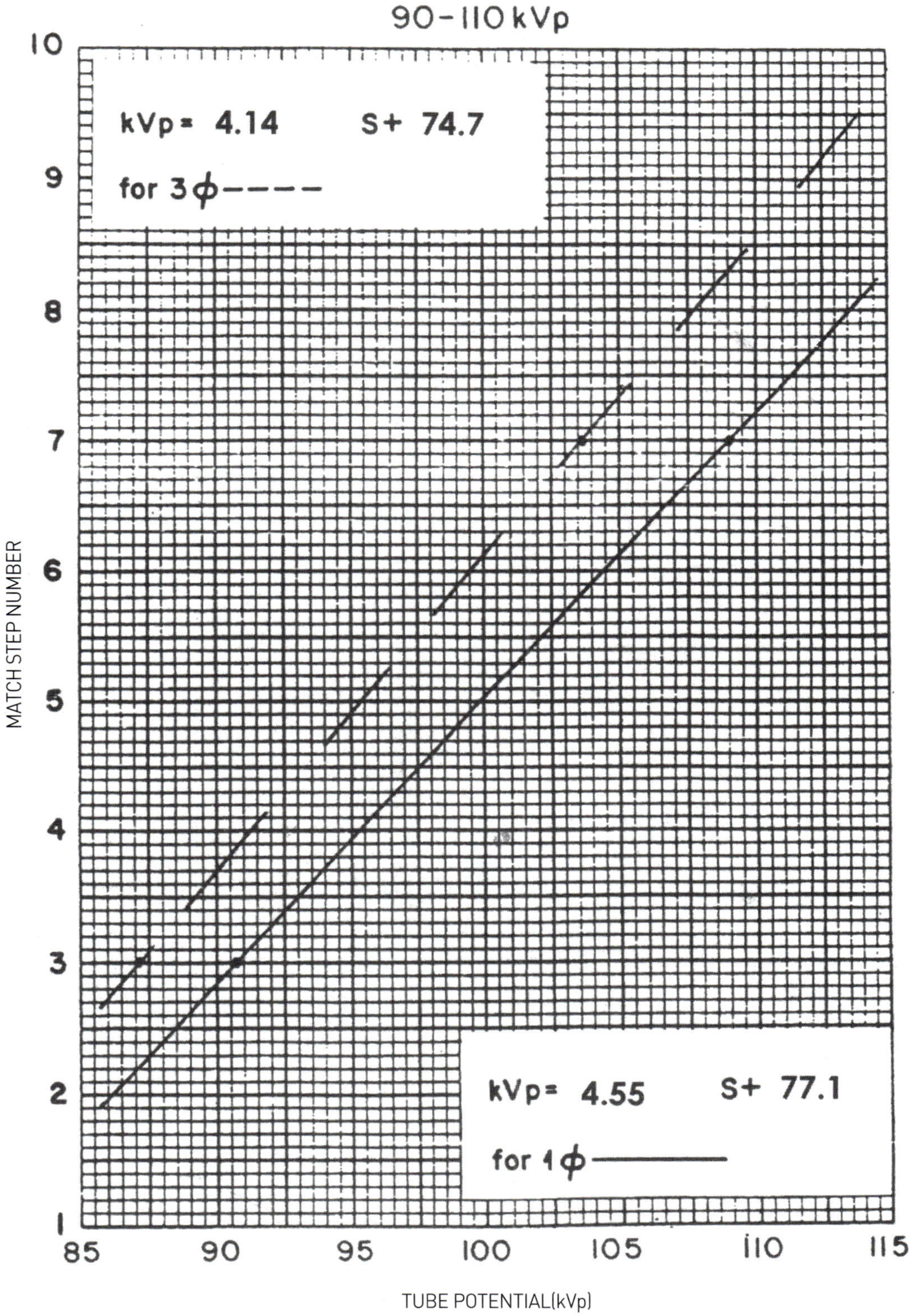

그림 2-8 90~110 kVp일 때의 Calibration Curve

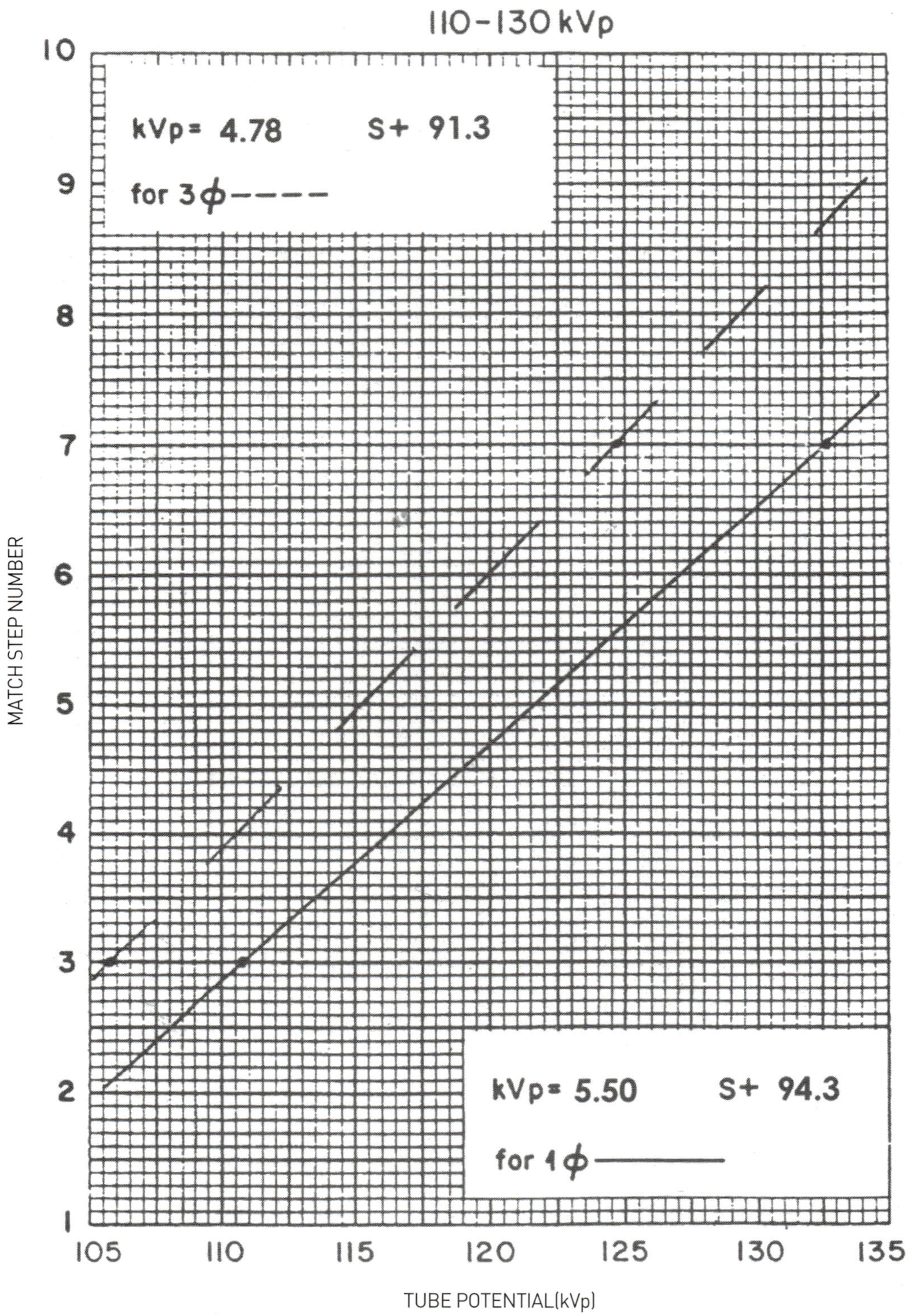

그림 2-9 110~130 kVp일 때의 Calibration Curve

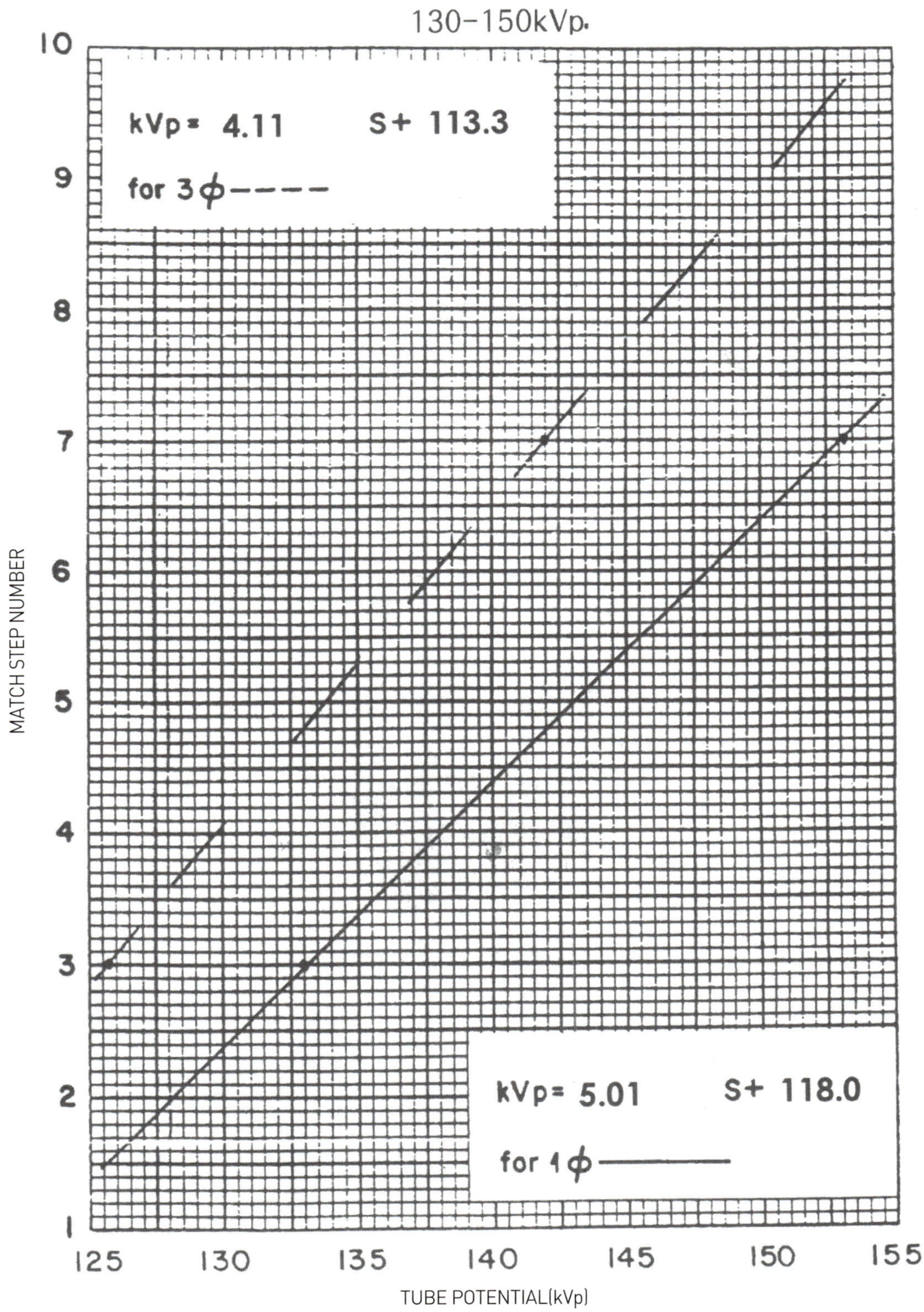

그림 2-10 130~150 kVp일 때의 Calibration Curve

실험보고서

❶ 실험 제목

❷ 실험 조건

❸ 실험 결과

설정관전류 (mA)	측정관전압(kVp)					평균 ( )	PAE (%)	CV
	1회	2회	3회	4회	5회			

❹ 평 가

02 관전류 시험

1. 목적

X선관에 인가된 관전류(전자가 단위시간당 흐르는 양)는 X선관에서 발생하는 X선량과 환자의 피폭선량 감소에 영향을 미치고 X선 사진의 대조도 및 농도를 좌우한다. 관전류를 정확하게 유지하여 X선관의 교체 시기를 예측한다. 또한 고장을 예측하고 방지하며 재촬영 감소와 환자의 피폭선량을 경감하여야 함에 정기적인 관전류 성능검사가 필요하다.

2. 이론

X선 관전류는 X선관의 음극에서 양극으로 이동하는 전자의 량으로 결론적으로 X선관에서 발생되는 X선의 양을 의미한다. 제어판에 표시되는 관전류는 고압변압기 2차 코일의 중성접지부와 연결되어 있다. 폐회로(closed circuit)에서 모든 점을 통하는 전자의 수는 항상 동일하기 때문에 관전류의 값은 단위 시간당 어느 한 점을 지나가는 전자의 수를 표시한다.

1) Multi fuction meter

– 비접속형

2) Digital mAs meter

– 접속형

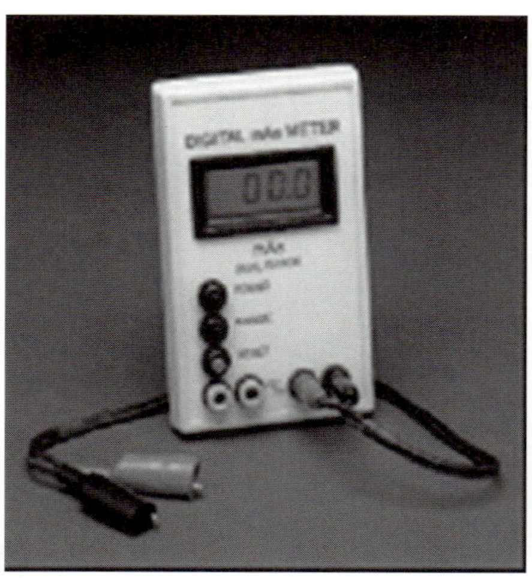

그림 2-11 접속형 관전류 측정기

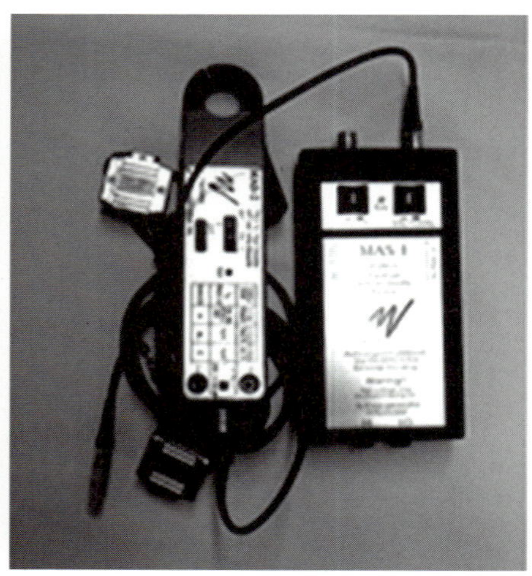

그림 2-12 비접속형 관전류 측정기

3. 측정주기

관전류 시험은 1년 단위로 측정하며 generator가 설정된 mA를 정확히 발생하는지 평가한다. Generator에 과부하가 있을 시에도 측정한다.

4. 실험기기 및 재료

(1) X선 발생장치

(2) Multi fuction meter

(3) Digital mAs meter

5. 실험 방법

1) Multi function meter

(1) 측정 전 tube를 적당히 warm up시킨다.

(2) 관전류 측정 장치를 테이블 위에 위치시킨다.

(3) 측정기를 튜브의 음극방향 line에 결합시킨다.

(4) 측정장비 중앙에 조사야의 중심선을 일치시킨 후 눈금 표시선까지 콜리메이터를 조절한다.

(5) Mode를 radiography로 설정한다.

(6) 측정 범위는 80kV, 100ms로 고정하고 관전류를 100, 200, 300, 400, 500mA로 변화시켜 각 mA에서 5번씩 측정한다.

(7) 측정횟수는 10회가 원칙이나 장치에 무리가 없는 범위인 5회 측정 후 평균치를 산출한다.

(8) 5회 측정 결과값을 통해 PAE(백분율 평균오차)를 산출한다.

(9) 설정한 관전류량과 측정기에 측정된 관전류량 값을 비교하여 백분율 평균오차를 구하고 기준 허용범위와 비교한다.

$$PAE = \frac{Xp - \overline{X}}{Xp} \times 100(\%)$$

PAE(Percent Average Error)
Xp: 관전류 설정치
$\overline{X}$: 관전류 측정치의 산술평균치

2) mA/mAs meter를 이용한 관전류/량 검사

접속형 측정기를 이용하여 관전류를 측정할 경우 X선 장치의 전원을 off한 상태에서 고전압변압기의 2차 측 중성점(N_1, N_2) 또는 mA test point에 mA/mAs meter를 직렬로 연결하여 측정한다. 관전류의 측정은 X선이 조사되는 동안 육안적 관찰하여야 하므로 조사시간이 너무 짧지 않도록 주의를 요한다. X선 조사는 10회를 원칙으로 하지만 X선관의 무리를 주지 않는 범위인 5회 측정하여 측정값을

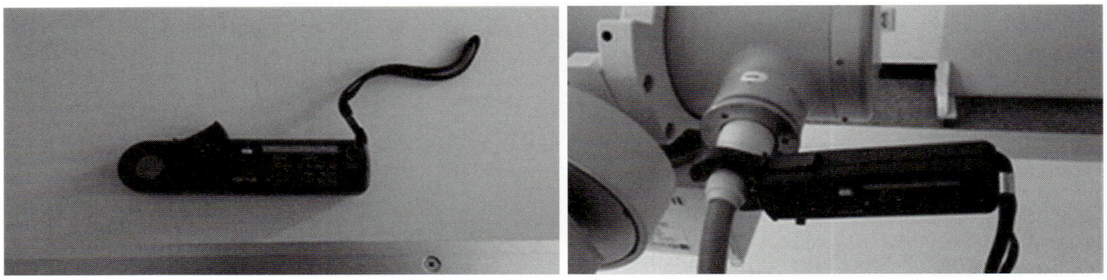

그림 2-13 비접속형 관전류 측정 방법

이용하여 백분율 평균오차(PAE)를 구한다.

(1) X선 장치의 전원을 off한다.

(2) 고압변압기의 N_1, N_2 단자 중 한 단자를 분리하여 mA/mAs meter의 양 선을 직렬로 연결한다.

(3) AC or DC mode를 선택한다.

(4) mA or mAs 측정을 선택한다.

(5) X선 장치의 전원을 on한 후 알맞은 조사조건을 설정하여 X선을 조사한 뒤 mA와 mAs를 측정한다.

(6) 측정이 끝난 후 X선 장치의 전원을 off한 후 mA/mAs meter의 전원을 끄고, 고압변압기에서 측정기를 분리한 후 X선 시험 전과 동일한 상태로 한다.

6. 허용 범위

1) 관전류(mA) 측정

방사선 안전관리 규칙에 의하면 변압기식 및 인버터 장치의 관전류 백분율 평균오차(PAE)는 설정치(지시치)에 대하여 ±15% 이내이어야 한다. 재현성 cv(변동계수)는 0.05(5%) 이하 합격 판정.

2) 관전류량(mAs) 측정

방사선 안전관리 규칙에 의한 관전류량(mAs)의 지시치에 대한 백분율평균 오차는(PAE)는 변압기식 장치와 인버터식 장치의 경의 ±20% 이내이고, 콘덴서식 장치인 경우 10mAs 미만일 때 설청치에 대한 오차는 ±2mAs, 10mAs 이상인 경우 설정치에 대하여 ±20% 이내이어야 한다.

실험보고서

❶ 실험 제목

❷ 실험 조건

❸ 실험 결과

설정관전류 (mA)	측정관전류(mA)					평균 ( )	PAE (%)	CV
	1회	2회	3회	4회	5회			

❹ 평 가

Chapter

03 조사선량 재현성 • 직선성 시험

1. 목적

X선 발생장치(진단용 X선 장치, 진단용 X선 발생기, 유방촬영용 장치)의 출력선량은 장치의 성능에 따라 동일한 조건이라 하더라도 발생하는 출력선량은 다르게 나타날 수 있다. 여러 가지 요인에 의해 성능 저하가 일어나므로 장치 성능 점검의 필요성이 있게 된다.

X선 발생장치는 일정한 촬영조건에서는 항상 일정한 출력이 발생되어야 한다. 따라서 관전압, 관전류, 타이머의 허용오차나 X선 출력의 재현성 · 직선성 등을 정기적으로 점검함으로써 재현성이 좋고 바른 기능을 가진 X선 발생장치로의 유지 관리가 필요하다. 본 실험을 통해서 동일한 조건에서 얼마나 정확한 X선 출력이 발생하는지 확인하고, 재현성 · 직선성 평가를 통해 장치의 성능관리로 임상실무에 적용할 능력을 배양하는 데 시험 목적이 있다.

2. 이론

재현성 시험(reproducibility)은 진단용 방사선 발생장치의 성능 및 신뢰성을 평가하는 것으로 조사선량에 대한 변동계수(coefficient of variation; CV)를 계산하여 적용하며, 연속 10회의 측정치를 0.05 이하로 규정하고 있다.

진단용 X선 발생장치의 동일한 촬영조건에서 동일한 출력선량을 결정하는 것은 장치의 전원전압의 안정성과 고전압 발생장치의 성능 및 장치 제어회로의 정밀성 등이 있으며, 일반적으로 가장 영향을 주는 것은 단시간 조사에서 timer의 성능이다. 재현성 시험은 관전압, 관전류, 조사시간, 거리 등 촬영에 관계되는 모든 기술 인자들을 동일하게 하여 같은 조건에서 매번 측정한 X선 출력선량이 동일하게 나타나는지 확인해야 한다.

재현성의 측정에는 관전압, 관전류, 조사시간, 촬영거리 등 X선 발생조건을 항상 일정하게 한다. 연속 10회 X선 조사를 하며 중심선상에서 출력선량을 선량계로 측정하여 다음 식으로 구한다.

$$CV = \frac{S}{\overline{X}} = \frac{1}{\overline{X}} = \sqrt{\sum_{i=1}^{10} \frac{(X_i - \overline{X})^2}{9}}$$

단, S는 10회의 선량 측정에 의한 표준편차, $\overline{X}$는 10회의 선량 측정에 의한 산술 평균치, X_i는 I번째 측정치이다.

직선성 시험(linearity)은 재현성 시험과 같이 진단용 방사선 발생장치의 성능 및 신뢰성을 평가하는 것으로 진단용 X선 발생장치의 출력선량은 관전류와 조사시간에 비례하여 증가한다. 또한, mAs의 값은 관전류와 조사시간이 바뀌어도 출력선량의 값은 일정해야 한다. 직선성이란 동일 관전압(kVp)에서 같은 관전류량(mAs)일 경우, 관전류와 조사시간을 변화하여도 출력되는 X선량은 동일하여야 한다. 그러나 X선관에서 실제 발생되는 X선은 광조사야와 X선 조사야의 불일치, 대초점과 소초점 간의 filament 가열전압의 조정오차 등의 문제로 동일한 관전류량(mAs)에서도 출력선량이 다른 경우가 많다.

조사선량의 직선성을 평가하기 위해서는 관전압을 고정하고, 관전류와 조사시간을 변경시키면서 관전류량(mAs)치를 일정하게 하여 발생되는 선량을 측정한다. 선택한 각 관전류량(mAs)치에서 선량을 측정 한 후 X선량(mR 또는 mSv)의 변동을 검사한다. 직선성은 아래 식에 의해 구할 수 있고, 그 값은 0.1 이하가 되어야 한다.

$$\text{직선성} = \frac{(mR/mAs)_{\max} - (mR/mAs)_{\min}}{(mR/mAs)_{\max} + (mR/mAs)_{\min}}$$

직선성 0.1 이하의 기준에 적합한가를 확인한다. 이때 직선성이 0.1를 초과할 시 결함이 있는 장치라 하겠다.

3. 실험기기 및 재료

(1) X선 발생장치

(2) 방사선 선량 측정기(Rad check plus, ionization chamber 등)

(3) 줄자

4. 실험 방법

(1) X선 출력선량 측정기를 켜고 5분에서 10분 정도 warm-up한다.

(2) X선관 초점과 측정기(전리조) 간 거리를 100cm이 되도록 한다.

(3) X선 조사야를 측정기 면적 크기로 조정한 후 중앙에 조정한다. 투시장비에서는 검출기를 뒤집어 사용한다.

(4) X선을 조사한 후 측정결과는 곧바로 관찰하여 수치를 즉시 기록 평가한다.

(5) 측정결과를 조사선량 재현성, 조사선량 직선성 각각의 식에 대입하여 평가한다.

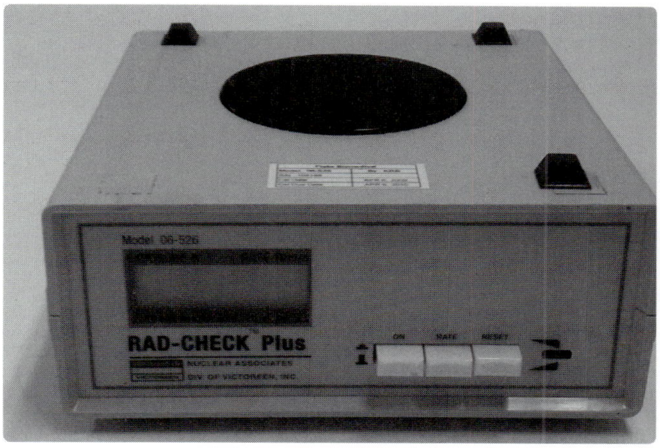

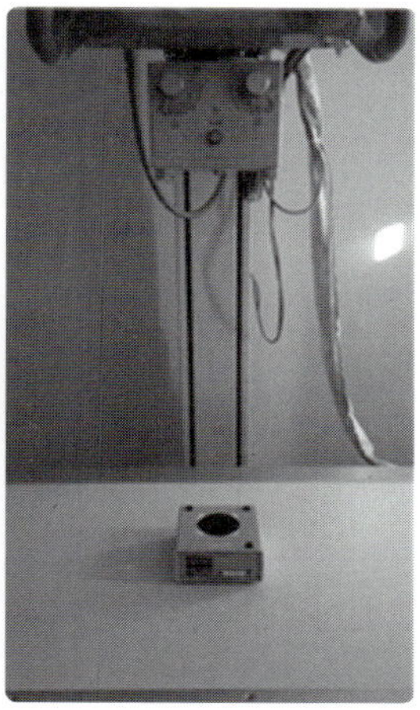

그림 3-1 조사선량 측정

5. 허용 범위

X선 촬영 시(자동 노출제어 방식 포함) X선 조사선량(X선 출력)의 재현성과 직선성에 대한 기준은 표 3-1과 같다.

표 3-1 조사선량 기준

검사 항목	기준 비교	
	보건복지부 고시	JIS 및 KSA
조사선량 재현성	0.05(5%) 이하	0.1(10%) 이하
조사선량 직선성	0.1(10%) 이하	0.2(20%) 이하

실험보고서

1 실험 제목

2 실험 조건

❸ 실험 결과

실험 조건				X선 출력선량											표준편차 (SD)	변동계수 (CV)	$\frac{mR}{mAs}$	직선성	평가
kVp	mA	sec	mAs	1회	2회	3회	4회	5회	6회	7회	8회	9회	10회	평균치 ($\bar{X}$)					

❹ 평 가

Chapter 04 조사시간 시험 • 반가층 측정시험

01 조사시간의 시험

1. 목적

조사시간은 X선 영상의 농도와 선예도를 좌우하고, 그에 따라 촬영부위 및 목적에 따라 조사시간이 다르게 결정된다는 특징을 가진다. 따라서 운동과 동요에 의해서 흐림이 생기는 것을 방지하고 선예도가 좋은 사진을 만들기 위해서는 조사시간이 중요하다고 할 수 있다. 그래서 본 실험에서는 정확한 조사시간을 측정하는 기술을 익히고, 안전관리에 관한 규칙의 규정치가 얼마인지 확인하여 X선 장치의 성능유지 및 화질 향상에 기여하고자 하는 데에 목적이 있다.

2. 이론

조사시간은 관전류가 흐르는 시간의 단위로 초(sec)를 사용한다. 따라서 조사시간은 X선 발생량과 밀접하게 비례관계를 형성하고 있다. 그러나 3상 장비에서 매우 짧은 조사시간의 경우 관전압이 올라가고 떨어지는 시간에 따라 많은 오차가 발생하며 이는 곧 사진효과에 미치는 영향이 많아져 조사시간과 사진효과의 비례관계를 상실하게 되므로 조사시간이 아주 짧은 단시간 촬영에서의 문제를 야기하게 된다. 조사시간의 설정에 사용되는 타이머가 구비해야 할 조건은 조사시간이 정확해야 하고, 재현성이 양호해야 하며 위상제어 기구를 가지고 있을 것이 요망된다. 또한 움직임이 많은 피사체인 응급환자 및 소아 촬영의 경우에서는 관전류를 높이고 조사시간을 짧게 하여 촬영해야 움직임에 의한 불선예도를 줄일 수 있다.

X선을 조사하여 측정기로부터 측정된 조사시간을 백분율 평균오차(PAE)를 이용하여 아래의 식을 구한다.

$$PAE = \frac{X_p - \overline{X}}{X_p} \times 100(\%)$$

PAE(Percent Average Error)
Xp: 조사시간의 설정치
$\overline{X}$: 조사시간 측정치의 평균치

3. 실험 방법

1) Digital X선 exposure timer

(1) 이론적 근거

이 측정은 generator가 제어판에서 설정된 exposure timer를 정확히 제어해 주는 것을 확인하기 위해서 고안되었다.

(2) 측정주기

exposure timer은 1년 단위로 측정하며, generator에 과부하가 있거나 과노출, 저노출 필름들이 나타날 때도 측정해야 한다.

(3) 측정기기

Mulfifuation meter, Digital X-ray pulse counter/timer

(4) 측정 방법

① 측정하기 전에 tube를 적당히 warm-up시킨다.

② Digital timer를 켜고 제조사의 권고대로 warm-up시킨다.

③ table 위에 digital timer를 위치시킨다.

④ SID는 40 inch로 하고, 타이머의 중앙에 중심선을 위치시킨 후 타이머에 콜리메이션을 한다.

⑤ 측정 범위는 10msec에서 0.5sec까지 측정값을 설정한다.

⑥ 각각의 설정된 조사시간에서 최소 5번씩은 측정을 해야 한다.

⑦ 관전압에 의한 변화를 감안하여 여러 번 측정을 시행한다.

⑧ 타이머의 측정치를 종이에 기록한다. 측정값을 평균내고 결과를 기록한다.

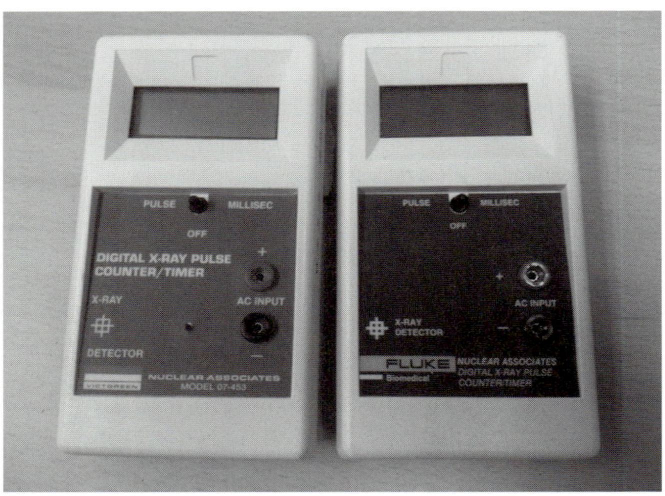

그림 4-1 Digital x-ray pulse counter/timer

4. 허용 범위

NCRP 보고 #99에 의해 모든 정류방식 generator의 허용기준은 설정된 exporsure time의 ±5% 이내이어야 한다.

X선 고전압 장치의 형태		표시값	백분율 평균 오차
인버터식 X선 고전압 장치		T < 0.01초 0.01초 ≤ T	± 1ms ± 10%
변압기식 X선 고전압 장치	2피크(단상)	T < 10 펄스	± 0 펄스
		T ≥ 10 펄스	± 10%
	6피크, 12피크(삼상)	T < 0.01초 0.01초 ≤ T < 0.04초 0.04초 ≤ T	−1.5 ~ 6ms ± 20% ± 10%

5. 기록 보관

검사실과 QC 시행자에 대한 모든 기록을 보관하는 것이 중요하다. 검사 날짜, 검사자, 검사 결과와 교정사항을 문서로 기록 보관한다.

6. 유의사항

Digital timer의 warm−up 실패로 부정확한 결과가 나타날 수 있다.

실험보고서

❶ 실험 제목

❷ 실험 조건

❸ 실험 결과

설정 조사시간	측정치(sec, msec, pulse)					평균 ( )	PAE ( )	판정 (P of F)
	1회	2회	3회	4회	5회			

❹ 평 가

02 반가층 측정시험

1. 목적

X선관에서 발생되는 X선은 불균등한 에너지 분포를 가진다. 이 중 낮은 광자의 에너지는 환자의 피폭선량을 증가시킬 뿐만 아니라 사진학적 특성에서도 이로운 영향을 미치지 못한다.

따라서 이러한 저에너지 광자를 제거하기 위하여 여과(filteration)시킬 필요가 있다. 적당한 여과의 선택은 X선속의 선질을 측정함으로써 알 수 있다. 선질은 보통 관전압에 의해 지배되지만, 관전압이 일정하더라도 X선관 자체의 고유여과나 부가필터의 두께에 의해 X선질이 달라지며, 선질을 나타내는 진동수나 파장 등과 비교해 볼 때 반가층 측정이 실험요소가 간단하므로 반가층 측정을 통해 선질의 개념을 이해하도록 한다.

2. 이론

1) 여과판

진단용 X선 발생장치에서 발생되는 연속 X선은 비교적 낮은 에너지를 가진다. ICRU에서는 10~150kVp에서의 반가층 측정 물질은 알루미늄이 적합하다고 권고하고 있다. 따라서 부가필터는 보통 알루미늄 필터로 반가층을 측정하게 된다.

2) 반가층(Half value layer)

통상 흡수체를 투과한 후의 강도가 투과 전 강도의 반이 되는 흡수 두께를 말한다. 하지만 실질적으로는 두께만을 의미하는 것이 아니라 그 두께를 투과할 수 있는 정도를 의미한다.

그러므로 반가층이 두껍다는 것은 그만큼 투과력과 실효에너지가 크다는 의미이며 반대로는 실효흡수계수가 작다는 의미이다.

3) 실효에너지, 실효흡수계수

어떤 물질에 대해 단일 에너지의 X선이나 r선에 해당하는 반가층이 연속 X선의 반가층과 동일한 경우, 그 단일 에너지를 연속 X선의 실효에너지라 하며, 단일 에너지의 파장을 연속 X선의 실효 파장이라 한다.

광자에너지가 증가할수록 투과력이 증대되므로, 흡수계수가 작아지고 선질은 경화된다. 실효흡수계수를 구하는 공식은 다음과 같다.

실효흡수계수(ueff) = 0.693/HVL1(제1반가층)

4) 불균등도, 균등도

X선질은 종합적인 투과력과 균등도를 나타내는 X선의 분광학적 에너지의 분포상태를 의미한다. 반가층을 투과한 연속 X선은 투과 전보다 평균 파장이 짧아져 선질이 증대된 상태이므로 이 강도를 다시 반으로 줄이기 위해서는 더 두꺼운 반가층이 요구된다. 최초 X선질에서 50% 감약된 두께를 제1반가층(HVL1)이라 하며, 이 강도에서 다시 50% 감약된 두께(최초의 25%)를 제2반가층(HVL2)이라 한다. 제2반가층은 제1반가층보다는 클 수 밖에 없으며, 제2반가층과 제1반가층의 비, 즉 HVL2/HVL1을 X선의 불균등도라 한다. 반대로 역수를 취한값이 균등도가 된다. 임상에서 사용 가능한 선질의 불균등도의 범위는 1≤불균등도<1.48~1.59 범위 내에 있어야 하며, 이 범위를 실용균등 X선이라고 한다. 이 범위에 들지 않았을 경우에는 여과판을 사용해 불균등도를 줄여주어야 한다.

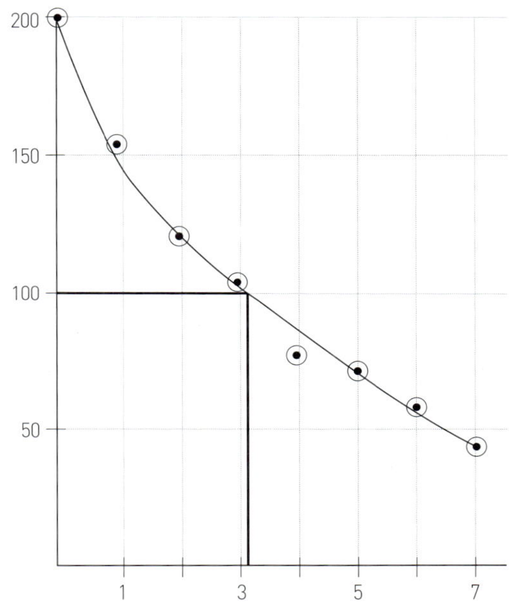

그림 4-2 불균등도

5) 반가층을 변화시키는 요인

(1) 관전압(kVp)

(2) 초점-반가층 측정물질 간 거리

(3) 초점-검출기 간 거리

(4) 조사야 크기

(5) 여과판 사용 유 · 무, 두께, 재질

3. 측정주기

KFDA(한국 식품의약품 안전평가원)이 권고하는 바에 따라 1년 단위로 시행하며 X-ray tube 교체 시에도 측정한다.

4. 실험기기 및 재료

(1) 선량계(Multifunction meter, RAD-check)

(2) X선 발생장치

(3) 부가필터(Al filter)

(4) 줄자

(5) 반가층 측정 시험 기구

5. 실험 방법

(1) 실험한 table의 평행이 맞는지 확인한다.

(2) 반가층 측정 시험 기구를 X선관의 중앙에 위치한다(Heel effect 최소화).

(3) X선관 초점과 선량계 간 거리를 100cm으로 맞춘다. 여기서의 초점이란 X선관 튜브의 중간부를 의미한다. 초점과 반가층 측정용 물질 간 거리는 초점 선량계 간 거리의 1/2이 되게 한다.

(4) 조사야는 검출기의 ion chamber에 맞도록 좁은 선속으로 한다. 이는 측정 결과의 재현성을 좋게 하기 위해서이며, 필터에서 발생되는 산란선이 입사되는 것을 피하고 1차 선만 가지고 실효에너지를 산출하기 위함이다.

(5) 선량계를 '0'으로 맞춘 후 조사야 중심에 오도록 한다.

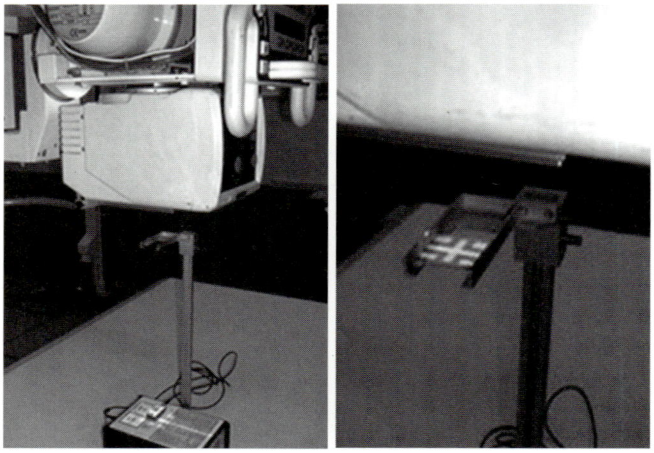

그림 4-3 반가층 측정

(6) Non-filter 상태에서 선량을 측정하고 그 선량을 100%로 한다.

촬영조건은 일반적으로 가장 많이 사용하는 조건을 우선으로 한다.

(7) 알루미늄 필터를 반가층 측정 시험기구 위에 올려놓는다.

- 필터에서의 산란선 방지를 위해 collimation했을 때 알루미늄 필터에 의해 ion chamber 부의 광 조사야가 모두 가려졌는지 확인한다.

(8) 알루미늄 필터를 1mm씩 증가시키면서 최초 선량의 25%가 되는 선량(HVL2)까지 산출되도록 측정한다.

- 알루미늄 필터의 두께를 증가시키면서 측정하는 것을 왕측정, 반대로 감소시키면서 측정하는 것을 복측정이라 하며, 통상 왕 · 복 측정을 시행하여 나타난 선량치의 평균치를 산출한다.

(9) Semi-log 용지에 종축은 감약률(%)로, 횡축을 Al-filter의 두께로 나타내어 감약곡선을 그린다.

(10) 그려진 graph상 감약률이 50% 되는 지점의 알루미늄 필터의 두께를 제1반가층(HVL1)로 하며, 감약률이 25%되는 지점의 알루미늄 필터의 두께에서 제1반가층을 뺀 두께를 제2반가층(HVL2)으로 한다.

(11) 제1반가층과 제2반가층을 가지고 불균등도, 균등도, 실효흡수계수를 구한다.

6. 허용 범위

(1) 관전압별 최소 반가층 두께 표 제시

(2) 불균등도: 1≤불균등도<1.48~1.59

실험보고서

1 실험 제목

2 실험 조건

❸ 실험 결과

반가층 시험							
왕측정			평균	복측정			평균
0mm				0mm			
1mm				1mm			
2mm				2mm			
3mm				3mm			
4mm				4mm			
80 kVp 정상: 2.3mmAl 이상 / 평가: 정상							

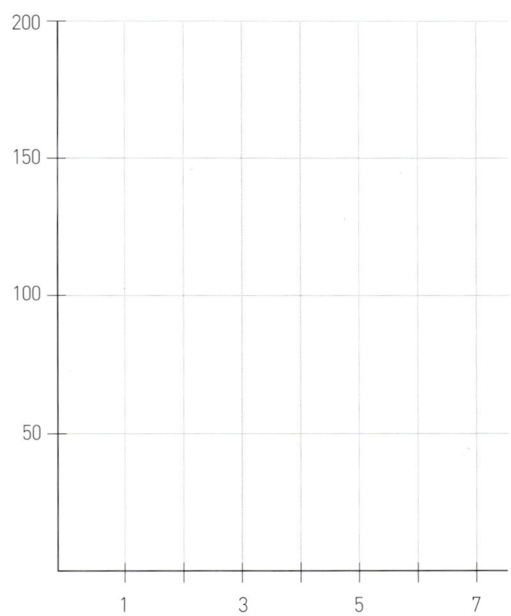

❹ 평 가

Chapter

05 초점크기 시험 및 필름-증감지 밀착도 시험

01 초점크기 시험 및 필름

1. 목적

X선 초점의 크기는 X선의 양과 화질에 영향을 주는 중요한 인자이다. 초점크기를 측정하기 위해 pin-hole camera와 focal spot test tool, slit camera, star test pattern의 방법을 이용하여 공칭초점에 대한 실효초점의 크기를 비교하고, 초점의 형태에 따른 X선 에너지의 변화와 소 · 대초점에서의 화질의 변화 등을 측정하여 초점의 상태를 평가한다.

2. 이론

X선관의 초점크기는 관전압, 관전류에 따라 변화하며 영상의 선예도를 결정짓는다. 전형적인 초점은 불규칙한 형태로 나타나기 때문에 크기를 규정하자는 것은 논의의 여지가 있다.

초점의 크기는 필라멘트 크기와 모양, 집속체에서 필라멘트 위치, 집속체의 물리적 면적, 음극과 양극간의 거리 그리고 양극각도에 따라 변화된다. 이 중 양극각도의 기울기는 초점 크기를 결정하는 가장 중요한 인자이며, 진단장비에 사용되는 표준 양극각도는 약 12도 정도이다.

양극의 각도가 커지면 초점은 작어짐으로써 영상의 해상도는 증가하나 열부하도 증가된다.

1) 초점의 종류

(1) 실효초점

중심선속방향에서 측정한 초점의 크기를 말하며 실효초점의 크기는 pin-hole camera법으로 측정한 크기와 같다.

(2) 공칭초점

제조회사에서 일정한 노출부하 조건에서 검사하여 규정한 초점의 크기를 말한다. NEMA는 초점측정에 있어 초점크기에 따른 관전류와 관전압의 노출조건을 표와 같이 규정하고 있으며, 이

표 5-1 초점크기 측정 시 노출조건

초점크기 (mm)	85kVp-관전류 (mA)
0.4 이하	15
0.5～0.9	50
1.0～1.4	100
1.5～1.9	200
2.0 이상	300

이상의 조건에서는 작열현상 때문에 초점크기가 더 크게 측정된다고 권고한다.

(3) 등가초점

실효초점의 일종으로 에너지 강도 분포에 따라 해상력이 달라지기 때문에 초점의 크기 측정은 해상력에 의해 평가하는 방법이다. 관전류, 관전압에 의해 초점의 크기가 변화한다. 즉, 소초점이든 대초점이든 그 크기에 관계없이 동일한 해상력이 나타나면 같은 초점이라 인정하는 평가방법이다.

3. 실험기기 및 재료

(1) X선 발생장치
(2) 자동현상기
(3) Focal spot test tool
(4) Pin-hole camera
(5) Slit camera
(6) Star test pattern
(7) X-ray film
(8) 줄자 등

4. 실험 방법 및 결과

1) Focal spot test tool 법

초점크기를 측정하기 위한 방법 중 Focal spot test tool은 해상력법을 이용한 것으로 다른 방법보다 해석이 용이하며, 유효초점의 크기를 적은 관전류량으로도 측정할 수 있다는 장점을 가지고 있다.

Focal spot test tool은 상이한 크기를 가진 bar 형태의 12개의 group이 그룹판과 15cm의 아크릴 원통으로 구성되어 있다. 각 group은 가로와 세로 각각 3개씩 총 6개의 bar로 되어 있으며, 이를 한 개의 group이라 한다. 각 group의 bar의 크기와 간격은 16%씩 감소한다.

(1) FFD(초점-필름 간의 거리)는 100cm으로 맞추어 준다. 확대도를 3/4으로 맞춰 주기 위해 초점과 bar까지의 거리는 70cm로, bar와 필름까지의 거리는 30cm로 해야 한다. 이때, test tool의 아크릴 원통의 높이인 15cm를 고려해야 한다.

(2) Focal spot test tool에 표시되어 있는 음극과 양극축을 X선관과 맞춰 올려놓는다.

(3) CR 카세트를 배치하는데, 이때 두 초점 영상을 좀 더 용이하게 비교하기 위해 한 카세트에 두 초점크기를 측정할 수 있도록 반쪽을 납으로 차폐를 해준다.

(4) 초점의 크기는 관전압과 관전류에 따라 변화하므로 소초점에 대한 조건으로 40kVp, 10mA, 0.4mAs로 X선을 조사한다.

(5) 대초점으로 촬영하기 위해 차폐하였던 부분을 이용한다. 재노출을 방지하기 위해 소초점으로 촬영하였던 부분은 다시 납판으로 차폐한다.

(6) 40kVp, 100mA, 0.4mAs로 조건을 설정해서 대초점으로 설정하여 촬영한다.

표 5-2 그룹별 유효초점의 크기

관찰할 수 있는 최소 크기 그룹	유효초점의 크기
1	4.3mm
2	3.7mm
3	3.1mm
4	2.6mm
5	2.2mm
6	1.8mm
7	1.5mm
8	1.3mm
9	1.1mm
10	0.9mm
11	0.8mm
12	0.7mm

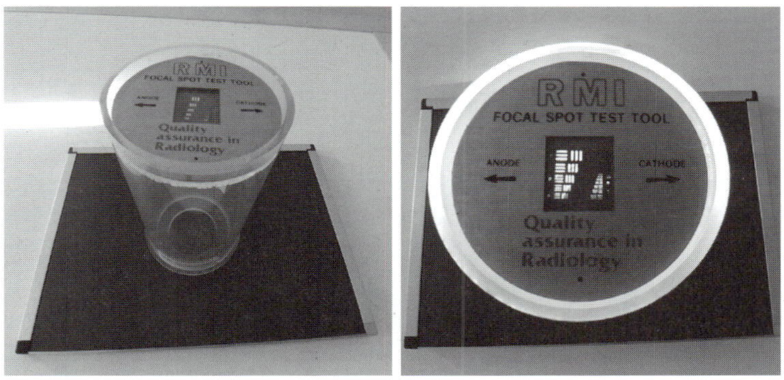

그림 5-1 Focal spot test tool로 초점 측정

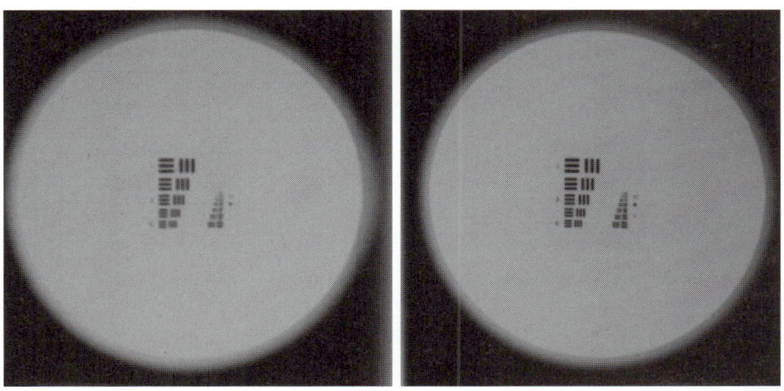

(a) (b)

그림 5-2 대초점(a)과 소초점(b)

2) Pin-hole camera 법

초점에서의 X선 강도 분포를 설정하는 방법으로 필름의 농도는 0.8~1.2가 형성되도록 촬영조건을 조절한다.

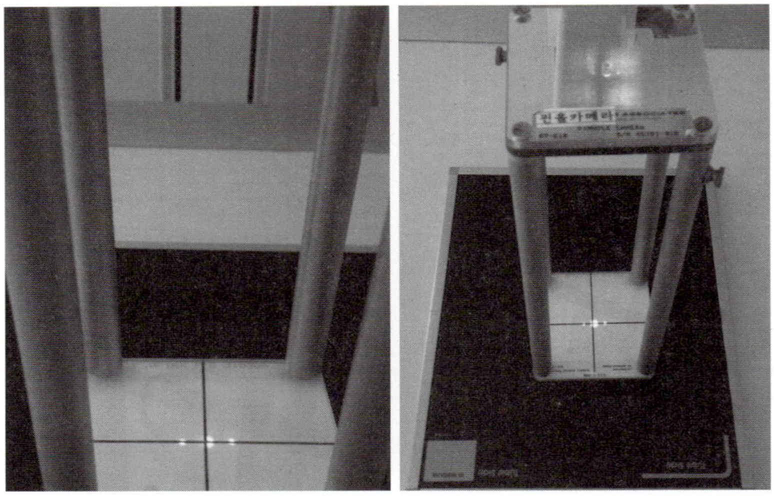

그림 5-3 Pin-hole camera

(1) 측정하려는 초점의 크기에 적당한 핀홀을 설정한다.

표 5-3 초점크기에 따른 핀홀의 직경

초점의 크기(f)mm	핀홀의 직경(D)mm	깊이(L)mm
0.3≤f≤1.2	0.030±0.005	0.075±0.010
1.2<f≤2.5	0.075±0.005	0.035±0.010
2.5<f	0.100±0.005	0.500±0.010

(2) 핀홀 카메라의 보조구멍에 맞춰 X선관의 양극, 음극축에 일치하게 촬영대 위에 올려놓는다.

(3) 필름의 최고 농도가 1.0~1.4 정도가 나오게 촬영조건을 설정한다.

(4) 촬영조건은 다음과 같다.

표 5-4 사용 관전압과 관전류

공칭 최대 관전압(U)kV	시험 관전압	시험 관전류
U≤75	공칭 최고 관전압	시험 관전압에서의 0.1초간 허용할 수 있는 최대 관전류의 50%
75<U≤150	75kV	
150<U	공칭 최고 관전압의 50%	

3) Slit camera 법

길이는 5cm, 폭 0.1mm의 slit이 1.5mm의 두께의 텅스텐 판으로 만들어졌다.

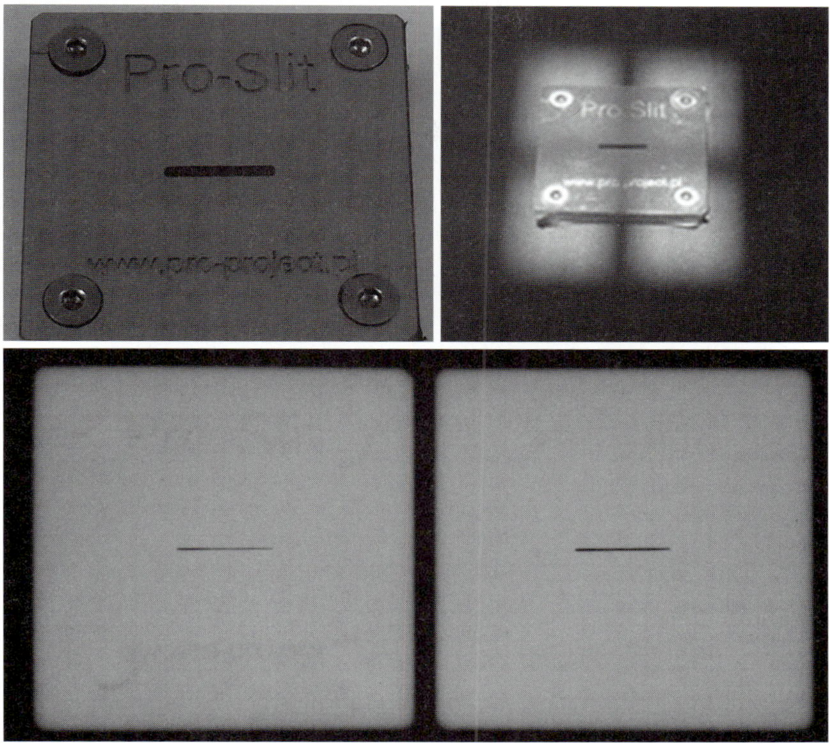

그림 5-4 Slit camera

(1) 초점과 slit camera의 거리를 최소 100mm 이상으로 유지한다.

(2) 초점의 길이와 폭을 측정하기 위해 X선관의 장축과 slit camera의 장축을 일치시킨다.

(3) 농도는 1.0~1.5 정도가 나타나도록 X선관의 노출을 조절한다.

(4) NEMA의 표준치를 기준으로 영상에 나타난 slit의 길이와 폭을 이용하여 초점을 측정한다.

공칭 초점크기(mm)	최대 초점크기	
	폭	길이
0.3	0.45	0.62
1.0	1.4	2.0
2.0	2.6	3.7

4) Star test pattern 법

Star test pattern 해상력판의 직경은 45mm이고, 두께는 0.03~0.05mm의 납살(lead spoke)을 2° 간격으로 90개를 배열한 것이다. Star test pattern은 0.3mm 이하의 초점 측정이 가능하며, 초점의 크기와 초점의 에너지 강도분포 형태를 파악할 수 있다는 장점이 있다.

이 초점의 크기는 실효초점을 구하는 것이 아니고 강도분포에 따른 등가초점을 구하는 것이다. 즉 에너지 강도분포 형태가 중앙 집중분포일 때가 우수하다.

(1) 테이블위에 카세트를 올려 놓는다.

(2) 콜리메이터의 앞면에 star test pattern을 테이프로 붙인다.

(3) tube와 table top의 수평을 확인한다.

(4) 중심 x선속이 star test pattern의 중앙에 수직으로 입사되도록 조절한다.

(5) SID가 60cm가 되도록 맞춘다.

(6) 광조사야를 적정한 크기로 조절하고 조사야내에 tube의 음극과 양극을 표시할 수 있는 maker를 위치시킨다.

(7) 소초점과 대초점으로 선택하고 촬영조건은 농도 1.0이 되도록 설정한다.

(8) 대, 소초점을 계산한다.

(9) 다음과 같은 확대율을 계산한다.

M= image size(mm)/Object size(mm)

(10) 필름위의 star test pattern영상의 중앙을 향해 바깥쪽에서 안쪽으로 훑어보며 육안적으로 빗살무늬 영상이 흐려진 부분을 찾는다.

(11) 흐려진 부분의 최대 크기의 수평과 수직 지름을 측정한다.

(12) 수평지름은 D1, 수직지름은 D2로 한다.

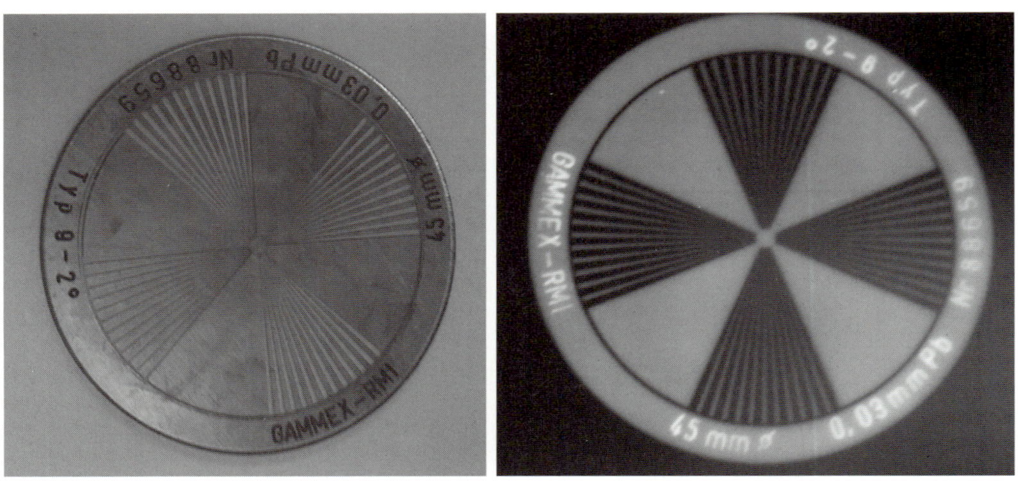

그림 5-5 Star test pattern

(13) 초점의 크기는 다음의 공식으로 측정한다.

$$FSS_{length} = N/(57.3) \times D1/(M-1) \text{ and } FSS_{width} = N/57.3 \times D2/(M-1)$$

FSS: focal spot size(mm),
N: star test pattern 의 각도(2°, 15°, 1° 등)
D1, D2: 흐려진 부분의 수직, 수평 지름(mm)
M: 확대율

표 5-5 X선관 초점크기에 대한 NEMA 허용 기준

초점 크기	허용범위
< 0.8mm	50% 이상
0.8mm ~ 1.5mm	40% 이상
> 1.5mm	30% 이상

5. 유의사항

(1) X선관과 테이블의 수평이 맞지 않으면 영상에 나쁜 영향을 준다.

(2) bucky의 진동은 영상에 blurring을 초래한다.

(3) 소초점과 대초점 측정 시 동일한 kVp를 사용해야 한다.

(4) 증감지를 사용하지 않은 필름이 원칙이며 임시 측정에는 단면 유제 필름과 단면 증감지를 사용한 카세트가 허용된다.

실험보고서

❶ 실험 제목

❷ 실험 조건

❸ 실험 결과

❹ 평 가

02 필름-증감지 밀착도 시험

1. 목적

필름과 증감지의 밀착관계가 불량일 때 X선 영상의 선예도가 저하될 수 있으므로 필름과 증감지의 밀착이 항상 잘 유지될 수 있어야 한다.

2. 이론

증감지와 필름이 서로 잘 밀착되어야 영상의 불선예도를 줄일 수 있다. 필름과 증감지의 밀착이 불량한 이유로는 과도한 습기로 인해 증감지가 휘어지거나 증감지와 필름 사이의 이물질이 존재할 때, 카세트의 전면이 휘어진 경우 등의 요인이 있다.

3. 실험기기 및 재료

(1) X선 발생장치
(2) Film-screen contact tool
(3) 카세트
(4) 자동현상기
(5) Film

4. 실험 방법

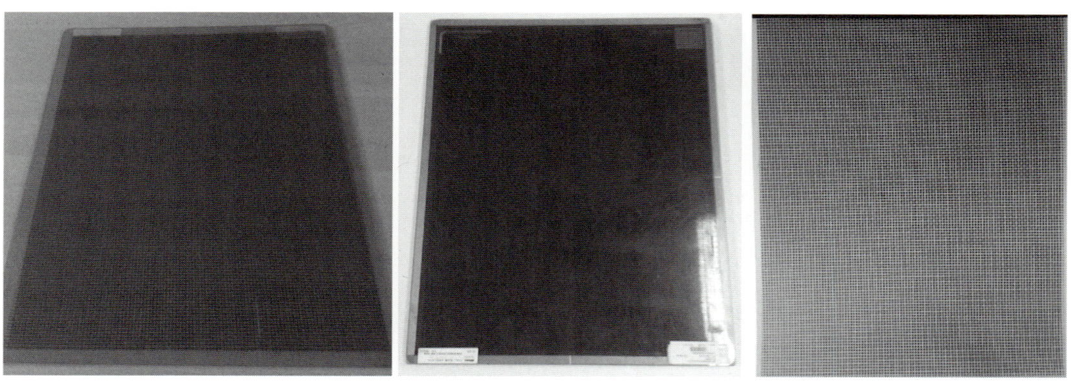

그림 5-6 Screen/film 밀착도 시험

(1) 측정하고자 하는 카세트의 장축이 X선관의 양극과 음극 축에 수직이 되도록 배치한다.
(2) SID는 100cm으로 한다.

(3) 조사야는 카세트의 크기로 조절하고 카세트 위에 Film−screen contact tool을 얹는다.

(4) 노출조건은 50~60kVp, 3~5mAs로 사진상의 농도가 2.0~2.5가 되도록 소초점을 사용하여 촬영한다.

5. 허용 범위

(1) 밀착도가 양호할 경우, 전 영역에 걸쳐 농도가 균일하게 나타난다.

(2) 밀착도가 불량할 경우에는 증감지의 형광이 확인되어 불량 부위의 농도가 증가하고 음영이 흐려진다.

(3) 카세트가 클수록 중앙 부분이 흐려지고, 노후화된 카세트일수록 주변부의 밀착이 불량하여 흐린 음영상이 관찰된다.

실험보고서

1 실험 제목

2 실험 조건

❸ 실험 결과

❹ 평 가

Chapter 06

X선 중심 선속에 대한 그리드 배열 시험

1. 목적

그리드는 영상의 질을 향상시키기 위한 목적보다는 산란선을 최소화하여 차단하는 데 큰 역할을 한다.

집속형 grid의 전/후면이 바뀐 경우나 집속 거리가 부정확할 경우 현상된 필름 양면에는 cut-off 현상이 발생하여 전체적으로 농도의 감소를 가져오게 된다.

즉, 그리드의 배열이 불명확할 때 사진 농도의 감소로 환자의 피폭이 증가하며, 영상의 대조도가 감소하게 되는 cut−off 현상을 발견하기 위한 시험이다.

2. 이론

그리드는 1913년 Gustave Bucky에 의해 산란선을 제거시킬 목적으로 발명되었다. 촬영 시 인체의 두께 및 밀도를 감안하여 투과력을 증가시켜 균등한 농도를 얻기 위해 cut−off 현상을 이용한다.

Cut−off 현상은 연박판에 의해 1차 선이 필름에 도달되지 못하고 흡수되는 현상을 말하며, 집속격자의 전 · 후면을 바꾸어서 사용하거나 격자를 측방으로 중심 이동하여 사용할 경우에 발생한다.

3. 실험기기 및 재료

(1) X선 발생장치

(2) Grid alignment test tool

(3) 농도계

(4) 자동현상기

(5) 필름

RMI Grid alignment test tool은 납으로 구성되어 있고, 5개의 큰 구멍이 있다. 한 개의 구멍에 조사할 때는 나머지 4개의 구멍은 납판으로 가려준다. 한쪽 끝과 가운데 있는 작은 구멍은 위치를 확인할 수 있는 지표가 된다.

4. 실험 방법

(1) 필름 카세트를 Bucky에 삽입한다.

(2) RMI Grid alignment test tool의 장축이 X선관과 수직이 되도록 위치시킨다.

(3) 위치 잡이를 위한 작은 구멍 3개가 촬영대의 전면을 향하게 한다.

(4) RMI Grid alignment test tool의 3번째 구멍에 광조사야의 중심을 맞춘다.

(5) 촬영하는 동안 RMI Grid alignment test tool이 움직이지 않도록 고정시킨다.

(6) 촬영하려는 구멍만을 남겨두고 납 block를 이용하여 양쪽으로 구멍을 막아준다.

(7) 가운데 구멍이 1.0~2.0 농도로 나타내기 위해 40kVp, 5mAs의 조건으로 조사한다.

(8) RMI Grid alignment test tool은 고정시키고 납 block을 측방으로 이동시키며 각각의 5개의 각각 구멍을 중심으로 X선 tube를 이동시키며 조사한다.

(9) 각 구멍의 농도값을 측정하여 그리드 배열 상태를 파악한다.

(10) 그리드는 10:1 이상을 사용한다.

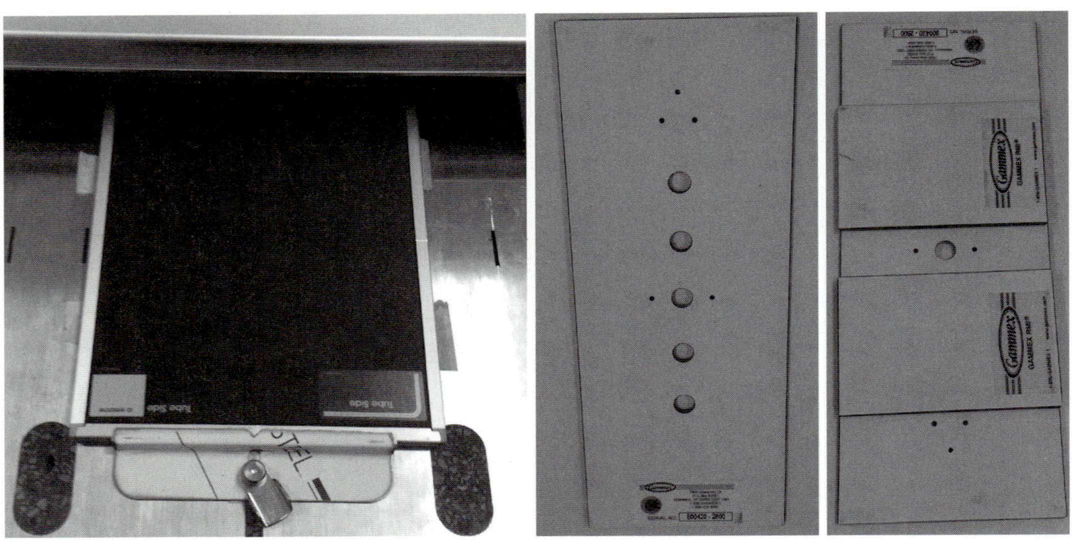

그림 6-1 그리드 배열 시험

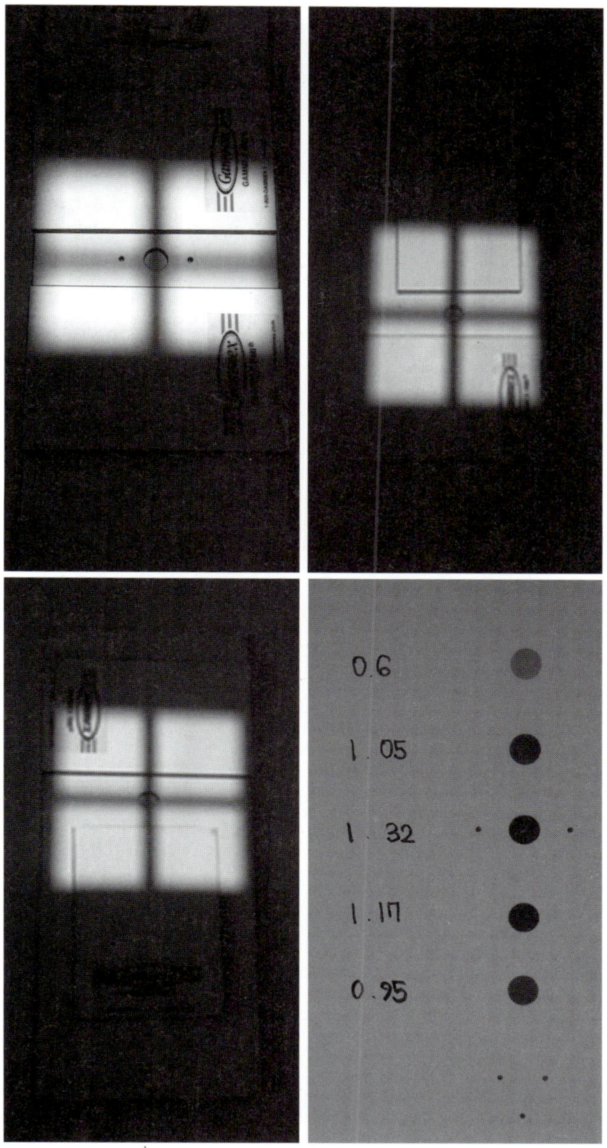

그림 6-1 그리드 배열 시험(계속)

5. 허용 범위

중심 정렬이 잘 된 Grid 영상에서는 중심 선속이 위치하였던 3번째 구멍의 농도 값이 최대가 되며, 나머지 구멍들은 대칭적으로 농도가 저하되어 나타나는 것을 관찰할 수 있다.

반대로, 중심 정렬이 잘 되지 못한 영상에서는 중심 선속과 일치하지 않는 이 부분이 최고의 농도 값을 나타내며 이럴 때는 Grid 배열에 대한 장비의 점검이 필요하다.

실험보고서

1 실험 제목

2 실험 조건

❸ 실험 결과

❹ 평 가

Chapter 07

X선 조사야 시험 및 중심선속 일치 시험

1. 목적

Collimator는 조사야를 변화시켜 X선을 제어하는 기구로서 X선관 용기 앞에 부착되어 있으며, 환자의 피폭선량 감소와 피사체에서 발생하는 산란선의 감소로 영상의 대조도를 개선시키는 효과가 있다.

그러나 이 조절기구의 오랜 사용으로 장치의 노화와 설치의 부정확함에 따라 광학적 조사야와 실제 X선 조사야가 불일치되는 경우와 중심선속의 불일치 또는 collimator의 조도가 기준치에 미치지 못해 검사의 어려움이 따르게 된다. 따라서 본 시험에서는 X선관의 초점과 가동 조리개의 중심이 일치하는지 여부와 조도측정, 광조사야와 X선 조사야의 일치 여부 등 임상에서 쉽게 활용할 수 있는 시험방법을 이용하여 조사야 조절기구의 정도관리를 하고자 한다.

2. 이론

1) X선 조사야 시험

X선속 조절기는 선속의 모양과 크기를 결정하며 X선관 용기의 방사구 앞에 부착하여 사용된다.

발전단계는 다음과 같이 3가지로 구별하여 볼 수 있다.

① 격막(Pb diaphragm): 가장 초기의 형태로 납판에 원형 구멍을 뚫어서 사용하던 것으로 현재는 사용을 하지 않고 있다.

② Cone: 발달과정상으로는 flare cone → cylindrical cone → extension cone(길이 조절 가능)이 있으나, 현재는 특별한 목적 이외에는 거의 사용하지 않고 있다.

③ Collimator: 장방형의 조사야를 만들 수 있다. 조사야의 형성이나 조절이 용이하고 X선 촬영장치에 의무적으로 설치되어 있다.

X선은 보이지 않는 선(불가시선)이기 때문에 X선이 조사될 면적을 Collimator에 부착된 불빛에 의해 예측할 수 있도록 고안되어 있다.

조사야는 광조사야와 X선 조사야로 구분할 수 있다. 광조사야와 X선 조사야가 일치되기를 염두에 두고 촬영을 하지만 실제 X선이 광조사야에 일치하지 않을 경우에는 조사야를 넓게 하여 사용할 수 밖에 없는 경우가 발생한다. 이럴 경우 환자의 피폭선량이 증가함과 동시에 산란선 발생이 증가하여 화질 저하를 동반하게 되며 이는 재촬영의 원인이 될 수도 있다.

(1) Nine coin test

X선 조사야 시험의 필요한 Collimator test tool이 없는 경우, 실생활에서 쉽게 얻을 수 있는 동전 9개를 이용하여 임상에서 쉽게 X선 조사야와 광학적 조사야의 불일치를 확인할 수 있는 방법이다.

2) Beam alignment test(중심선속 일치 시험)

X선 영상에서 왜곡은 피사체의 부분적으로 상이한 확대의 결과로 나타날 수 있다. 왜곡이 나타날 수 있는 여러 가지 요인 중에서 중심 X선이 피사체에 수직으로 입사하지 않을 경우 왜곡영상이 나타날 수 있는데, 이는 X선관 지지대가 정확하게 설치되지 않았을 경우가 주된 원인이다.

X선관 지지대는 천장과 바닥에 레일을 놓아 이동하게 되어 있는데 상하의 수직이 맞지 않게 되어 중심 X선이 항상 수직입사하지 못하게 된다. 또한 촬영대가 수평이 맞지 않게 설치되어 있을 경우에도 같은 현상이 나타나게 된다. 이런 현상을 줄이기 위해 새로운 장비의 촬영대와 X선관의 설치 시 반드시 최종점검을 해야 한다.

3) 조도 측정시험

X선이 조사될 부위를 정하기 위해서 Collimator lamp를 켜면서 촬영이 시작된다. 그러나 밝은 실내 조명이나 어두운 콜리메이터 램프는 촬영업무의 속도를 더디게 할 수도 있어 환자의 불편을 가중시킬 수 있다. 따라서 조도계를 이용하여 안전관리에 규칙의 검사기준에 따라 콜리메이터 램프의 조도를 확인해 주어야 한다.

3. 측정주기

조사야 일치 시험은 6개월 단위로 측정하며 Collimator, 전구, X선관 교체 시에도 측정을 한다.

4. 실험기기 및 재료

1) X선 조사야 시험(Beam alignment test)

(1) X선 발생장치

(2) Collimator test tool(RMI Model 162 B)

(3) Beam alignment test tool(RMI Model 162 A)

(4) Film cassette

(5) 수평계

(6) 자(cm, inch)

(7) 9개의 동전(Nine coin test 시 사용)

* Collimator test tool(RMI Model 162 B): 크기 25×20cm^2의 구리(Cu) 눈금판이 있고, 14×18cm^2의 조리개 테두리가 있으며 여기에 광조사야를 맞춘 후, X선을 조사하여 일치 여부를 확인할 수 있다.
* Beam alignment test tool(RMI Model 162 A): 플라스틱 원통으로 상 · 하에 금속구가 있다. 수평을 확인한 후 X선을 조사하여 상하의 금속구의 어긋남에 따라 중심선속 불일치의 정도를 알 수 있다.

2) 조도 시험

(1) X선 발생장치

(2) 조도계

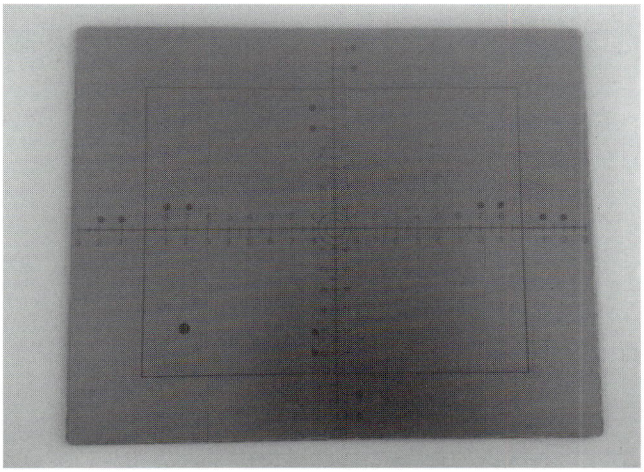

그림 7-1 Collimator test tool

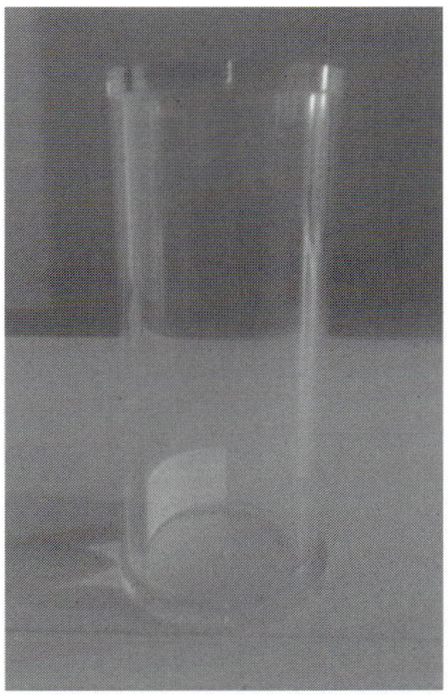

그림 7-2 Beam aligment test tool

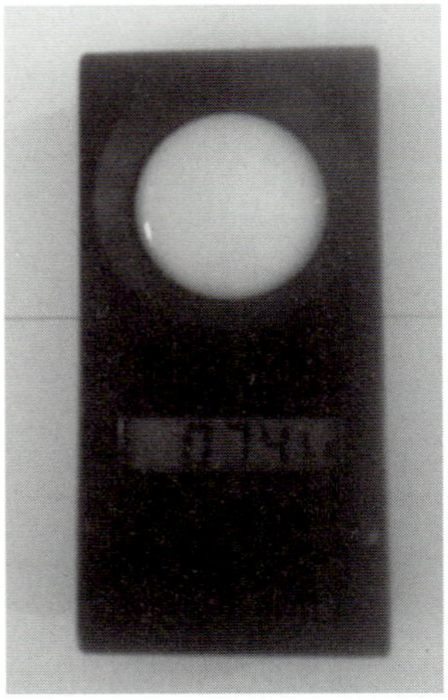

그림 7-3 조도계

5. 실험 방법

1) X선 조사야 시험 및 Beam alignment test(중심선속 일치 시험)

(1) 검사하기 전에 수평계를 이용하여 table과 X선 tube의 수평을 측정하고 조절한다.

(2) 중심선이 수직으로 입사되도록 X선관을 위치시키고 table 위에 카세트를 올려놓는다.

(3) 촬영대에서 초점까지의 거리(SID)는 40 inch(약 100cm)로 한다.

(4) 카세트 위에 Collimator test tool을 올려놓는다. Tool의 모서리의 하단에 있는 점이 음극 방향에 위치하도록 한다(이 점은 측정 시 오차가 있는 곳의 방향을 결정하는 데 도움을 준다).

(5) Beam alignment test tool을 Collimator test tool의 중앙에 있는 점에 맞추어 위치시킨다.

(6) 조사야를 조절하여 test toll의 직사각형 외곽선(대략 7×5 inch)에 맞춘다.

(7) 단상 장치는 10mAs에 60kVp로 3상 장치는 2.5mAs에 60kVp로 조건을 설정한다(필름타입과 imaging system의 감도는 사용되는 장비에 따라 달라진다).

(8) 필름에 X선을 조사한다.

(9) 선속을 조절하여 8×10 사이즈로 놓고 0.4mAs에 45kVp로 필름에 다시 X선 조사한 후 한번 더 조리개를 넓혀 촬영한다(필름 타입과 이미지 시스템 속도에 따라 조건을 결정한다).

(10) 필름을 현상한다.

(11) 영상을 측정한다.

(12) 결과를 기록하여 평가한다.

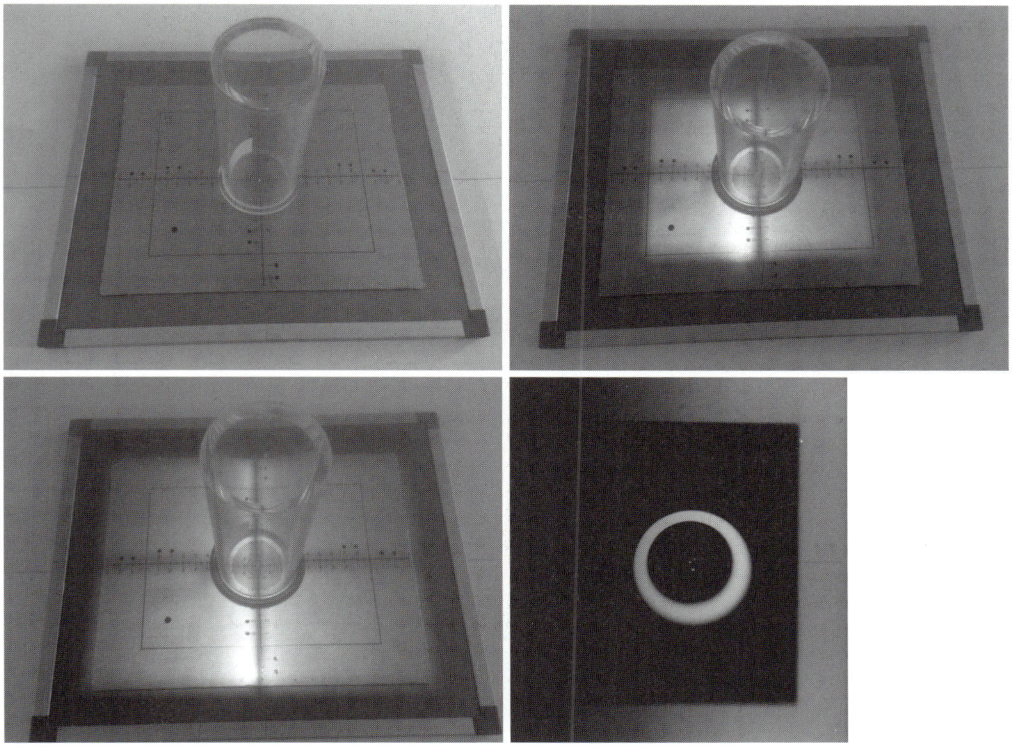

그림 7-4 X선 조사야 시험 및 Beam alignment test

2) Nine coin test

(1) 검사하기 전에 수평계를 이용하여 table과 X선 tube의 수평을 측정하고 조절한다.

(2) 중심선이 수직으로 입사되도록 X선관을 위치시키고 table 위에 카세트를 올려놓는다.

(3) 촬영대에서 초점까지의 거리(SID)는 40 inch(약 100cm)로 한다.

(4) Collimation을 6×6 inch로 조절한다.

(5) 광조사야의 4개의 각변의 중앙에 두 개의 동전을 옆면이 닿도록 올려놓는다. 이때 광학적 조사야를 경계선으로 한 개의 동전은 광조사야 안쪽으로 다른 한 개의 동전은 광조사야의 바깥쪽으로 위치시킨다.

(6) 9번째 동전은 table에서 bucky의 손잡이 쪽 방향과 tube의 음극 방향을 표시하기 위해 광조사의 안쪽에 놓는다.

(7) 필름의 크기로 조사야를 벌리고 45kVp, 0.4mAs로 다시 한번 촬영을 한다(조건 설정은 필름의 type과 imaging system의 감도에 따라서 달라진다).

(8) 필름을 현상한다.

(9) 영상을 측정한다.

(10) 결과를 기록하여 평가한다.

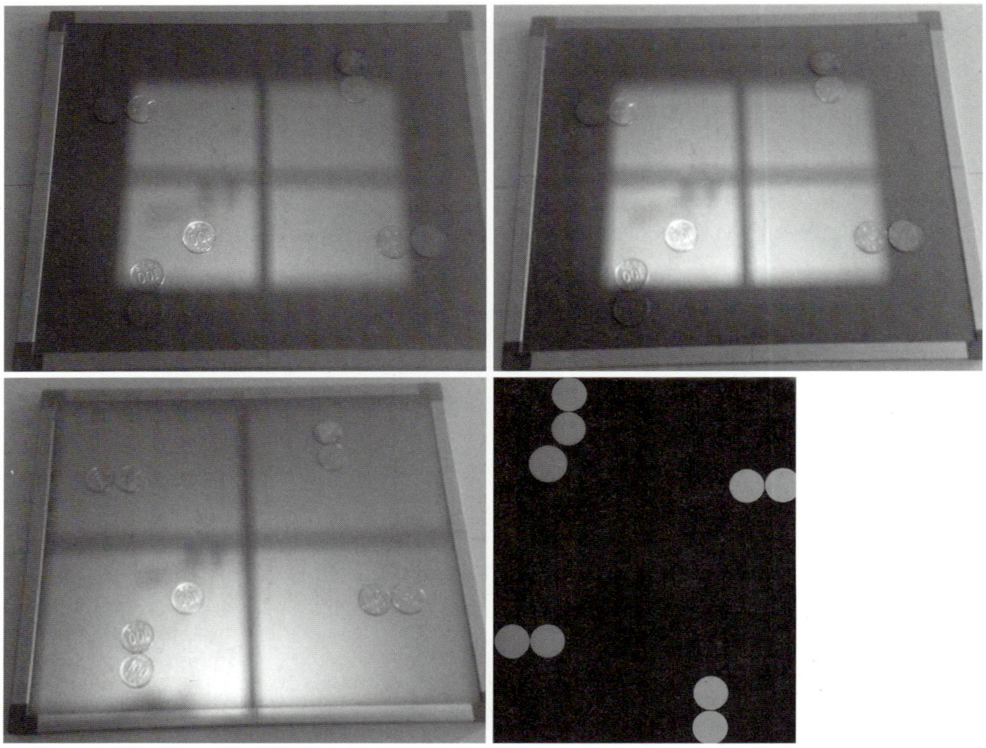

그림 7-5 Nine coin test

3) 조도 측정시험

(1) 조도계를 이용하여 촬영실의 기본 조명상태에서 Background lux를 측정하여 기록한다.

(2) 콜리메이터 램프를 켜고 광조사야의 4분면의 중심에서 조도를 각각 측정한다(4곳 모두 측정).

(3) 조도비를 측정하기 위해 광조사야 주변으로부터 내측으로 3mm, 외측으로 3mm되는 지점에서 흑지를 이용하여 작은 구멍을 내어 조도를 측정한다.

(4) 각 지점에서의 조도를 표에 기록하여 평가한다.

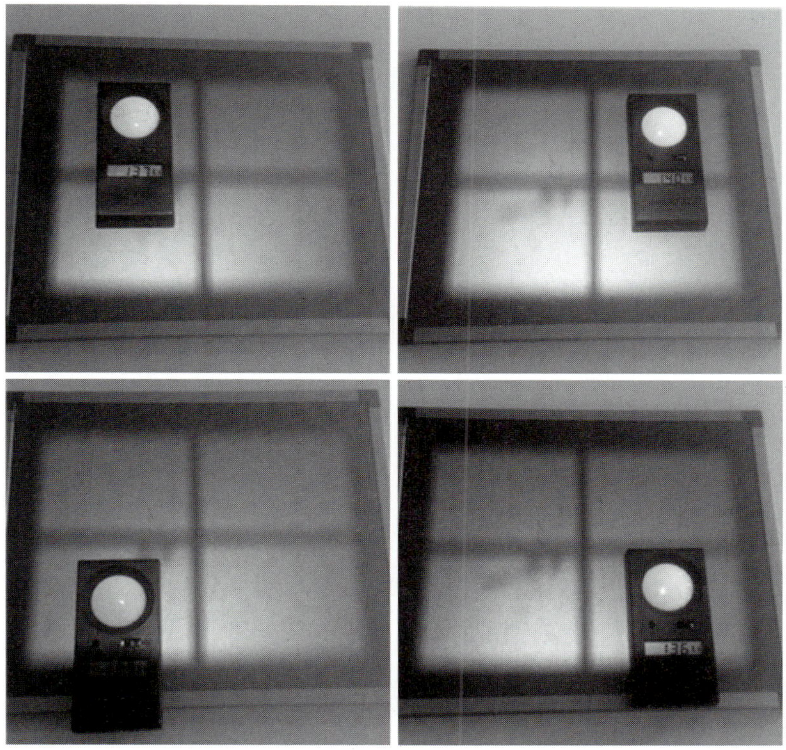

그림 7-6 광조사야 조도 시험

6. 허용 범위(결과)

1) X선 조사야 시험 및 Beam alignment test(중심선속 일치 시험)

(1) X선 조사야 시험에서 X선 조사야에 대한 광조사야의 최대오차는 SID의 ±2% 이내이어야 한다(중심선속 방향이 일정할 경우, SID의 ±1% 이내이어야 한다).

(2) 중심선속 정렬은 조준선이 상하 5mm를 넘어서는 안 된다.

(3) 상판 조준구멍의 확대영상이 첫 번째 원에서 교차된다면 중심선속은 수직으로부터 약 1.5° 벗어난 것이다.

(4) 상판 조준구멍의 확대영상이 두 번째 원에서 교차된다면 중심선속은 수직으로부터 약 3.0° 벗어난 것이다.

(5)

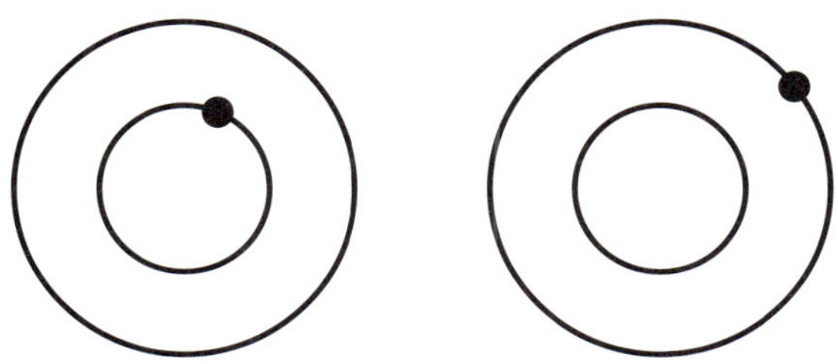

2) 조도 측정시험

(1) 0Lux에서의 시행을 원칙으로 하였을 경우, 4분면에서 각각 측정한 lux의 합을 4로 나누어 평균값이 100LUX 이상이어야 한다.

(2) 0Lux에서의 시행을 원칙으로 하지 않았을 경우, 4분면에서 각각 측정한 lux의 합을 4로 나누어 평균값에서 background의 값을 빼주었을 때의 값이 100Lux 이상이어야 한다.

(3) 조도비를 측정하여 그 값을 표에 기록한다.

(4) 고정형 X선 장치일 경우 조도비는 4 이상이어야 한다.

(5) 이동형 장치일 경우 조도비는 3 이상이어야 한다.

실험보고서

❶ 실험 제목

❷ 실험 조건

❸ 실험 결과

❹ 평 가

Chapter

08 투시장치 • 혈관조영장치 정도관리

01 투시장치

1. 목적

진단용 방사선 발생장치의 구성은 전기적 · 기계적으로 복잡한 단위 구성품으로 조합되어 있기 때문에 장비의 사용으로 인한 마모, 파손, 노화, 부식 등에 의하여 X선 장치의 특성과 기능은 물론 성능 저하는 필연적인 현상이라고 본다. 또한 투시장비는 일반적인 진단용 방사선 발생장치에 비하여 많은 선량을 필요로 하고 있다. 그러므로 X선 장치의 사용기간 중 최초의 성능을 유지하고 환자에 대한 피폭선량을 진단에 적합하도록 감소시키면서 양질의 X선상을 생산하는 데 있어서 X선 장치가 안전하고 정상적으로 동작하고 있는가를 평가하는 것은 매우 중요하다.

투시장비는 공간 분해능과 장비의 X선 조사야와 image receptor의 크기 일치성을 측정하여 성능 평가를 할 수 있다. 투시장비의 공간 분해능 측정은 test tool과 phantom을 이용하여 측정할 수 있다. 또한 X선 투시장비의 공간 분해능은 피사체의 유 · 무에 따른 공간 분해능을 확인해 볼 필요성이 있다. 그리하여 투시장비의 정도관리 방법에 대해 알아보고 이를 실천해 보고자 한다.

2. 이론

X선 투시장비는 X선관, 촬영대, 영상증배관, TV 장치 등으로 구성되어 있다. X선관에서 발생된 X선은 피사체에 도달하게 되며 투과된 X선은 영상증배관에 도달하여 가시광으로 변환되고 이를 증폭하여 영상을 나타낸다. 이외에도 spot 촬영을 통하여 일반 X선 영상을 획득할 수 있다. 이러한 X선 영상은 모니터를 통해 시각적인 평가를 하게 되며 이때 피사체가 있는 경우와 없는 경우를 각각 평가한다. 또한 장비의 X선관의 위치가 촬영대 밑이나 위에 위치할 수 있다. 이를 주의하여 정도관리 시 팬텀의 위치를 확인하여야 한다.

1) 고대조도 영상의 공간 분해능 평가(High Contrast Resolution test tool)

투시장비는 고대조도 분해능이 중요한 척도로 사용되고 있다. 이를 평가하는 test tool로서 부채꼴 모양의 구리 mesh를 8가지 패턴으로 구성하였으며 시각화를 위한 리드 번호가 표시되어 있다.

2) CDRH phantom

투시장비에서 고대조도 분해능과 저대조도 분해능을 모두 평가할 수 있는 공인된 팬텀으로서 내부와 외부에 각각 8개씩 구성되어 있고 내부는 두께가 다른 8개의 원으로 저대조도 분해능을 평가하며 외부는 격자의 간격이 다른 8개의 원으로 고대조도 분해능을 평가한다(고대조도 분해능: 12~60wire/inch, 저대조도 분해능: 0.16~1.72mm 깊이).

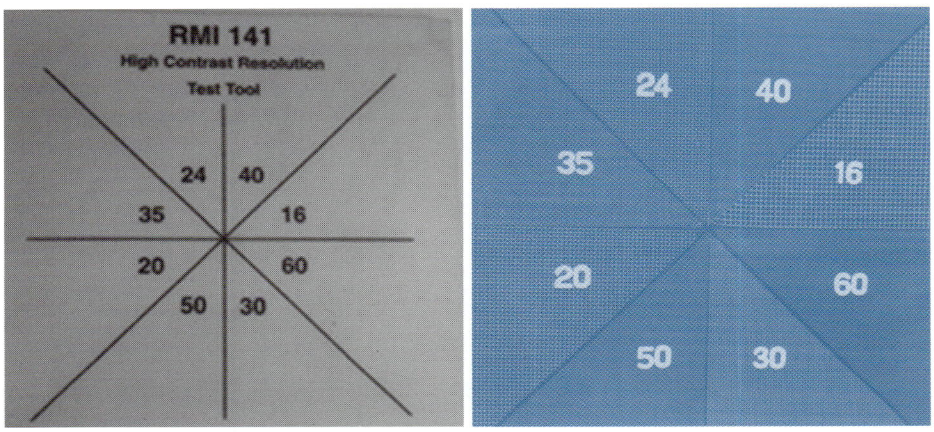

그림 8-1 High Contrast Resolution test tool

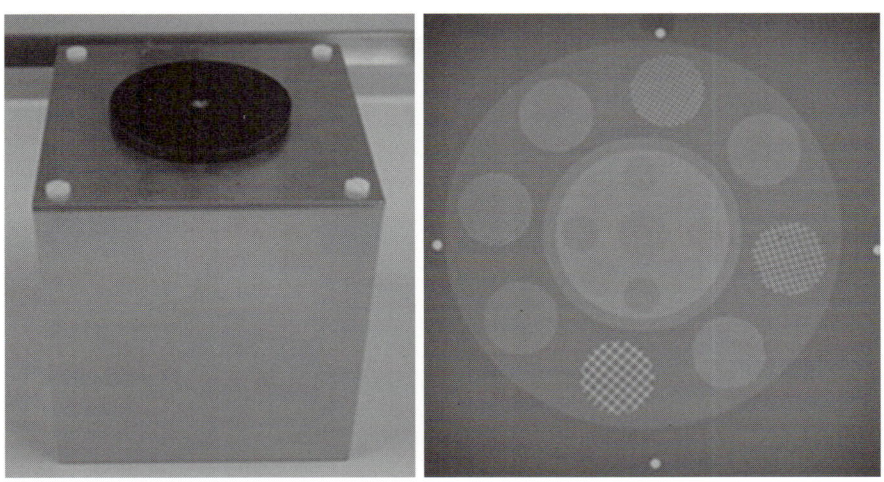

그림 8-2 CDRH phantom

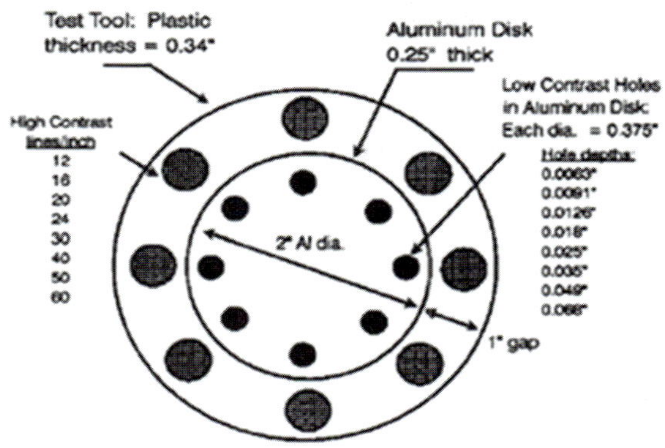

그림 8-2 CDRH phantom(계속)

3) DAP(Dose Area Product)

면적선량계는 이온전리함(ionization chamber)의 형태이며, X선관 조사야 부분에 부착되어 선량을 직접 측정하는 것으로, 선추의 단면적과 air kerma(Gy)의 합을 실시간으로 측정하는 장치이다(고정형: 1년, 이동형: 6개월마다 측정을 권고).

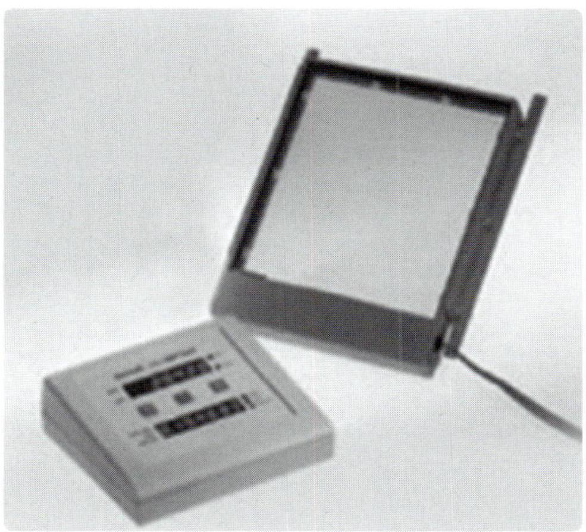

그림 8-3 DAP(Dose Area Product)

3. 측정주기

팬텀의 영상 평가는 6개월마다 시행하는 것을 원칙으로 하고 있다.

4. 실험기기 및 재료

(1) X선 발생장치

(2) High Contrast Resolution test tool

(3) CDRH phantom

(4) Acrylic phantom

(5) NEMA phantom

(6) 필름, 줄자 등

(7) DAP(Dose Area Product)

5. 실험 방법

1) High Contrast Resolution test tool

(1) 초점에서 test tool 간의 거리를 75cm 정도로 유지하고, 만약 이 거리의 유지가 불가능하면 가능한 최대한 거리를 유지한다. 비교 측정 시에는 산란선 영향을 고려하여 반드시 일정한 거리를 유지한다.

(2) 영상증배관의 전면에 test tool을 밀착하여 부착시킨다.

(3) 조사야의 크기를 영상증배관의 크기에 맞도록 조절한다.

(4) 투시 관전압과 관전류를 알맞게 설정한다.

(5) 화상의 명암은 가능하면 관전류를 조정하지 말고 모니터의 밝기를 조정한다.

(6) 측정자가 관찰하기 적당한 밝기에서 투시를 실시하며, 모니터의 영상 중심부 및 외각 부위에서 최대 관찰 가능한 mesh 수를 기록하여 평가한다.

2) CDRH phantom

(1) 영상증배관 위에 CDRH phantom을 위치시킨다.

(2) CDRH phantom 위에 Acrylic phantom을 위치시킨다. 이때 알루미늄이 부착된 방향을 X선관 쪽으로 위치시킨다.

(3) CDRH phantom의 영상이 모니터 안에 모두 나타날 수 있도록 SID를 조절한다.

(4) 조사야 크기를 모니터에 표현될 수 있게 알맞게 설정한다.

(5) 투시 관전압과 관전류를 알맞게 설정한다.

(6) 측정자가 120cm의 거리에서 3인 이상의 관찰로 평가한다.

※ Spot 촬영을 포함하여 평가를 하며, 아크릴 팬텀은 피사체가 있다는 가정을 성립하게 한다.

3) DAP(Dose Area Product)

(1) 선추의 단면적과 Air Kema(Gy)의 합을 구하기 위하여 면적선량계 이온전리함과 리더기를 결합시킨다(이온 챔버는 소켓에 연결을 하고 연결된 케이블을 리더기의 좌측 끝에 전원 케이블을 우측 끝에 연결을 해준다).

(2) X선 tube 위에 이온 챔버를 밀착하여 위치시킨다.

(3) 리더기를 방사선이 투과되지 않는 안전한 곳에 위치시키고 X선을 조사한다. 안전한 곳에서 조사시킬 수 없는 경우는 납 옷과 갑상선 보호대를 착용한다.

(4) X선을 조사하면 실시간으로 실시간의 선량과 누적선량(μGy · m^2)을 측정 가능하다.

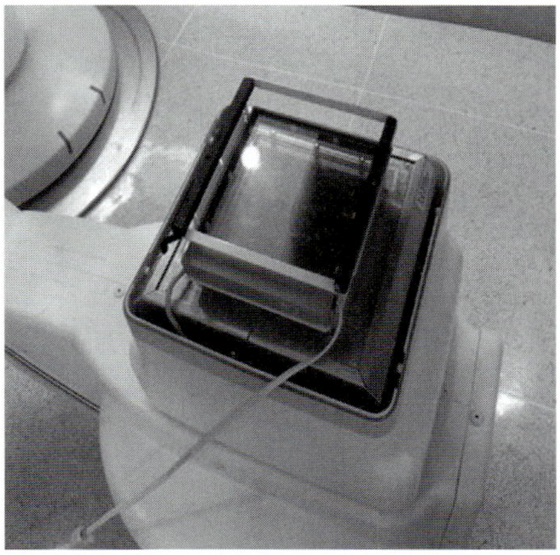

그림 8-4 X-선관 위에 DAP를 위치시킨다.

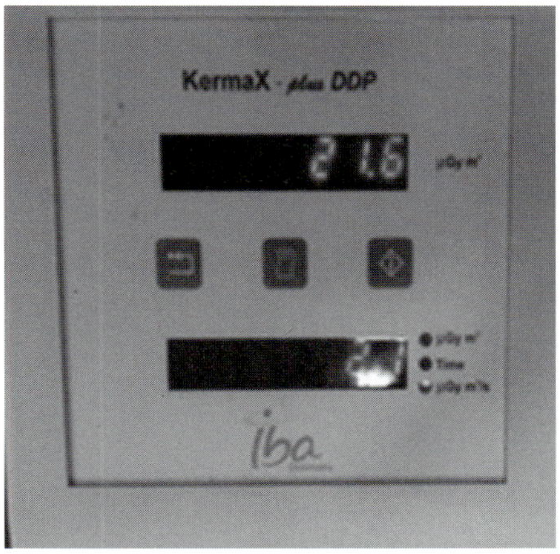

그림 8-5 DAP Reader

6. 허용 범위

1) High Contrast Resolution test tool

(1) 영상증배관이 6 inch인 경우
- 중심부: 30 mesh/inch 이상
- 가장자리: 24 mesh/inch 이상

(2) 영상증배관이 9 inch인 경우
- 중심부: 24 mesh/inch 이상
- 가장자리: 20 mesh/inch 이상

2) CDRH phantom

(1) 고대조도 분해능: 5개 이상의 격자 형태가 구별 가능

(2) 저대조도 분해능: 5개 이상의 원형이 구별 가능

(3) 인공음영: 팬텀의 모든 원형이 원형으로 보이며 일정한 간격을 유지해야 한다. 하등의 인공물이 없어야 한다.

3) DAP(Dose Area Product)

ICRP 등 국제기구에서 진단용 방사선 분야에서의 환자가 받는 피폭 선량에 대하여 선량한도를 정하고 있지는 않으나 저감화를 위해 진단참고준위(Diagnostic Refernce Level; DRL)에 대한 권고안을 마련하여 각국이 자국의 실정에 맞게 사용하도록 권고하고 있다.

실험보고서

❶ 실험 제목

❷ 실험 조건

❸ 실험 결과

❹ 평 가

02 혈관조영장치

1. 목적

IVR 장치의 성능평가 항목은 장치의 성능, 화질, 선량으로 구분할 수 있다. 이 중 장치의 성능 부분에 대해서 관전압, 관전류, 반가층에 관한 측정을 실시하며, 화질 및 선량은 표준팬텀을 이용하여 평가한다.

2. 이론

IVR 장치의 성능평가는 미세혈관의 구조를 명확히 구분하며 장시간 사용으로 인한 환자 선량의 평가를 목적으로 한다. 이를 위하여 공인된 표준 팬텀인 NEMA Standard XR-21 Phantom을 이용하여 화질 및 선량을 평가한다. 본 연구에 사용된 NEMA Standard XR-21 Phantom은 2000년 8월 SCAI(The Society for Cardiovascular Angiography and Intervention)에서 Cardiovascular Fluoroscope 측정 기준으로 임상시험을 위한 영상의 평가 및 영상이 획득되는 동안에 환자가 받는 에너지 측정을 위하여 객관성이 인정된 팬텀이다.

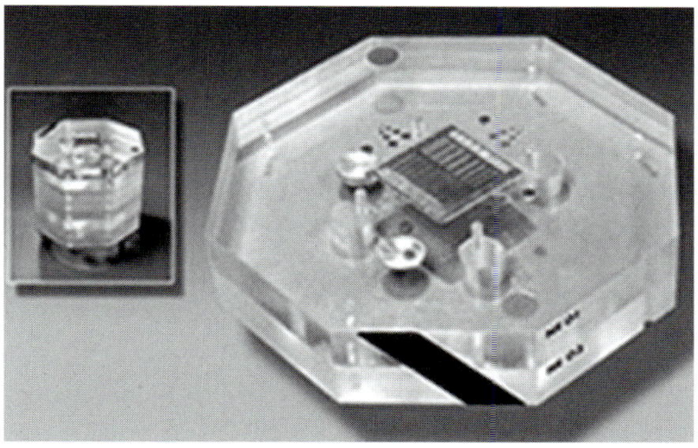

그림 8-6 NEMA Standard XR-21

3. 측정주기

표 8-1 혈관조영 정도관리 측정 주기

주 기	검사 항목
매일	1. 테이블 이동점검 2. C-arm 및 L-arm(biplane) 작동 점검 3. 데이터 저장장치 작동점검 4. 조영제 자동주입장치 작동점검 5. 항온 항습기 작동 점검 6. 환자 Monitor 장치 작동 점검 7. Rmergency kit 상태 점검 8. Wall suction 및 산소 공급장치 작동 점검
매주	1. 조영제 보관온도 점검(35~39°) 2. IVR 시술 약품 점검
3개월	1. 임상 영상평가 2. 영상에서의 측정치와 실측정치의 비교 평가
6개월	1. 관전압 시험 2. 관전류 시험 3. 반가층 시험 4. 표준 팬텀을 이용한 시험
1년	1. 방호용구 상태 점검(Apron 등의 균열 정도를 투시장치로 점검)

4. 실험기기 및 재료

표 8-2 정도관리 측정기구

시험항목	측정기구
관전압 시험	kVp meter
관전류 시험	직류전류계
반가층 시험	Multi meter
조사야 일치도 시험(Image field geometry)	NEMA Phantom
공간 해상력 시험	NEMA Phantom
저대조도 분해능 시험	NEMA Phantom
입사 표면 선량 시험	NEMA Phantom, Ionization chamber
와이어 분해능 시험	NEMA Phantom

5. 실험 방법

1) 표준팬텀의 검사방법은 다음과 같다.

(1) SID 100cm으로 설정한다.

(2) 팬텀 표면과 디텍터 간의 거리는 50mm로 설정한다.

(3) 환자 테이블 위의 패드를 제거한다.

(4) C-arm의 RAO/LAO 및 CRA/CAU을 0도로 설정한다.

(5) 측정조건은 복부 촬영조건으로 설정한다(80kVp의 관전압 20mA의 관전류). 장비의 구비조건상 기본 촬영조건을 정확히 준수할 수 없는 경우 가장 근접한 조건으로 검사하고 이를 명시한다.

(6) 해상력 차트는 모니터 주사선 및 그리드의 영향을 최소화하기 위하여 45°로 위치한다.

(7) 모니터 영상의 평가는 4feet(120cm) 거리에서 3인 이상이 육안으로 관찰하여 평균을 구한다.

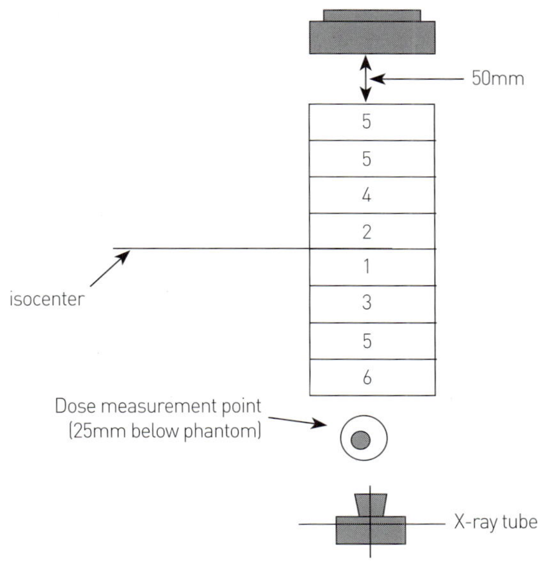

그림 8-7 NEMA Phantom의 기본 설정

2) 표준 팬텀의 평가항목

(1) Image-field geometry

① 복부의 두께를 기준으로 하기 위하여 20cm 두께로 팬텀을 올려 놓는다.

② 팬텀은 번호를 확인하여 6-5-3-1-2-4-5-5번 순서로 한다.

③ Field size plate를 팬텀의 위쪽에 위치시킨다.

④ 방사선 불투과성의 점 모양의 물질이 들어 있는 plate를 팬텀의 바닥 부분에 위치시킨다.

⑤ 두 개의 cross wire가 서로 교차되도록 gantry 또는 table을 움직인다.

⑥ 영상을 평가한다.

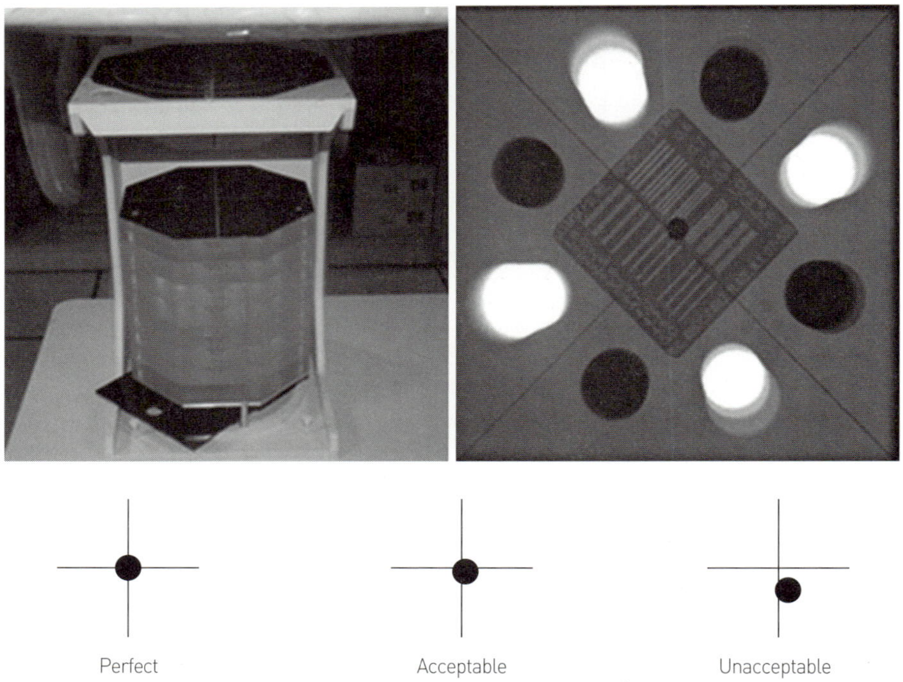

그림 8-8 Alignment tool 및 Test image

(2) Spatial resolution 및 Low-contrast iodine detectability

Plate(01) 안에는 해상력 차트와 크기와 깊이가 다른 4개의 hole group이 들어 있으며, 이 hole group들은 4가지 패턴(200, 100, 50, 25mg/cc)으로 이루어져 있다.

① 맨 아래와 위에 위치시킨 field size plate를 제거한다.

② Central plate(01)를 이용해서 공간해상력과 저대조도 분해능을 구한다.

③ 해상력 측정을 위해 팬텀을 45도로 위치시킨다(그리드 영향 최소화).

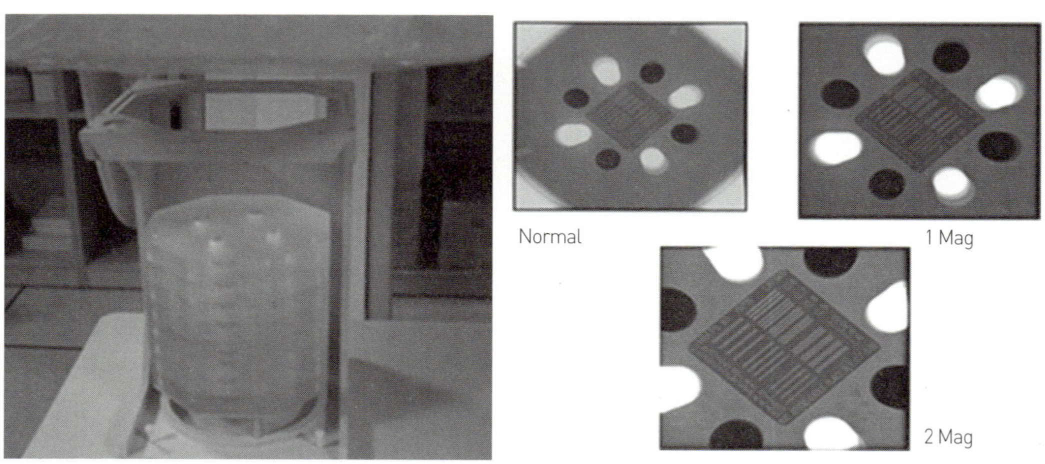

그림 8-9 Spatial resolution 및 Low-contrast iodine detectability test image

④ 3인 이상이 1.2m(4feet) 거리에서 확대율에 따라 영상을 평가한다.

⑤ 해상력은 해상력 차트를 확대율에 따라 기록하며 저대조도 분해능은 각 단계에서 1개라도 보이면 측정이 가능한 것으로 인정한다.

(3) Wire resolution test

회전바퀴장치(rotating spoke device)를 이용하여 wire resolution을 평가한다. 이 장치는 두께가 다른 5개의 steel piano wire(0.022, 0.016, 0.012, 0.009, 0.005 inch)와 drive motor로 구성되어 있다.

① Rotating spoke device는 isocenter에 위치시킨다.

② Drive moter는 FOV(field of view)에 포함되면 안 된다.

③ Wire가 움직이지 않는 고정 위치에서 static wire resolution을 평가한다.

④ Drive moter에 220V 전원을 연결한 후 움직이는 영상에서 moving wire resolution을 확대율에 따라 각각 평가한다.

⑤ 3명의 관찰자가 1.2m 거리에서 확대율에 따라 영상을 평가한다.

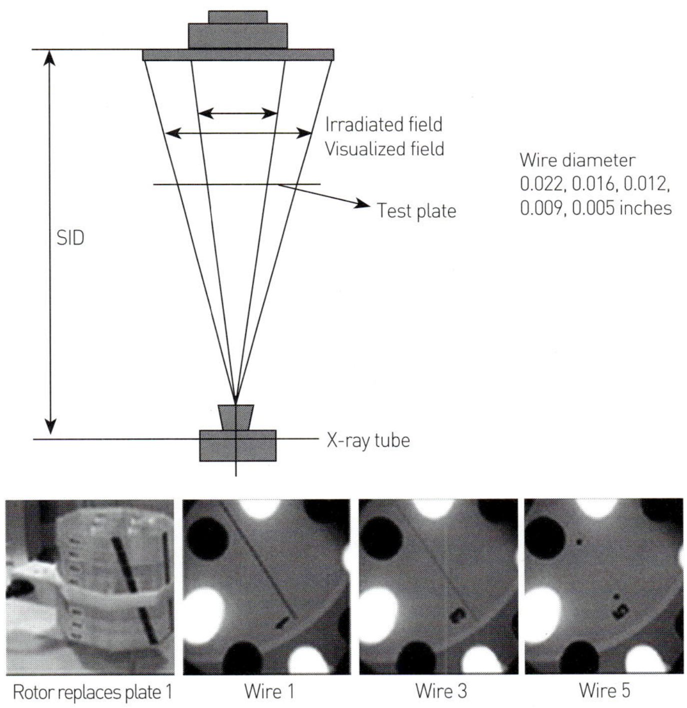

그림 8-10 Visibility moving target

(4) Phantom entrance dose

① Ionization chamber는 1차 선을 측정하기 위하여 60cc 이하를 사용한다.

② 측정기는 전원을 연결한 후 자체 calibration을 실시한다.

③ 스위치를 on 위치에 놓은 후 온도 및 기압에 적응하기 위하여 20분 후에 측정을 실시한다.

④ Ionization chamber는 팬텀 바닥부분에서 25mm 아래에 위치시킨다.

⑤ 확대율에 따라 선량률(R/min)을 측정한다.

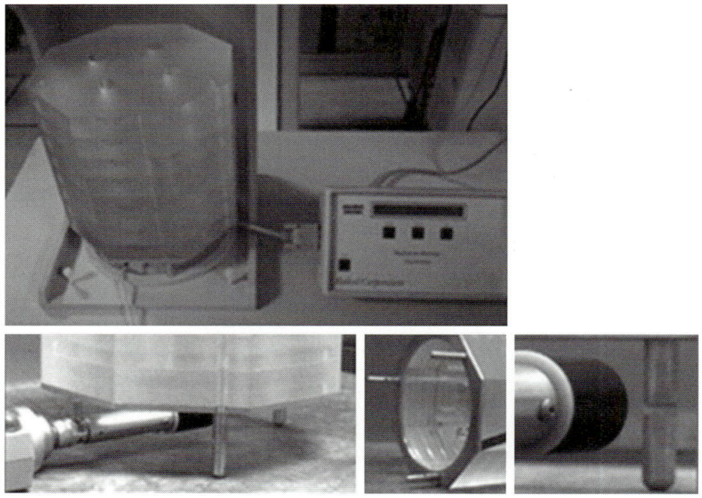

그림 8-11 Phantom entrance dose test

* 이동형 Ionization chamber를 사용하는 경우, 6개월 간격으로 교정을 시행한 후 사용한다.

6. 허용 범위

표 8-3 혈관조영 팬텀시험 허용범위

항목	적합기준		
Beam alignment	최소 Acceptable이 나와야 함		
Spatial resolution	I.I type field size(cm)	34~40	0.8(lp/mm)
		28~33	1.0(lp/mm)
		22~27	1.2(lp/mm)
		16~21	1.4(lp/mm)
		10~15	1.5(lp/mm)
	F.D type field size(cm)	45 이상	0.8(lp/mm)
		40~45	1.0(lp/mm)
		28~33	1.2(lp/mm)
		22~27	1.4(lp/mm)
		16~21	1.5(lp/mm)
Low contrast iodine detectability	최소 농도 200mg/cc까지 보여져야 함		
Phantom entrance dose	10R/min을 초과해서는 안 된다.		
Wire resolution	Static	최소 0.012″까지 보여져야 한다.	
	Moving	최소 0.022″까지 보여져야 한다.	

실험보고서

❶ 실험 제목

❷ 실험 조건

❸ 실험 결과

❹ 평 가

Chapter 09

초음파장치의 정도관리

1. 목적

초음파 진단장치의 정도관리는 영상에 관련된 기계적 요소들을 적절히 제어하여 장비의 성능을 일정한 수준에서 일관되게 기기의 성능을 유지 관리하기 위하여 정기적으로 시행되어야 한다. 이러한 과정은 검사자에 대한 환자의 신뢰도를 높이고, 비용의 감소와 초음파진단영상의 적정성을 보증하게 된다. 결과적으로 항상 장치의 성능을 올바르게 유지하고 관리하는 목적은 기기의 수명을 연장하고 특히 양질의 영상정보를 획득할 수 있도록 하는 데 있다.

2. 이론

현재 우리나라의 의료기관에서 사용하고 있는 초음파진단장치는 20,000여대 이상 설치되어 환자 진료에 이용되고 있다고 추정되고 있다. 특히 미국이 경우 미국의학물리학회(American Association of Physicists in Medicine, AAPM), 미국초음파의학회(American Institude of Ultrasound in Medicine, AIUM) 등에서는 초음파진단장치의 정도관리에 대한 기준을 정하여 시행하고 있으나 우리나라에서는 유방촬영장치, 전산화단층촬영장치, 자기공명영상촬영장치에 대한 품질관리는 시행하고 있으나 초음파진단장치의 영상에 관련된 종합적인 성능관리나 정도관리는 시행하고 있지 않다. 다만, 대한영상의학회와 대한초음파의학회에서 ATS-539 multipurse 초음파팬텀(ATS Laboratories, Bridgeport, CT. U.S.A)을 초음파진단장치의 성능관리 표준팬텀으로 정하고 있어 대부분 ATS-539 다목적 초음파팬텀을 중심으로 시행되고 있다고 볼 수 있다.

3. 측정주기

진단용 초음파장치의 정도관리는 6개월 단위로 측정한다.

4. 실험기기 및 재료

(1) 진단용 초음파장치

(2) Phantom(ATS−539 Multipurpose ultrasound phantom)(그림 9−1)

(3) gel 혹은 물

(4) 휴지

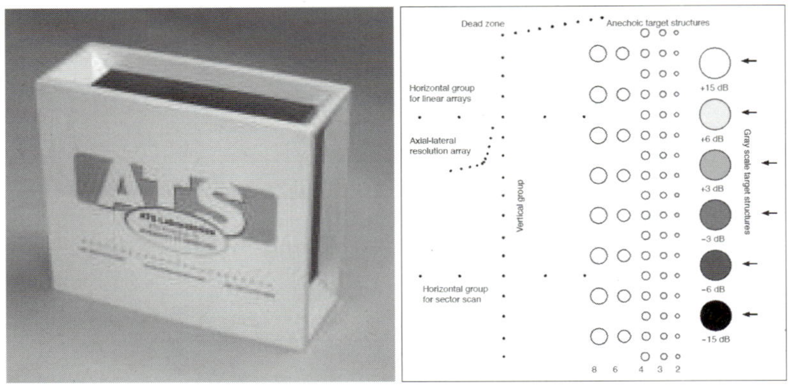

그림 9−1 ATS−539 Multipurpose ultrasound phantom 외형 및 내부구성

5. 실험방법 및 평가방법

1) 측정시 주의사항

그림 9−2(a)과 같이 phantom의 주사면에 물을 넣거나 초음파 젤을 충분히 바른 후에 초음파 탐촉자와 주사 면이 수직이 된 상태 그림 9−2(b, c)에서 측정하여야 한다. 그 이유는 초음파 영상은 수직 상태에서 가장 정확한 데이터를 얻을 수 있기 때문이다. 물을 사용할 때는 공기방울이 생기지 않도록 천천히 주사하여야 한다.

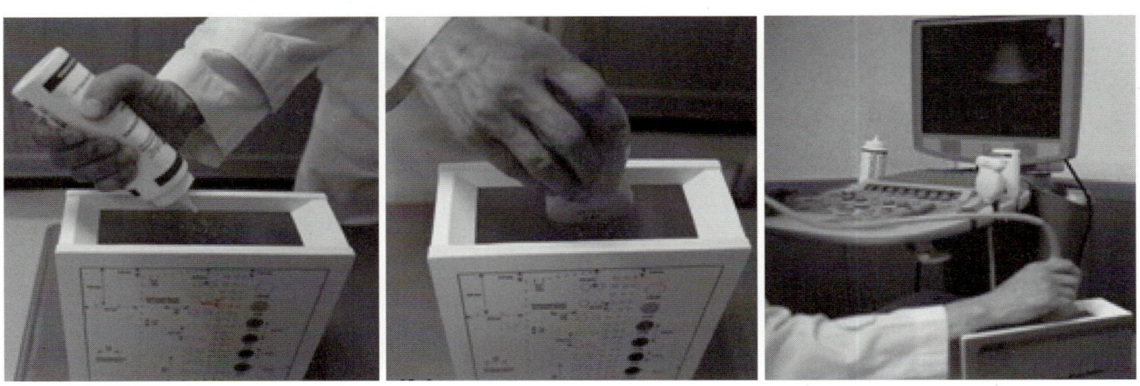

그림 9−2 (a) 초음파젤을 채움, (b) 탐촉자를 주시면에 수직상태 유지, (c) 각 부분별 스캔

2) 불응영역(사각구역, dead zone)

(1) 방법

초음파탐촉자와 팬텀의 경계면에서 탐촉자의 전면으로부터 가장 처음 확인 가능한 방사체까지의 거리로 Probe 표면으로부터 처음 반사파를 인지할 수 있는 깊이를 말한다. 불응영역은 Image system(Region) 부위가 너무 가까이 있어 동시에 송·수신을 하지 못할 때 생기며, 사각구역의 깊이는 장치의 송·수신부와 Transducer의 주파수와 성능에 의존한다. 9개 표적이 스캔 표면으로부터 2~10mm 깊이에 있다(그림 9-3).

표 9-1 Specfication of Dead zone

Dead zone Group	
Number of targets	9
Lateral Displacement	5.0mm
Interval Spacing	1.0mm
Depth	2~10mm

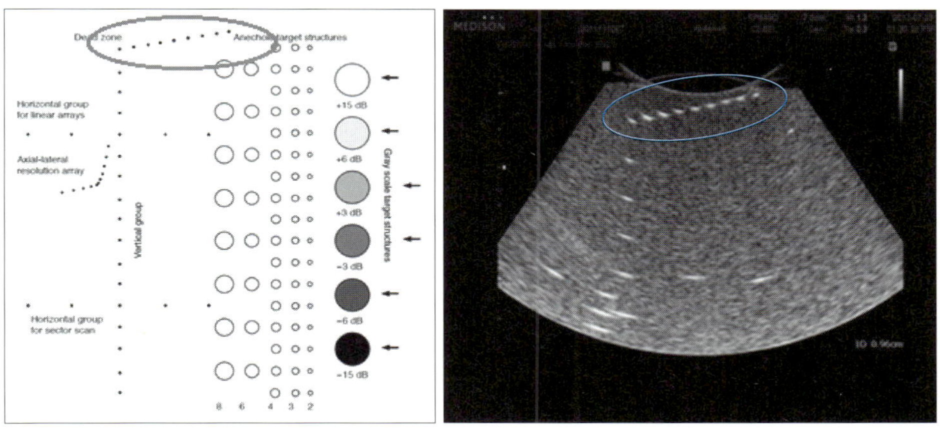

그림 9-3 불응영역의 9개 표적이 모두 분리되어 보임

(2) 평가방법 및 허용범위

① 초점을 dead zone group의 가장 가까운 부분에 위치시킨다.

② 다섯 번째 target이 중앙에 위치한다.

③ 첫 번째 target은 2mm 깊이에 아홉 번째 target는 10mm 깊이이다.

④ 9개의 echo가 모두 분리되어 보여야 한다.

3) 거리 계측의 정확도 측정(Vertical & horizontal measurement Calibration)

(1) 방법

초음파 검사 중 매질 내의 수직 및 수평 방향 거리 정확도를 측정하는 방법으로 구조물의 크기, 깊이, 부피를 정확하게 표시하기 위한 측정법이다.

가. 종측정(수직거리측정, Vertical measurement)

매질 내의 실제거리가 초음파 빔의 축을 따라 정확하게 나타나는지 측정하기 위한 항목으로 초음파탐촉자의 빔 방향과 동일하게 배열되어 있는 표적사이의 간격 값을 구한다.

① 가능한 모든 초점을 사용한다(그림 9–4).

② Vertical line target이 화면 중앙에 위치시킨다.

③ 각 점마다 거리 측정은 시간이 많이 걸리므로 1~11cm까지 10cm 거리를 측정한다.

나. 횡측정(수평거리측정, Horizontal Measurement)

종측정과 같이 가능한 모든 초점을 사용하고 수직선 표적을 화면중앙에 위치시켜 영상을 얻은 뒤 수평선 표적의 표적 사이 거리를 측정하여 기록한다(그림 9–4).

① 가능한 모든 초점을 사용한다.

② Vertical line target이 화면 중앙에 위치한다.

③ Vertical measure한 영상에서 8cm 거리의 횡선거리를 측정한다.

표 9–2 Specfication of Vertical & Horizontal Measurement

Vertical group	
Number of targets	17
Interval Spacing	1.0mm
Depth	1.0 ~ 18.0cm
Horizontal group	
Number of targets	10
Number of Groups	2
Interval Spacing	2.0cm
Depth	
Scanning Surface #1	5.0cm
Scanning Surface #3	5.0cm

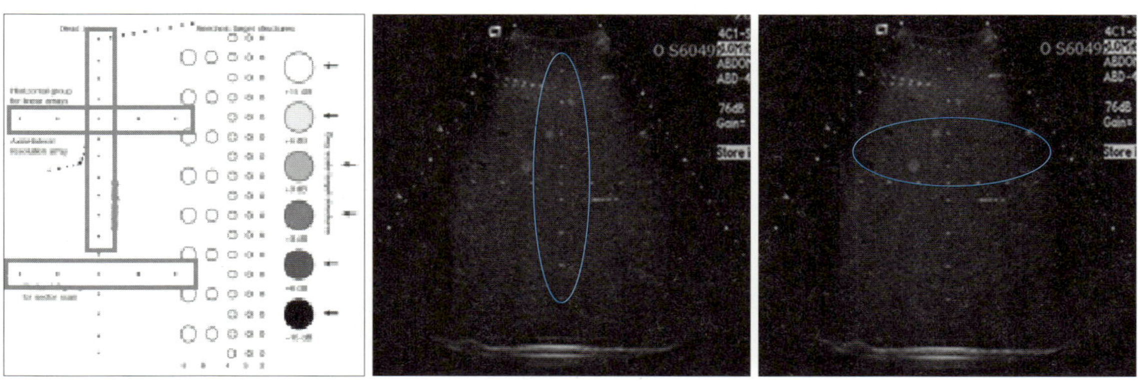

그림 9–4 Vertical measurement & Horizontal Measurement 거리 측정

(2) 평가방법 및 허용범위

종측정(수직거리측정, Vertical measurement)의 허용오차는 10±1cm이다.

횡측정(수평거리측정, Horizontal Measurement)은 실제 표적 사이의 거리는 2cm이고, 허용범위는 0.1cm 이하이며, 전체적인 허용오차는 8cm±4mm이다.

4) 축방향(거리) 분해능과 측방향 분해능(Axial & Lateral resolution)

(1) 방법

분해능은 인접한 두 물체를 구별하는 능력을 말하며 축방향(거리) 및 측방향 분해능으로 나눌 수 있다. 축방향(거리) 분해능은 매질 내 실제 거리가 빔축을 따라 정확히 표현되어 pin 사이가 2개의 점으로 식별되는 거리를 말하며, 측방향 분해능은 수직방향(lateral)으로 위치한 목표물의 분리 여부 측정을 말한다.

가. 축방향(거리)분해능

초음파음속이 진행하는 방향으로 2개의 반사체를 구분하여 영상으로 나타낼 수 있는 능력을 말하여 주로 공간펄스길이에 의해 영향을 받는다. 즉 주파수가 높아지면 공간펄스길이가 짧아져 거리분해능이 향상된다(그림 9-5).

나. 측방분해능

초음파음속이 진행방향에 대하여 수직으로 놓여있는 2개의 반사체를 구분하여 영상으로 나타낼 수 있는 능력을 말하여 주로 초음파음속의 폭(width)에 의해 영향을 받는다. 주파수가 많을수록 그리고 음속의 폭이 좁을수록 측방분해능이 향상된다(그림 9-5).

표 9-3 Specfication of Axial & Lateral resolution

Axial & Lateral resolution	
Number of targets	11
Lateral Displacement	1.0mm
Interval Spacing	5.0, 4.0, 3.0, 2.0, 1.0mm
Depth	7.0, 11.0, 14.0, 16.0mm

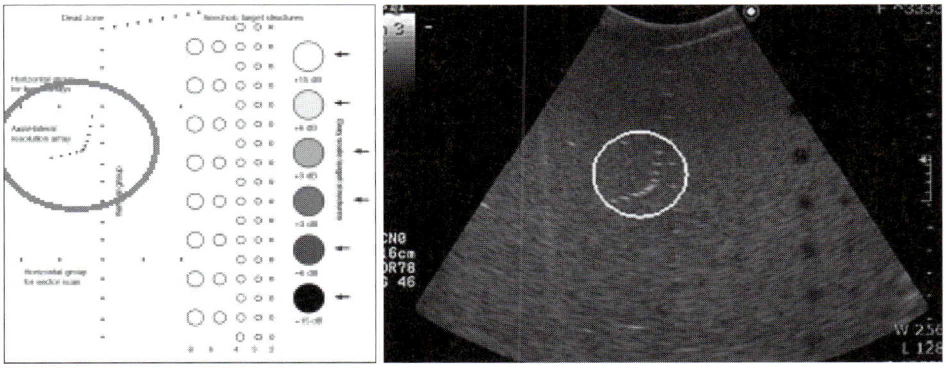

그림 9-5 Axial & Lateral Resolution

(2) 평가방법 및 허용범위

① 가능한 모든 초점 사용한다.

② Vertical line target이 화면 중앙에 위치한다.

③ Vertical measure한 영상에서 측정한다.

④ 허용기준은 11개의 측정점이 모두 뚜렷하게 분리되어 보여야 한다.

5) 초점영역(국소영역, Focal zone)

(1) 방법

초점영역은 초음파탐촉자에서 발생하는 음파의 형태에서 가장 좁은 부분을 말하며 초점 주변의 신호강도와 측방향분해능, 축방향분해능이 최대인 구역이다. 임상적으로 국소 영역 내에서 검사된 구조물은 가장 정확한 진단정보를 제공한다. 측정방법은 종선거리를 얻는 영상에서 한 개의 초점을 7~8cm 깊이에 위치한 후 초점 깊이에 위치한 측정점의 횡거리를 측정하고, 이보다 4cm 뒤에 위치한 측정점의 횡거리를 측정하여 초점으로 인해 측정점이 얼마나 focusing되는지 알아보는 것이다. 성능평가는 초점율(식 9-1)을 활용하기도 하며 정한기준은 아직 명확하지 않지만 최근 연구 자료에서는 초점율 75% 이상을 적합으로 보기도 한다(그림 9-6).

$$\text{초점율}(\%) = \frac{\text{7~8cm 깊이에 있는 표적의 횡크기}}{\text{초점중심표적보다 4cm 뒤에 있는 표적의 횡크기}} \times 100$$

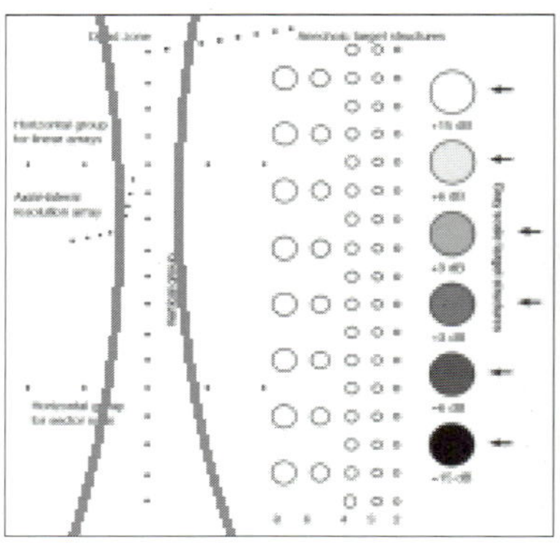

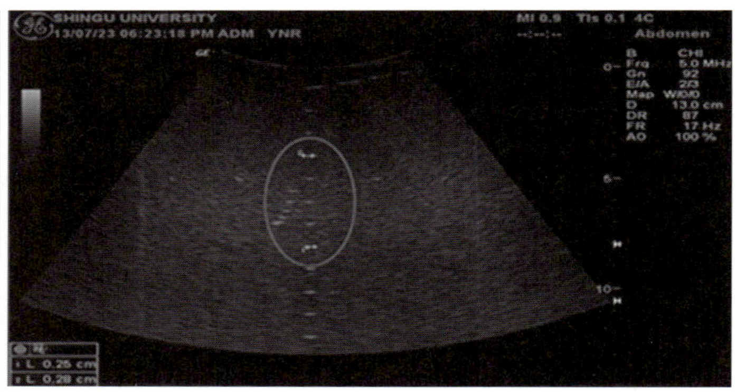

그림 9-6 Focal zone

(2) 평가방법 및 허용범위

① Vertical line target이 화면 중앙에 위치한다.

② 한 개의 초점을 7~8cm 깊이에 위치한다.

③ 초점 깊이에 위치한 측정점 횡거리를 측정한다.

④ 이보다 4cm 뒤에 위치한 측정점 횡거리를 측정한다.

⑤ 이 두 측정점 비율로 focusing 비율을 측정한다.

⑥ 아직 명확한 기준이 없다.

6) 감도측정(투과심도, Sensitivity, Penetration, Maximum depth of penetration)

(1) 방법

특정 깊이에 위치한 작은 물체를 영상에서 충분히 구별할 수 있는 능력을 말한다. Phantom을 이용한 감도를 측정하기 위하여 phantom 내에서 발생되는 산란음에 의한 noise와 반사체의 반사음과의 영상을 비교하여 구분이 가능한 투과심도를 측정한다. Sensitivity의 적합기준은 실제 매질애내의 표면에서 8번째 표적중심(target center)까지의 거리가 16±1cm 이내이다. 검사 6개월 전과 비교한 경우 영상으로 구분 가능한 깊이의 오차가 1cm 이하의 범위 내에 있어야 한다(그림 9-7).

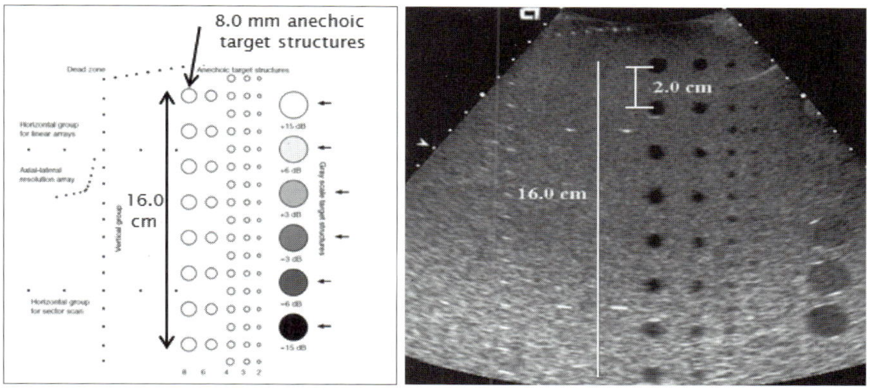

그림 9-7 Maximum depth of penetration

(2) 평가방법 및 허용범위

① 가능한 모든 초점을 사용한다.

② 8mm anechoic target이 중앙에 일렬로 배열되도록 영상을 얻는다.

③ 8번째 측정점까지 보여야 한다.

④ 그 측정거리의 허용오차 범위는 16.0±1.0cm 이내이다.

7) 기능적 해상도, 선명도, 내부 에코 잡음(Functional resolution, definition, Fill-in)

(1) 방법

기능적 해상도 또는 선명도는 팬텀에 있는 무에코성 타깃구조물의 크기, 모양, 깊이를 나타내는 영상시스템의 능력을 말하는데, 여러 개의 초점을 사용하고 탐촉자를 무에코의 원형 타깃 구조물 그룹 위에 위치시켜 선명한 영상을 얻는다(그림 9-8).

표 9-4 Specfication of Functional resolution

Functional resolution Group	
Number of Groups	5
Number of Groups	
Group 2, 3, 4	17
Group 6, 8	8
Diameters	
Group 2, 3, 4	2.0, 3.0, 4.0mm
Group 6, 8	6.0, 8.0mm
Interval Spacing(center to center)	
Group 2, 3, 4	1.0mm
Group 6, 8	2.0mm
Depth	1.0 ~ 17.0mm

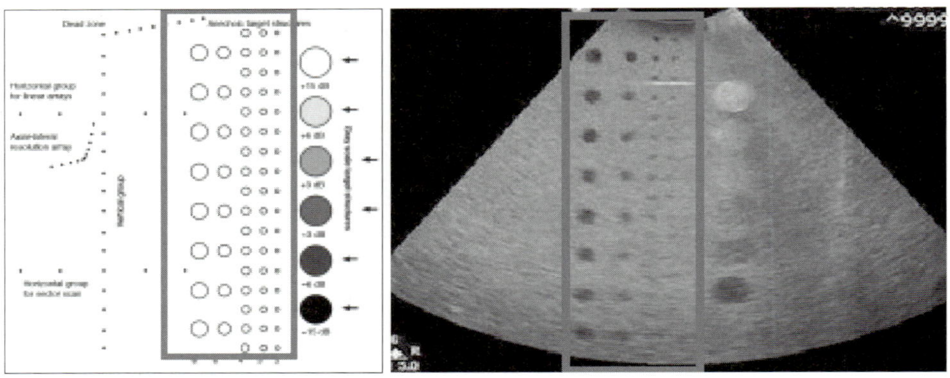

그림 9-8 Functional resolution

(2) 평가방법 및 허용범위

① 겉모양이 180도 이상 연속적으로 유지되는 경우를 적합으로 판정한다.

② 8.0, 6.0, 4.0, 3.0, 2.0mm의 크기 별로 적합하게 관찰된 구조물의 숫자를 기록한다.

③ 타깃은 가장자리가 아주 선명하게 나타나야 한다.

④ 타깃은 무에코이어야 하고 내부 에코가 있거나 잡음으로 채워진 상태(fill-in)가 아니어야 한다.

8) 회색조(Gray scale)

(1) 방법

회색조는 수신에코의 진폭에 따라 밝기를 다르게 표시하는 것이고, 가장 낮은 회색조 수준부터 최대 밝기까지 에코 신호를 조절하여 나타내는 것을 말한다. 회색조 측정은 탐촉자를 회색조 표적그룹(gray scale target group)의 위에 위치하고 6개의 구조물이 화면 안에 보여야 하며 구조물이 중앙에 오도록 영상을 얻는다. 각각의 원형 구조물들이 구분되어야 하며, 저에코부터 고에코까지 대조도가 서로 다르면서 원형을 유지하여야 적합하다고 판정할 수 있다(그림 9–9).

표 9–5 Specfication of Gray scale

Gray scale	
Number of targets	6
Diameters	15.0mm
Interval Spacing(center to center)	2.0cm
Depth	4.0cm
Contrast relative to Background material(dB)	+15, +6, +3, −3, −6, −15

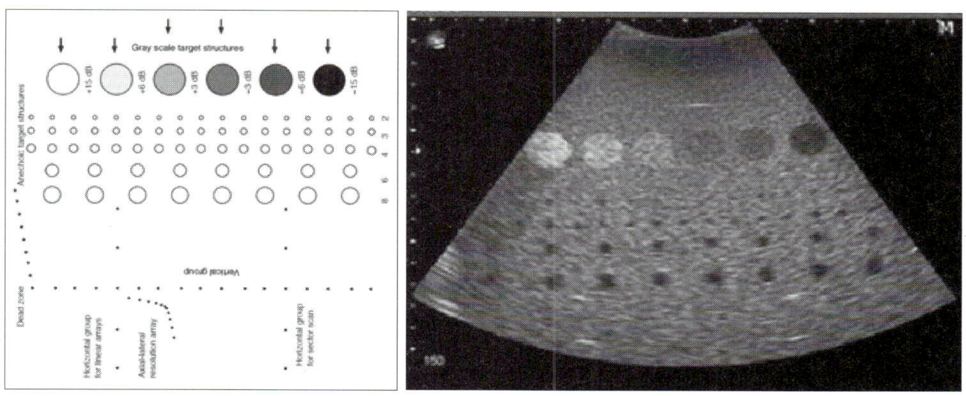

그림 9–9 Gray scale

(2) 평가방법 및 허용범위

① 초점은 Gray scale targets 위치에 둔다.

② 6개의 구조물이 한 화면에 모두 보이도록 영상을 얻는다.

③ 각각의 구조물이 뚜렷이 구분되어야 한다.

④ 저에코부터 고에코까지 대조도가 서로 다르면서 원형을 유지하여야 적합하다고 판정하고 그 수를 기록한다.

9) 낭종(cyst) 영상기록에 의한 시험(Anechoic target, Low attenuation scatter, Functional resolution)

(1) 방법

Test phantom의 윗부분으로부터 10~170mm의 깊이에 지름 2mm, 4mm, 6mm 그리고 8mm의 작은 낭종들을 위치시킨 test phantom의 영상을 기록하여 관찰한다. 각각의 낭종은 probe의 초점거리에 따라 그 분해능은 변화되지만 모든 낭종의 영상이 명확하게 나타나야 하며 낭종 내부에서 반사음이 나타나는 영상으로 나타나면 분해능이 좋은 것이 아니다.

(2) 평가방법 및 허용범위

① 여러 개의 초점을 사용하여 3mm 크기의 무에코성 구조물이 중앙에 수직으로 위치하도록 한다.

② 얻은 영상에서 낭성 구조물은 뚜렷이 구분되고 겉모양이 180도 이상에서 연속적으로 유지되는 경우를 적합하다고 판정하였다.

③ 크기별로 숫자를 기록한다.

④ 허용기준 설정이 명확하게 제시되지 않았다.

Chapter 09

실험보고서

❶ 실험 제목

❷ 실험 조건

③ 실험 결과

④ 평 가

Chapter 10 CT 장치의 정도관리

01 CT 성능검사

1. 목적

전산화 단층촬영 검사에서 인체의 여러 구조물들이 제대로 표현되는지를 정기적으로 검사하고 측정하는 것은 매우 중요한 일이다. 영상의 질을 결정하는 요소들을 객관적으로 평가함으로써 사진의 질이 적절한가를 평가하기 위한 것이 팬텀 영상검사의 목적이다.

이러한 팬텀 영상검사는 여러 가지 팬텀이 사용되어지고 있는데 제조사들이 제공해주는 제조사 자체 팬텀이 있고 범용적으로 사용되어지는 팬텀들이 있다. 범용 팬텀은 AAPM, ACR, catphan phantom이 대표적이다.

이 장에서는 우리나라의 특수의료장비에 관한 규칙에서 정해진 AAPM phantom을 대상으로 실험을 진행하기로 한다.

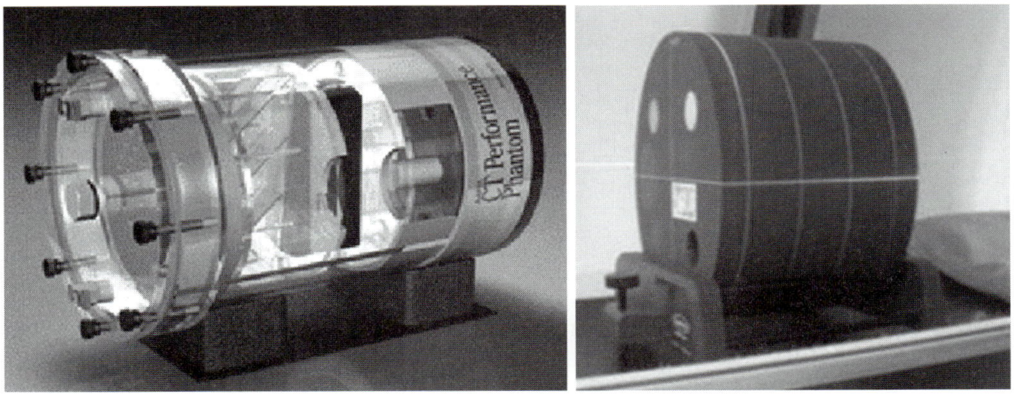

(a) (b)

그림 10-1 (a) AAPM phantom, (b) ACR phantom.

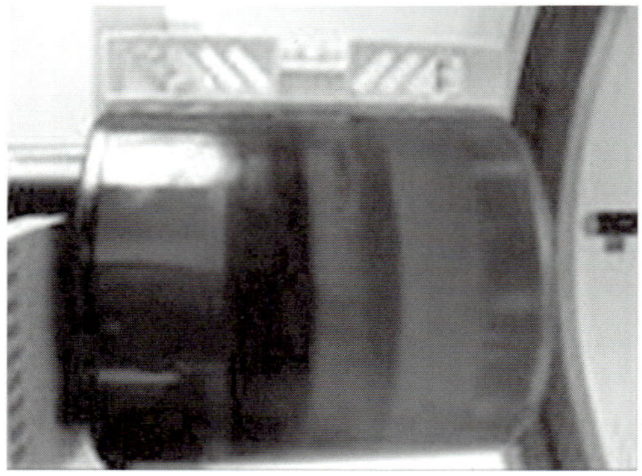

(c)

그림 10-1 (c) Catphan phantom(계속)

2. AAPM phantom

(1) Measurement capability

- Noise
- Sensitivity/Detectability
- Mechanical Alignment
- Size independence
- Radiation dose
- Spatial uniformity
- HU Linearity
- Spatial Resolution an line spread function

3. 실험기기 및 재료

(1) 전산화 단층촬영장치

(2) AAPM Phantom

(3) 납줄 10cm 이상 2개, 줄자

4. 실험 방법 및 허용 범위

(1) AAPM CT Performance phantom 76-140 모델을 하여 scan한다.

(2) scan 조건: 120kVp, 250mAs, 10mm 빔 콜리메이션

(3) 50cm의 scan FOV(50mm의 scan FOV 사용이 불가능한 장치에서는 25cm~50cm)

(4) 25cm의 display FOV

(5) Single slice conventional scan

(6) Standard reconstruction algorithm

이상의 조건으로 팬텀 각 구역의 영상을 얻는다.

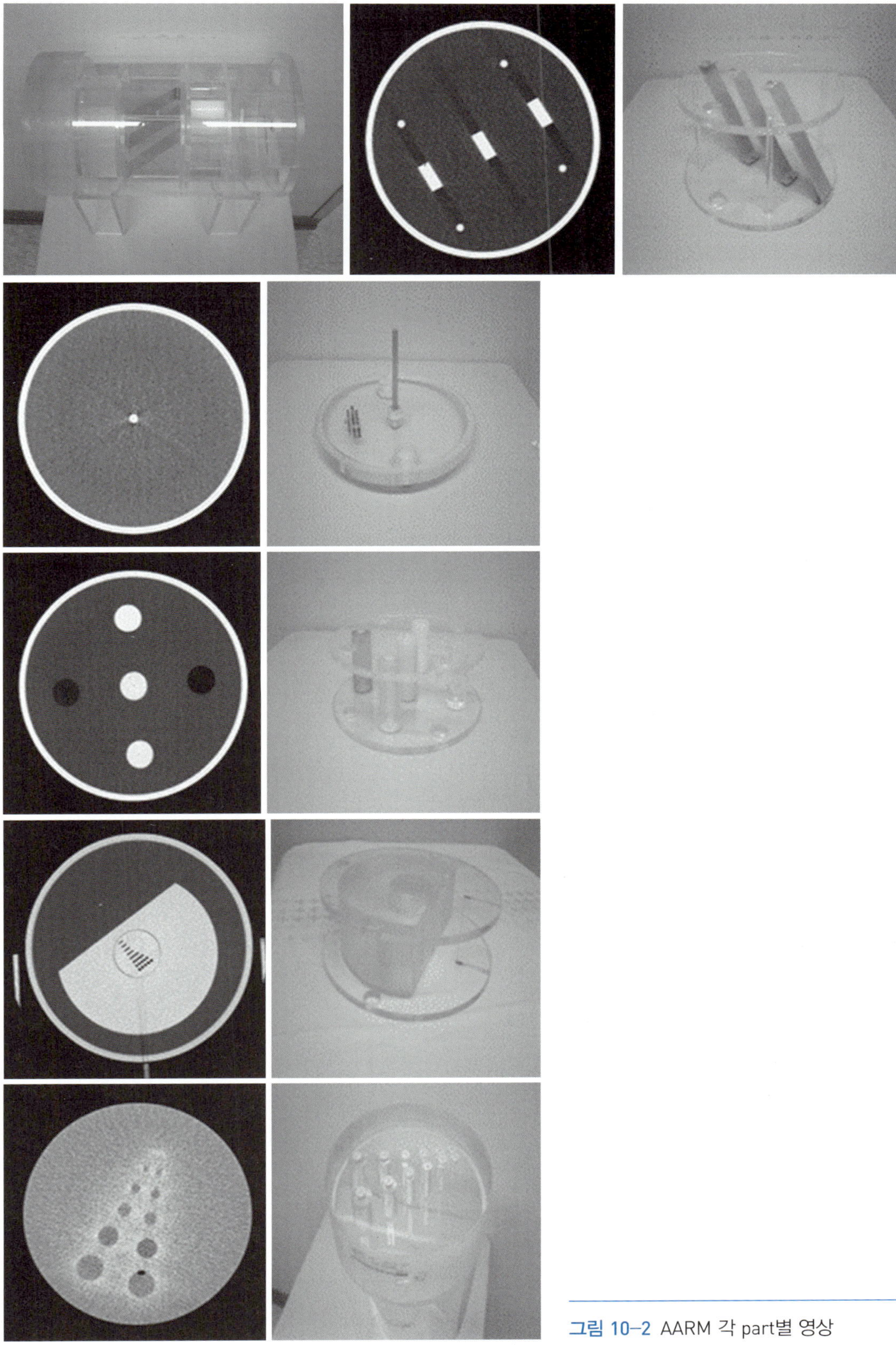

그림 10-2 AARM 각 part별 영상

1) 물의 감약계수

다음과 같이 팬텀의 중앙부에서 6시 방향으로 대략 1/4 지점에서 측정하여 얻어지며, 4×4cm 크기의 사각형(또는 원형)을 만들어 커서를 설정한 후 장치의 ROI analysis 기능을 이용한다. 커서 내의 평균 CT number와 표준편차(노이즈)를 측정한다. ROI의 면적은 $1,580mm^2$과 $1,620mm^2$ 사이어야 하며, 허용오차는 0±7 HU 이내이어야 한다.

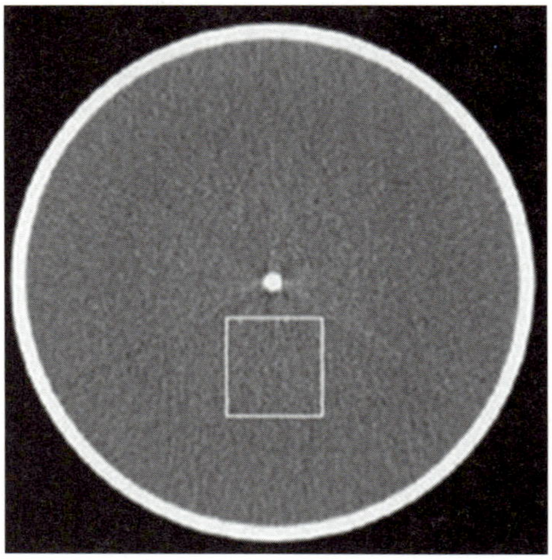

그림 10-3 AAPM attenuated coefficient of water, noise measurement

2) 잡음

노이즈는 물과 같은 균일 물질의 영상에서의 CT number의 변동값, 즉 표준편차를 의미한다. 이것은 앞에 CT number의 측정과 같은 방법으로 하여 기록된 표준편차, 즉 노이즈를 측정하면 된다.

허용오차는 6 HU 이내이며 검출기 성능과 X선관의 출력변경이 이에 영향을 미친다.

$$\text{Noise}[6] = \frac{[\Sigma(X_i - X_o)^2]^{1/2}}{(n-1)}$$

3) 균일도

물의 CT number 측정 시와 동일한 방법으로 스캔을 시행한다. 커서를 9시 방향, 12시 방향, 3시 방향, 중앙에서 주변으로 대략 2/3 지점에 위치시킨 후에 ROI analysis 기능으로 각각의 CT number값을 구한다. 허용오차는 중심부와 주변 사이의 CT number 차이 5HU 이내이어야 한다.

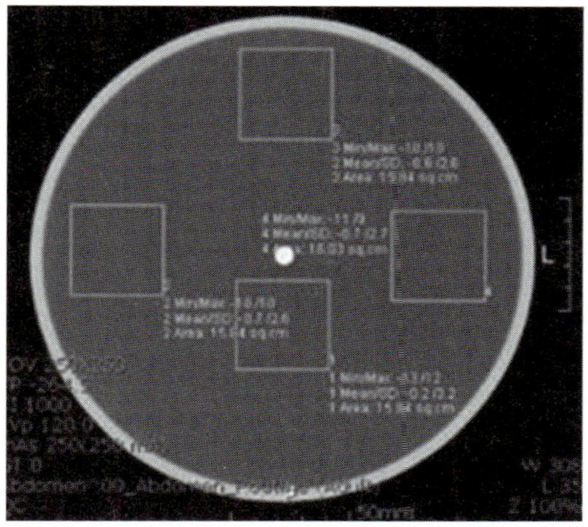

그림 10-4 AAPM uniformity measurement

4) 고대조도 분해능(공간 분해능, High contrast resolution, Spatial resolution)

작은 크기에서 대조도 차이가 높은 물질이 인접하여 있을 때 식별 능력으로 영상의 중앙에 위치한 hole의 크기가 0.4mm, 0.5mm, 0.6mm, 0.75mm, 1.0m̲m, 1.25mm, 1.5mm, 1.75mm로 window width/level setting은 300~400HU / −200~−100HU로 하여 1.0mm까지 육안으로 분리되는 것이 확인되어야 한다. 그림에서와 같이 영상을 확대하지 않고 측정하여야 하며 가장 작은 구멍들이 사라지지 않을 정도로 조정하여 1mm의 hole이 뚜렷이 구분되어 보여야 한다.

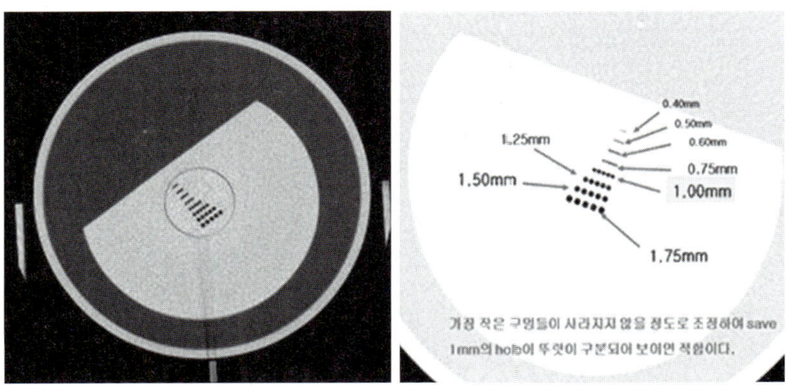

그림 10-5 AAPM high contrast resolution

5) 저대조도 분해능(Low contrast resolution)

피사체 내의 2~3mm 정도의 작은 density 변화의 식별 능력(~10HU)으로서 아크릴과 구멍 내용물 사이에 CT number 차이가 10HU 이내가 될 수 있도록 생리식염수에 조영제를 적당량 희석하여 팬텀에 기포가 발생하지 않도록 구멍 내용물의 CT number가 아크릴보다 낮게 채워 넣는다. 이때 생리식염수와 조영제(농도 300~370)를 100∶1 내외로 조절하여 넣는다. 6.4mm 이하까지 식별이 가능해야 하며, window width/level setting은 300～400HU/0～100HU로 한다. 측정물질 간의 감약계수의 차이가 1%(10HU) 이내가 될 수 있도록 가장 큰 구멍의 중앙과 주변 블록의 평균 감약계수를 표기한다.

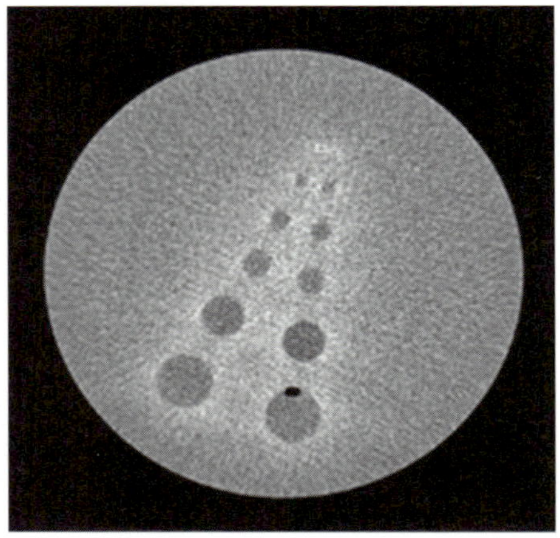

그림 10-6 AAPM low contrast resolution

6) 슬라이스 두께

각 슬라이스 두께별로 측정된 section profile의 반치폭(full width at half maximum; FWHM)을 측정한다. 이러한 FWHM을 계측할 수 있는 기능이 없는 장비의 경우는 경사판의 폭을 측정하여 계산한다. 모니터 영상에서 중앙에 위치된 알루미늄 폭을 커서를 이용하여 수동으로 측정한다. 이때 window width/level setting은 300～400HU/0～100HU으로 하여 측정값을 기록한다. 허용오차는 1mm 이하여야 한다.

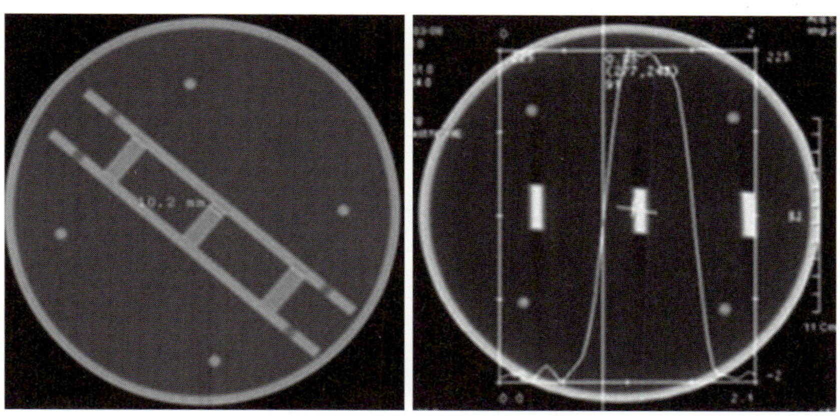

그림 10-7 AAPM slice thickness

7) 인공물(artifact) 유무

검사 목적과는 관계없이 발생되는 통계적인 오차이다. CT 영상의 구성을 교란하거나 방해하여 영상의 질을 저하하며 미세부분의 관찰능력을 감소시킨다. 선속 경화 현상, 기계적인 오류, detector의 결함, 재구성 알고리즘의 오류 등이 해당된다. 육안으로 평가하며 팬텀의 중앙심과 받침대에서 의해 생기는 beam hardening artifact를 제외한 인공물은 없어야 한다. 단, beam hardening artifact도 너무 심할 경우는 부적합 사유가 된다.

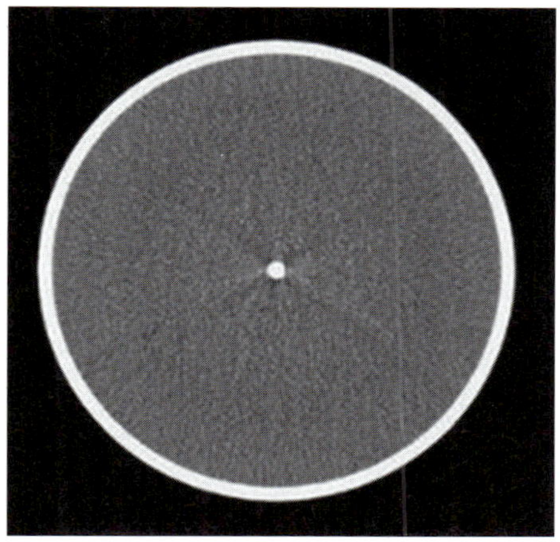

그림 10-8 AAPM artifacts

8) 직선성(linearity) 또는 CT number의 직선성

선흡수계수에 의해 좌우되는 각 조직의 CT number를 장치가 제대로 표현할 수 있는가를 평가하는 것으로 선택된 CT number의 영역에 대한 대조도 척도의 일치성 여부를 평가한다. 각 물질은 직경이 2.0cm이며 원형인 폴리에틸렌, 폴리스티렌, 나일론, 렉산, 아크릴 성분의 핀 5개가 장착되어 있고, 각 핀의 밀도는 0.95g/cm^3, 1.05g/cm^3, 1.10g/cm^3, 1.20g/cm^3, 1.19g/cm^{3}이다. 각 핀의 CT number가 제조사에서 제시된 기준값의 5HU 범위 내에 속하는 지의 여부로 직선성을 평가한다. 이 경우 아크릴은 115~125HU, 나일론은 87~97HU, 폴리스틸렌은 −29~−19HU, 폴리에틸렌은 −97~−87HU, 그리고 폴리카보네이트는 97~107HU 사이에 있어야 한다. 특수 의료장비의 설치 및 운영에 관한 규칙의 권장기준은 아크릴은 110~130HU, 나일론은 82~102HU, 폴리스틸렌은 −34~−14HU, 폴리에틸렌은 −82~−102HU, 그리고 폴리카보네이트는 92~112HU 사이에 들어야 한다. AAPM 보고서에 의하면 100~140kVp 범위에서의 선감약계수는 폴리에틸렌핀 0.179cm^{-1}, 폴리스틸렌핀 0.187cm^{-1}, 나일론핀 0.209cm^{-1}, 렉산(폴리카보네이트)핀 0.212cm^{-1}, 아크릴핀 0.217cm^{-1}, 물 0.190cm^{-1}이다.

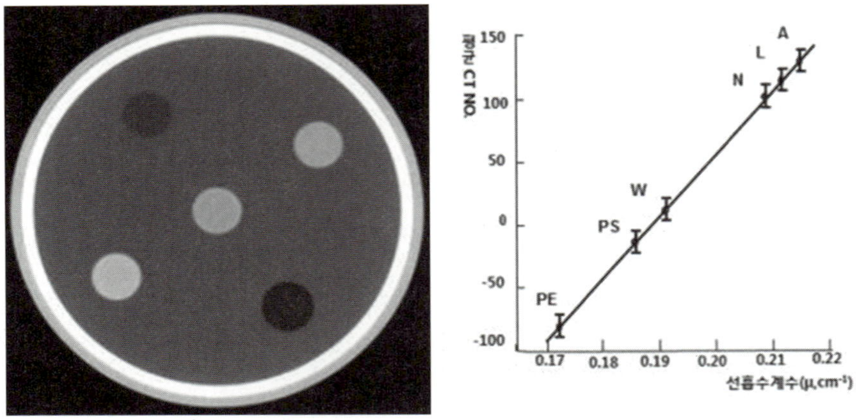

그림 10-9 AAPM CT number of linearity

9) 거리 및 각도측정 기능의 정확도

재구성된 영상에서 측정한 거리와 각도를 측정하여 구한다. 팬텀의 실제거리와 각도가 동일한지를 평가한다. 표준 팬텀의 공간 분해능 측정부위에서 시행하며, 다음과 같이 길이는 아크릴판의 직선부의 거리를 측정하여 비교한다. 각도는 MTF 측정용 철사줄과 아크릴판 직선부의 양쪽 끝부분을 연결하여 측정한다. 허용오차는 직선거리 140±3mm이며, 각도는 3°이하여야 한다.

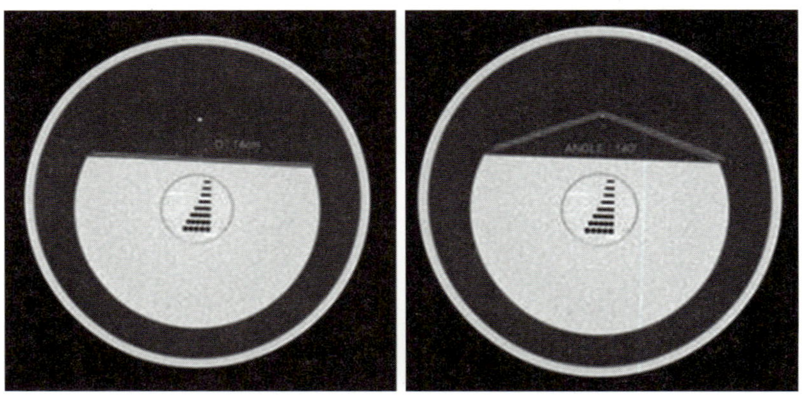

그림 10-10 AAPM distance and angle measurement

10) 관전압, 관전류, 환자 테이블의 이동 간격 정확도(bed indexing test)

(1) longitudinal table motion의 정확성과 재현성을 평가하는 시험

(2) 테이블을 작동 스위치를 이용하여 일정한 거리를 이동시켰을 때 실제 이동거리와의 오차를 보는 검사

(3) 검사 장면을 사진으로 찍어 보관하는 보관항목

(4) 작동 스위치를 이용하여 한 방향으로 30cm 이동시킨 후 다시 반대방향으로 30cm을 움직였을 때 갠트리에 표시되는 값과의 오차를 계산한다.

Acceptance limits: ±2mm 이하

(5) 관전압과 관전류는 그림과 같이 화면에 표시되는 수치를 기록한다.

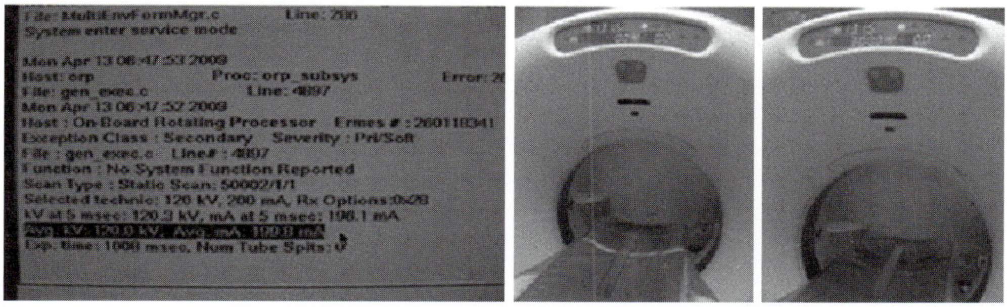

그림 10-11 관전압, 관전류 표시 및 환자 테이블 이동 간격 정확도 측정영상

11) Scout localization view(위치확인 영상)의 정확도

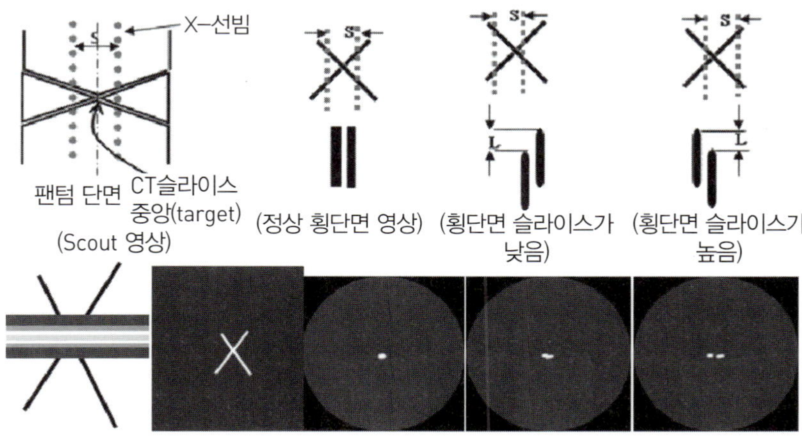

그림 10-12 위치확인 영상 정확도

(1) Axial scan을 하여 얻은 영상이 scout 영상에서 선정한 위치와 동일한지를 평가한다.

(2) Long needle를 90도로 상호 교차시켜 X자를 만들고 isocenter에 오도록 CT 테이블 위에 두고 위치확인영상(frontal projection의 scout image)을 찍는다.

(3) Long needle이 겹치는 부위가 선택절편의 center에 오게 위치를 잡은 다음 3mm 절편 두께로 스캔하고, axial mode(not spiral mode)로 1mm씩 테이블을 이동 위아래로 각각 4 slice씩 찍어 총 9 slice의 axial scan을 시행한다.

(4) Axial 영상에서 needle이 정확히 겹치는 부위와 원래 기준 지점과 slice 차이를 통해 오차를 계산한다.

(5) 검사 영상은 보관요구 항목

Acceptance limits: ±3mm 이내

12) 환자 피폭선량 측정시험

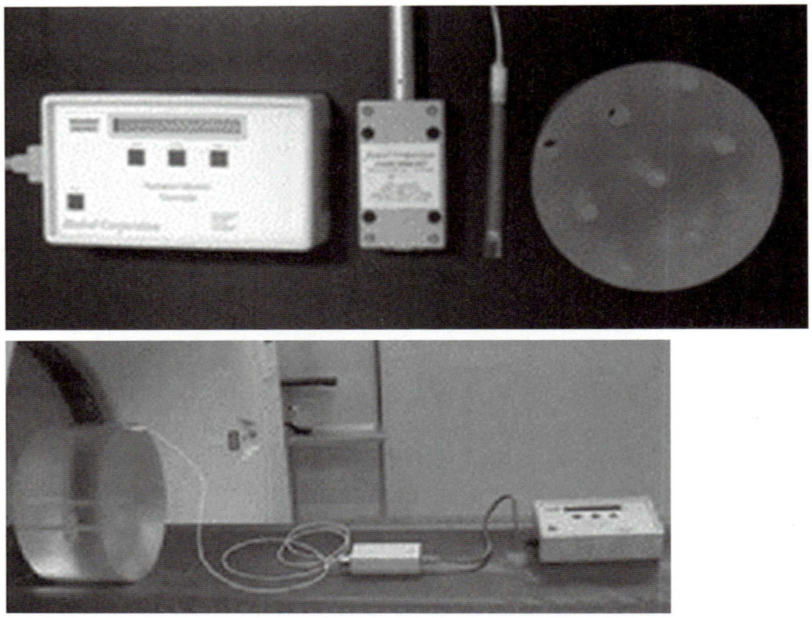

그림 10-13 환자 피폭선량 측정

(1) CT 전용 ion chamber를 사용

(2) 두부 팬텀과 전신용 팬텀

(3) 중앙부와 주변부 4곳의 흡수선량을 측정

(4) CTDI로 계산하여 기준값의 허용오차에 속하는지를 확인

(5) 1년 주기 항목(서류제출 항목)

- 기록지에 제조사 기준치와 실측정치를 기록
- 기준 적합 판단항목

$$\text{CTDI(cGy)} = \frac{0.78\text{(cGy/R)} \times C \times \text{모니터 측정값(R)} \times \text{chamber length(cm)}}{N \times T\text{(cm)}}$$

0.78: 아크릴에서 조사선량을 흡수선량으로 변환시키는 상수

C: calibration factor

chamber length: 10cm

R.cm: 모니터에서의 측정값

N: 슬라이스 수

T: 슬라이스 두께

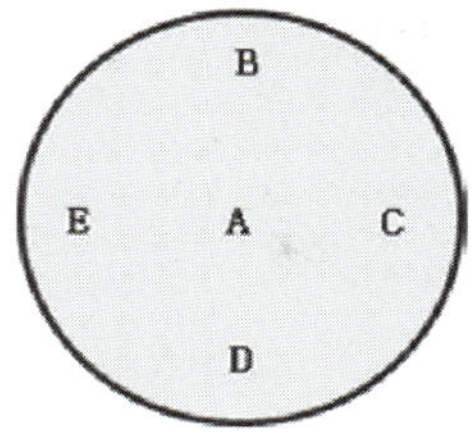

그림 10-14 환자 피복선량 측정위치

표 10-1 환자 피복선량 표(예시)

장치명: XXXXXXXXXXXXXXXXXX			점검일: 20XX년 XX월 XX일		점검자:
검사 항목			자사 기준치	측정치(mGy)	판정
환자 피복선량 측정시험	Head	A	23.9mGy±20% 이내	23.5	합격
		B	28.3mGy±20% 이내	27.0	합격
		C	26.9mGy±20% 이내	27.2	합격
		D	28.0mGy±20% 이내	27.4	합격
		E	28.4mGy±20% 이내	26.5	합격
	Body	A	7.4mGy±20% 이내	7.3	합격
		B	18.3mGy±20% 이내	16.7	합격
		C	17.2mGy±20% 이내	15.8	합격
		D	15.5mGy±20% 이내	14.8	합격
		E	17.6mGy±20% 이내	15.9	합격

* 측정치는 2회 반복하여 평균값을 기록한다.
* 측정조건(제조회사 기준에 따른다.)

(예시)

Head: 120kVp, 200mAs, 0.75sec, 25 DFOV

Body: 120kVp, 200mAs, 0.75sec, 35 DFOV

표 10-2 환자 피복선량 표(자가시험기준)

검사항목			기준치	측정치	판정
환자 피복선량 측정시험	Head	A	43.42mGy±40% 이내		
		B	43.68mGy±40% 이내		
	Body	A	12.48mGy±40% 이내		
		B	26.00mGy±40% 이내		

5. 진단용 방사선 발생장치의 안전관리에 관한 규칙 시험항목

(1) 관전압: ±10% 이내

(2) 관전류: ±15% 이내(mAs ±20% 이내)

(3) 슬라이스 두께: 5mm와 10mm의 슬라이스 두께에서 측정치가 설정치 ±1mm 이내

(4) 아티팩트 및 중심선 정렬: 물 부위를 스캔한 팬텀영상에서 인공물이 없어야 하고, 중심선 정렬이 잘 되어 있어야 한다.

(5) CT number의 직선성, 잡음, 고대조도 공간 분해능, 환자 피폭선량: 제조업소 자가기준에 준한다.

6. 특수의료장비의 설치 및 운용에 관한 규칙 검사항목

1) 서류 검사(1년)

(1) 인력검사

(2) 시설검사

(3) 팬텀영상검사

(4) 정도관리기록검사

준비사항은 다음과 같다.

① 특수의료장비 품질관리 검사신청서(규칙 별지 제8호 서식)

② 특수의료장비를 등록 후 등록관청으로부터 교부받은 특수의료장비 등록필증 사본 1부

③ 의료기관 개설허가(신고)필증 사본 1부

④ 장비사용 인력현황표 1부(별지 제11호 서식, 특수의료장비 등록필증에 기재된 인력에 한하며, 이에는 방사선사 1명과 진단방사선과 전문의 1인 이상임)

⑤ 정도관리기록검사(정도관리대장 1부, 특수의료장비수리/변경 이력대장 1부)

⑥ 정도관리 업무를 외주업체에 의뢰 시행한 경우 관리대장에 측정결과를 기록하여 제출하며 업체에서 제공된 보고서는 자체 보관한다.

⑦ 단, 환자 피폭선량 데이터는 업체에서 제공된 성적서 사본 1부를 첨부하여 제출한다.

⑧ 정도관리 업무를 의료기관에서 자체 시행 시 대장에 기록하여 제출하고 비고란에 측정기구의 모델명과 제조번호를 기록한다.

⑨ 팬텀 영상검사 데이터(검사 지정일로부터 1개월 내에 측정한 것)

⑩ 팬텀 영상검사 CD 제출

2) 정밀검사(3년)

(1) 3년 주기로 시행, 현지조사

(2) 서류 검사항목 외 임상 영상평가 항목

(3) 한국의료영상품질관리원에서 현장 팬텀 측정 후 CD 제출

(4) CT 팬텀 영상 촬영기록표

<table>
<tr><th colspan="3">CT 팬텀 영상 촬영기록표</th></tr>
<tr><td></td><td></td><td></td></tr>
<tr><td>검사 날짜</td><td>년 월 일</td><td></td></tr>
<tr><td>검사 조건</td><td>관전압: kVp, 관전류: mA, mAs:
Collimation: mm, SFOV: cm, DFOV: cm
Standard reconstruction algorithm 사용 여부: ( )</td><td></td></tr>
<tr><td>영상 제출방법</td><td>1. 필름인 경우
14×17 inch ( ) 장
다른 크기일 경우 크기 (×) inch ( ) 장
2. DICOM인 경우: 사용 PACS 프로그램 ( )
PACS viewer 내장 여부 (있다/없다)
CD장 수 ( ) 장</td><td>• 14×17 inch 시 2×1 형식으로
• 그 보다 작은 필름 크기는 1×1 형식으로 제출</td></tr>
<tr><td>확인사항
준수사항
(O, X로 표시)</td><td>1. 각각의 영상에는 병원 명칭, 장비명, 길이 보정용 자, 촬영 조건(kVp, mAs, image thickness, reconstruction, kernel), 촬영 일시 및 window setting 조건(window width/window level)이 표기되어 있는가? ( )
2. Window width와 lervel은 공간 분해능을 제외하고는 width는 300~400HU, level은 0~100HU으로 하고, 공간 분해능의 경우 level은 −200~100HU으로 하였는가? ( )
3. ROI로 잰 모든 CT값과 표준편차 그리고 ROI의 면적을 영상에서 직접 확인할 수 있는가? ( )
4. 대조도분해능 검사영상의 경우 아크릴과 구멍 내용물의 평균 CT 감약계수가 10HU 이내이어야 하고, 각각의 CT값이 영상에 표기되어 있는가? ( )
5. 슬라이스 두께 검사영상의 경우 5mm와 10mm 스캔에서 반치폭을 계산할 수 있는 장비에서는 반치폭의 수치가 표기되어 있어야 하고, 반치폭을 계산하지 못하는 장비에서만 측정한 값이 영상에 표기되어 있어야 하며, 2배 이하의 확대영상을 보냈는가? ( )</td><td></td></tr>
<tr><td colspan="3">점검자 성명 : (인)
관리자 성명 : (인)</td></tr>
</table>

실험보고서

1 실험 제목

2 실험 조건

③ 실험 결과

④ 평 가

Chapter

11 자기공명영상장치의 정도관리

01 자기공명영상장치의 정도관리

1. 목적

MR 영상의 질은 인체의 해부학적 구조를 정확하게 영상으로 묘사하여, 병리학적 진단평가를 어느 정도 나타낼 수 있느냐에 좌우된다. 따라서 이러한 질을 결정하는 중요한 요소로는 크게 Hard ware (Magnet, Gradient, Coil, Computer system 등)와 Soft ware(SNR, Noise, Uniformity, Matrix 등의 각종 Parameter)로 나눌 수 있다. 그러므로 임상영상을 최적의 품질 수준으로 유지하기 위해서는 자체 점검(정도관리, 성능관리)을 통하여 장비를 주기적으로 점검하고 확인해주어야 한다. 이를 위해서는 장비의 기본적인 이해와 정해진 방법들을 이용하여 여러 측정치 및 결과가 합격 범위 내에 있는가를 확인해 보아야 한다. 따라서 본 내용은 표준 팬텀을 이용한 영상의 분석을 통해 MR 장비의 정도관리에 도움이 되고자 한다. 이러한 팬텀 영상 검사는 과거에는 규정이 없었던 관계로 제조사에서 제공되는 여러 가지 팬텀으로 자체 규정으로 관리하고 있었으나, 현재는 특수의료장비에 관한 규칙에서 정해진 ACR 팬텀으로 정도관리를 하고 있기 때문에 이 장에서는 ACR 팬텀을 대상으로 실험을 진행하기로 한다.

2. 이론

표 11-1 팬텀 영상검사의 7가지 검사항목

팬텀 영상검사의 7가지 검사항목	
① 기하학적 정확도(Geometric accuracy)	② 공간 분해능(High contrast spatial resolution)
③ 절편 두께 정확도(Slice thickness accuracy)	④ 절편 위치 정확도(Slice position accuracy)
⑤ 영상강도 균일성(Image intensity uniformity)	⑥ 고스트 신호 백분율(Percent signal ghosting)
⑦ 대조도 분해능(Low contrast object detectability)	

1) 기하학적 정확도(Geometric accuracy)

영상에서 나타나는 길이가 실제 대상물의 길이를 정확히 나타내는지 평가하는 것이다.

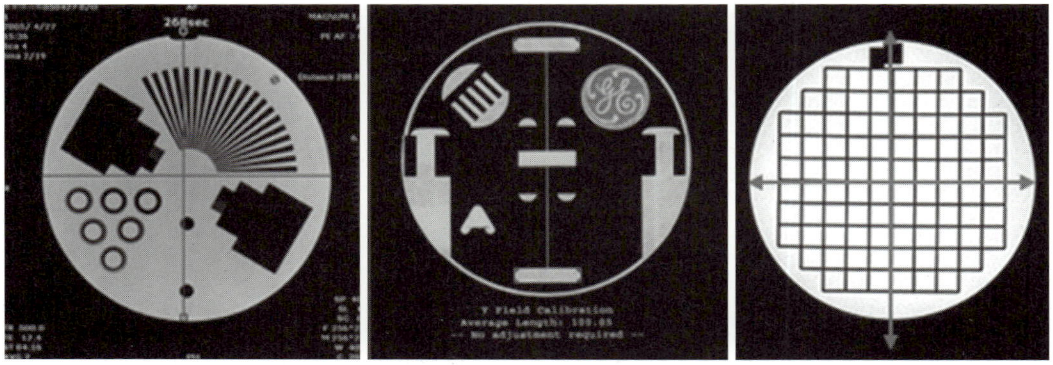

Multipurpose Phantom　　GE Phantom　　ACR Phantom

그림 11-1 기하학적 정확도 측정영상

2) 공간 분해능(High contrast spatial resolution)

작은 물체에 대한 분해능을 보는 검사이다.

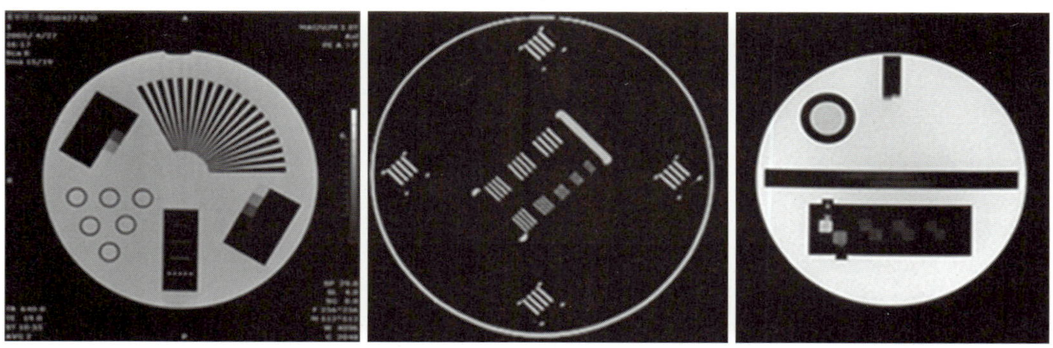

Multipurpose Phantom　　GE Phantom　　ACR Phantom

그림 11-2 공간 분해능 측정영상

3) 절편 두께 정확도(Slice thickness accuracy)

정확한 두께로 영상 절편이 얻어지는지 평가하는 것이다.

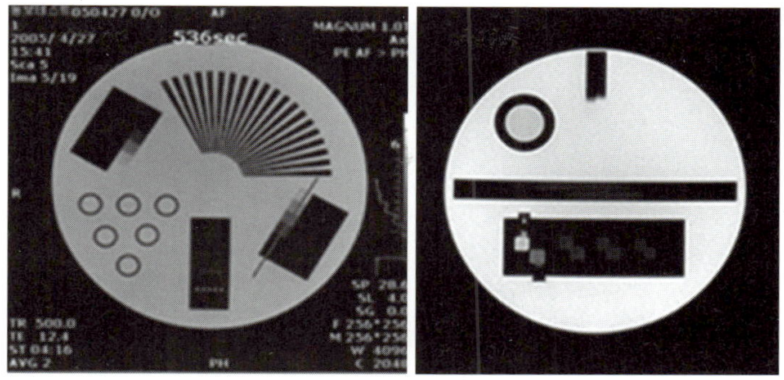

Multipurpose Phantom ACR Phantom

그림 11-3 절편 두께 정확도 측정 영상

4) 절편 위치 정확도(Slice position accuracy)

시상 위치확인 영상에서 각 절편의 위치를 정했을 때 실제로 얼마나 정확한 위치의 영상이 얻어지는가 알아보는 것이다.

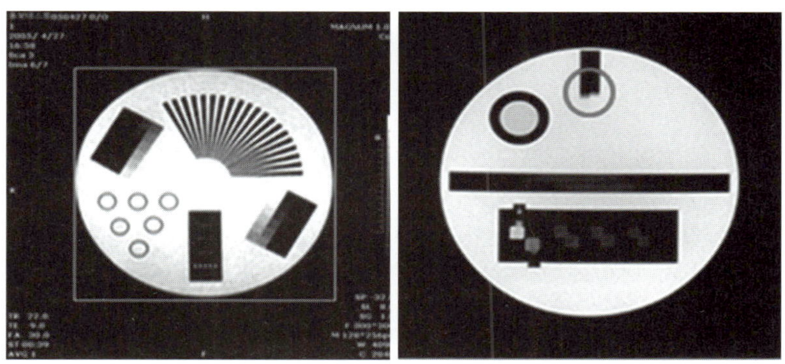

Multipurpose Phantom ACR Phantom

그림 11-4 절편 위치 정확도 측정영상

5) 영상강도 균일성(Image intensity uniformity)

팬텀 내에서 대부분 물로 채워진 중앙 부위, 즉 두부 코일의 중앙 부위에서 신호 강도의 균일성을 측정하는 것이다.

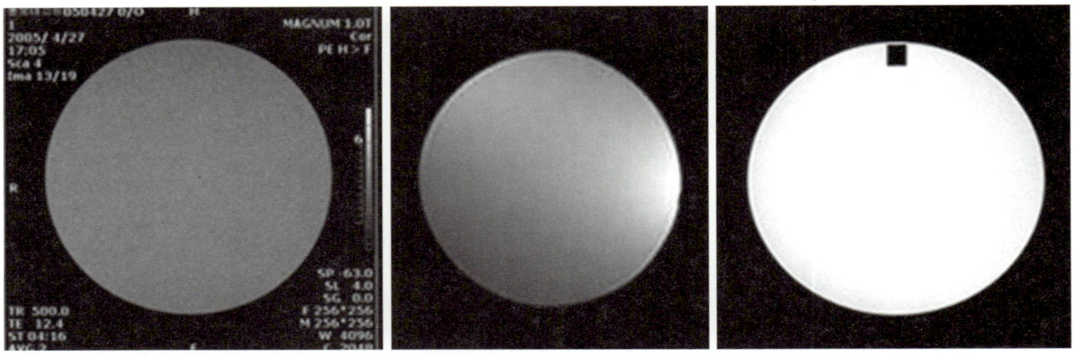

Multipurpose Phantom　　GE Phantom　　ACR Phantom

그림 11-5 영상강도 균일성 측정영상

6) 고스트 신호 백분율(Percent signal ghosting)

영상에서 고스트 인공물(artifact)이 생성되는 정도를 평가하는 것이다. 인공물은 주파수(frequency) 방향으로 발생하지 않고 위상(phase) 방향으로 발생한다.

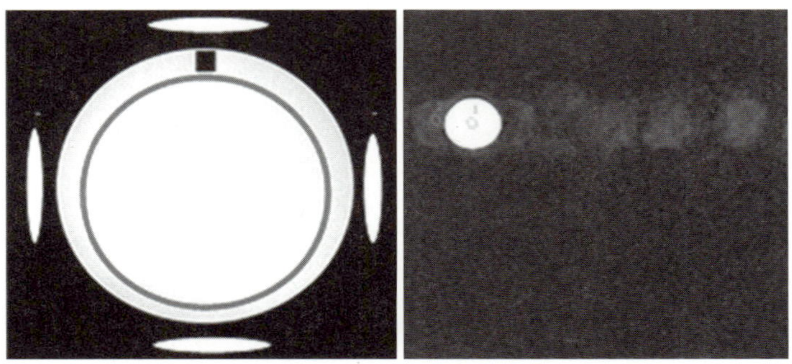

ACR Phantom　　AAPM Phantom artifact test

그림 11-6 고스트 신호 백분율 측정영상

7) 대조도 분해능(Low contrast object detectability)

어느 정도 낮은 대조도의 물체들을 구분할 수 있는지 평가하는 것이다.

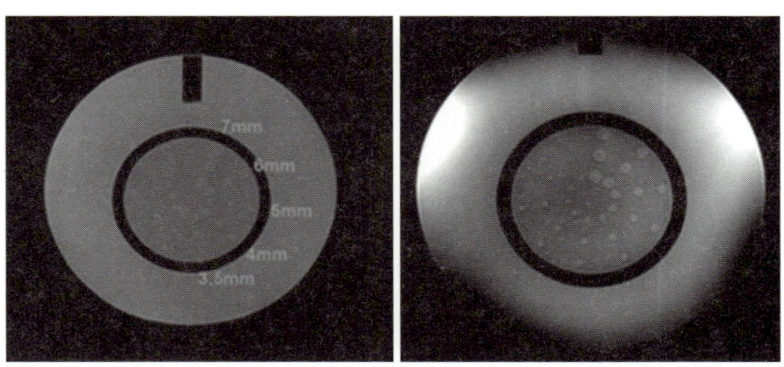

ACR Phantom　　ACR Phantom 측정영상

그림 11-7 대조도 분해능 측정영상

3. 실험기기 및 재료

1) 표준 팬텀: ACR 팬텀(American college of radiology MRI phantom)

(1) 원통형 팬텀: 길이 148mm, 직경 190mm

(2) 내부 용액: 10mM NiCl, 75mM NaCL

(3) 환자의 얼굴에 해당되는 landmark가 기재되어 있음: "NOSE", "CHIN"

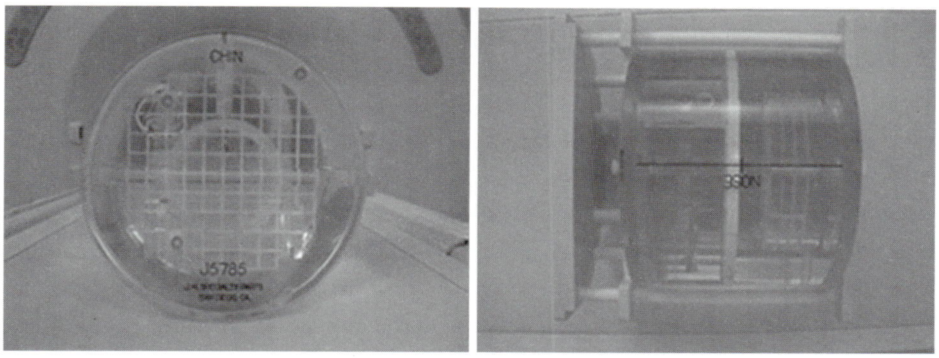

Phantom 전면 Phantom 상부

그림 11-8 ACR 팬텀 영상

2) 수평자(Nonmetallic bubble level)

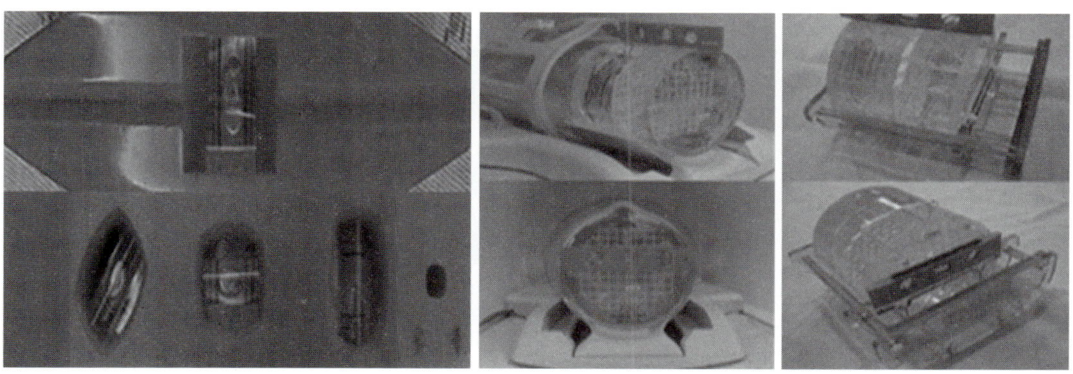

수평자 Head coil에 장착하여 조정 Cradle에 장착하여 조정

그림 11-9 비자성계 수평자를 이용한 조정

3) Cradle

특징: 장비 업체별로 coil의 형태가 다르므로 cradle의 형태도 다르다.

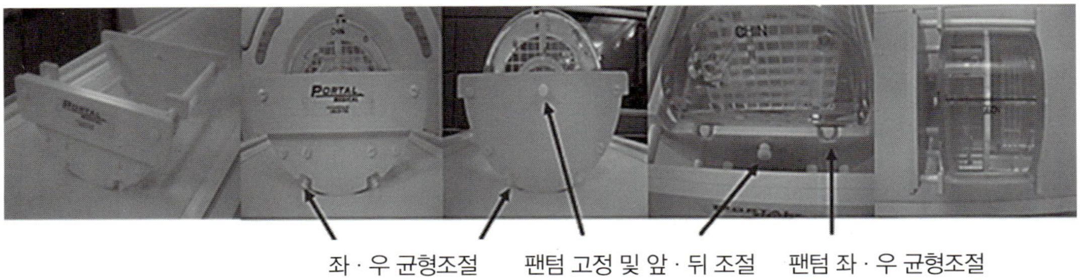

그림 11-10 Cradle 조절

4. 실험 방법 및 허용 범위(한국의료영상품질원 측정방법 참조)

팬텀 영상검사를 위해 하나의 시상 위치확인 영상(sagittal localizer image, a-상)과 네 개의 축상 시리즈(axial series)를 두부 코일을 통해 얻는다. 시상 위치확인 영상과 4개의 축상 시리즈를 통틀어 '팬텀 영상'이라 부른다. 영상 좌측 위아래에 쐐기 모양의 구조물이 보이며 아래 쐐기의 교차점에 절편 1번의 위치선을, 그리고 5mm 절편 간격과 5mm 절편 두께로 11번 절편까지 설정선을 그린다(a-하). 절편 #8~#11의 중심부는 시상 위치확인 영상의 상부에 보이는 4개의 low contrast object가 있는 검은 선들에 최대한 일치시킨다. 정해진 절편 위치에 따라 축상 영상을 각 시리즈별로 11 절편씩 얻는다(b).

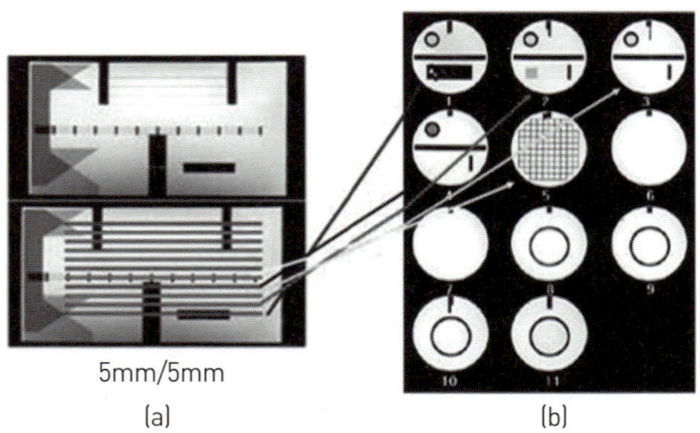

그림 11-11 시상 위치확인 영상과 11개의 절편영상

표 11-2 검사 매개변수(Parameter)

Image	TR ms)	TE ms)	FOV cm)	S/T(mm)	S/G(mm)	NEX	Matrix
시상 위치확인 영상	200	20	25	20		1	256×256
표준 T1 시리즈	500	20	25	5	5	1	256×256
표준 T2 시리즈	2,000	20/80	25	5	5	1	256×256

1) 기하학적 정확도(Geometric accuracy)

(1) 방법

Window level과 window width를 맞춘 후 시상 위치확인 영상의 중앙 부위에서 위아래 맞춘 후 위아래 길이와 좌우, 대각선 길이를 측정한다.

(2) 측정치 평가

영상에서 측정한 길이를 이미 알고 있는 길이 값과 비교한다. 팬텀 안쪽의 양끝 거리 즉 시상 위치확인 영상의 상하 길이는 148mm이다(a). 팬텀 안쪽의 직경, 상하, 좌우, 대각선 길이는 190mm이다(b).

(3) 합격기준

시상 위치확인 영상(sagittal localization view) 상하 길이와 148±2mm 이내, 상하, 좌우, 대각선 길이가 190±2mm 이내이어야 한다.

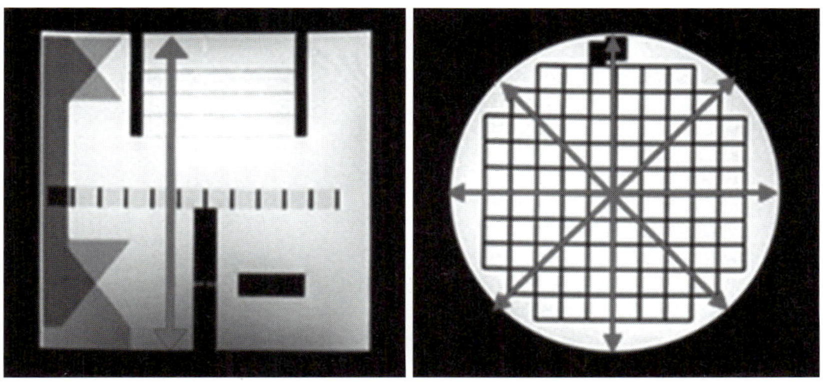

(a) (b)

그림 11-12 기하학적 정확도 측정영상

2) 공간 분해능(High contrast spatial resolution)

(1) 방법

하나의 점 집단은 좌 상측의 점 배열(upper left hole array; UL)과 우 하측의 점 배열(lower right hole array; LR)로 이루어진다. 여기서 우측과 좌측은 관찰자가 보기에 우측과 좌측을 말한다.

UL과 LR이 만나는 한쪽 모서리에서 점 하나를 공유한다. UL에서 좌우 방향으로 분해능을 평가하고, LR에서 위아래 방향으로 분해능을 평가한다.

UL에는 횡렬이 4개 있고 각 횡렬은 점이 4개 있다. LR은 종렬이 4개 있고, 각 종렬은 4개의 점으로 되어 있다(a). 점의 직경은 세 개의 점 집단들에서 약간씩 다르다. 왼쪽 점 집단에선 1.1mm이고, 가운데 점 집단의 경우 1.0mm이고, 우측 점 집단에서는 0.9mm이다(b).

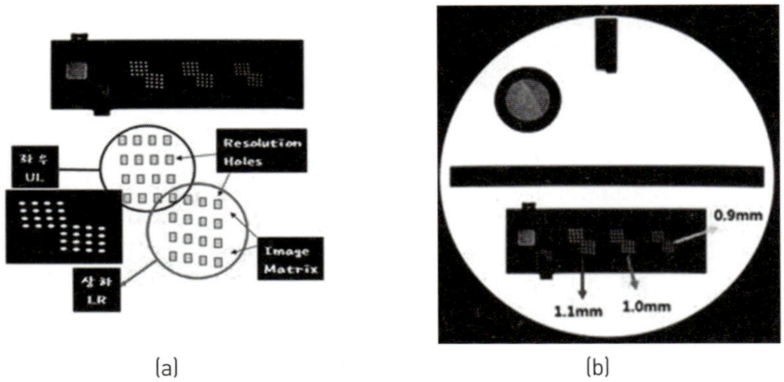

그림 11-13 공간 분해능 측정영상

(2) 측정치 평가

UL의 횡렬을 보고 각 점들이 서로 가장 잘 구별되게 window width와 level을 조절한다. 하나의 window setting에서 4개의 점이 모두 구별되어 보이는 횡렬이 한 개라도 있으면 이 점 크기에서 좌우 방향으로 resolution이 된다고 기록한다. 하나의 횡렬에 있는 4점들이 하나의 window setting에서 모두 각각 다른 점들로 구별되면 그 횡렬은 resolution된다고 평가한다. 이때 두 점 사이에 연결고리처럼 보이는 하얀 부분이 있어도 두 개의 점으로 보이면 공간 분해능이 있다고 판정한다. 점들이 서로 흐릿해져서 하나의 불규칙한 밝은 부위로 나타나는 경우 그 횡렬은 resolution되지 않는다고 간주한다. LR의 점들을 보고 종렬의 점들이 각각 잘 구별되도록 window width와 level을 조절한다.

(3) 합격기준

축상 시리즈에서 좌우 및 상하 방향으로 분해능이 모두 1.0mm 이하가 되어야 한다.

3) 절편 두께 정확도(Slice thickness accuracy)

(1) 방법

Signal ramp가 잘 보이도록 window level을 조절한다(Signal ramp의 신호 강도는 주변의 물에 비해 훨씬 낮으므로 level을 충분히 낮추고 window width를 좁히면 잘 보인다).

상하 signal ramp 중간 부분에 각각 직사각형의 ROI를 그리고 각각의 평균 신호 강도값을 측정해이들 두 값의 평균을 계산한다. 이때 각 signal ramp의 위아래 방향으로 완전하게 포함되게 ROI를 그려야 한다(a).

주변의 흰 바탕과 연결되어 있는 가장자리의 막대는 제외하고 나머지 막대들 중 가장 긴 것과 짧은 것의 중간 부위에서 길이를 측정한다(상, 하부 b).

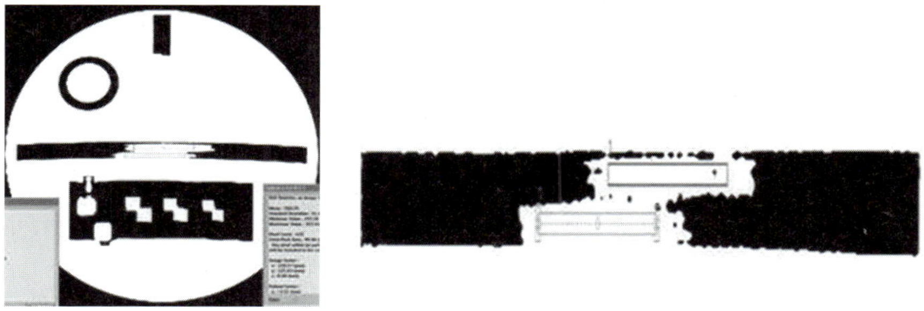

(a)

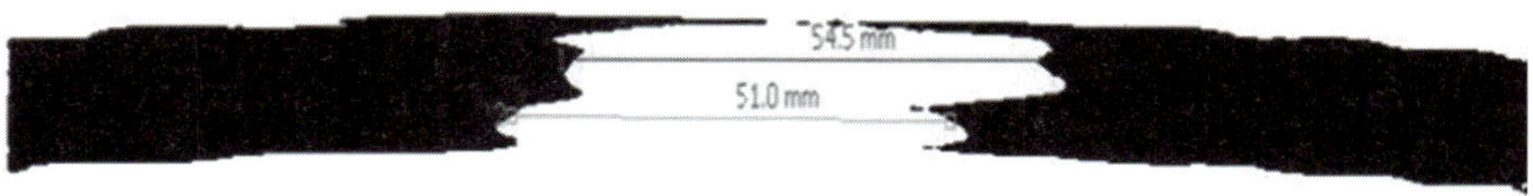

(b)

그림 11-14 절편 두께 정확도 측정영상

(2) 측정치 평가

다음 공식으로 절편 두께를 계산한다.

절편 두께 = 0.2 × (상부 × 하부)/(상부 + 하부)

상부, 하부란 각각 상부 signal ramp 길이와 하부 signal ramp 길이의 측정치를 의미한다.
(예: 절편두께(b) = 0.2×(54.5×51.0)/(54.5+51.0)=5.26)

(3) 합격기준

절편 두께는 5.0mm±0.7mm이어야 한다.

4) 절편 위치 정확도(Slice position accuracy)

(1) 방법

영상에서 window level은 가장 밝은 부분(물 부분)의 반 정도로 맞추고, window width는 가능한 좁게 설정하여 수직 막대 끝 부분이 선명하게 보이게 하고 양쪽 수직 막대 길이의 차이를 측정한다(a).

(2) 측정치 평가

4개의 길이 측정치를 기록해 기준과 비교한다.

(3) 합격기준

수직막대 길이 차이는 4곳 모두 5mm 이하이어야 한다.

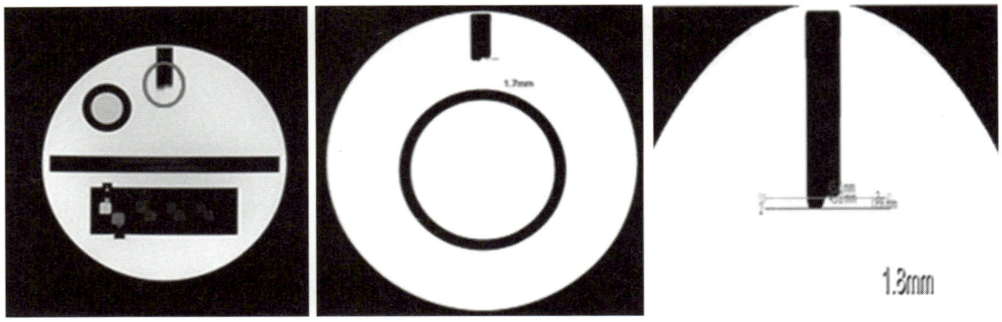

(a)

그림 11-15 절편 위치 정확도 측정영상

5) 영상강도 균일성(Image intensity uniformity)

(1) 방법

영상의 중심부에 195~205cm^2 정도 되는 큰 원형 ROI를 그린다(a). Window width를 최소로 하고 큰 ROI 내부가 모두 하얗게 보일 정도로 window level을 낮춘다. 그 다음 window level을 서서히 올리다가 큰 ROI 내부에 어두운 부위가 발생하면 그 부위에 1cm^2 크기의 작은 ROI를 그려 내부 신호 강도를 측정하면 최소 신호 강도값이 된다(b). Window level을 다시 서서히 올리면서 큰 ROI 내부가 모두 어두워지고 가장 마지막까지 밝은 부분으로 보이는 부위에 1cm^2 ROI를 그려 평균 신호 강도를 측정하면 이것이 최대 신호 강도가 된다(c).

(2) 측정치 평가

측정된 최대(high) 및 최소(low) 신호 강도값을 이용, PIU를 다음 공식으로 구한다.

$$PIU = 100 \times [1-\{high-low\}/high+low]$$

(3) 합격기준

3.0T 미만의 장비는 87.5% 이상이어야 하고, 3.0T 이상의 장비는 82% 이상이어야 한다.

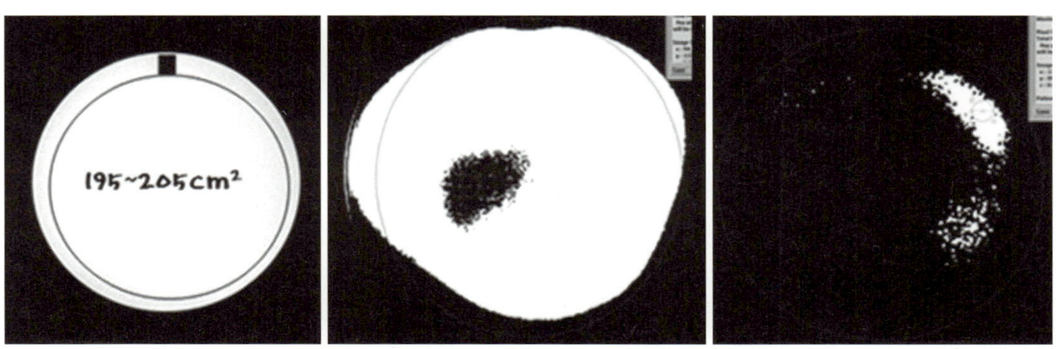

(a) (b) (c)

그림 11-16 영상강도 균일성 측정영상

6) 고스트 신호 백분율(Percent signal ghosting)

(1) 방법

중앙의 큰 원형 ROI의 평균 신호 강도를 측정하고 상하 좌우 네 개의 작은 ROI로 배경의 신호 강도를 측정한다. 상하 및 좌우 배경 쪽에 네 개의 작은 ROI 중 어느 한 쌍은 phase encoding 방향이므로 고스트 신호가 있지만, 나머지 한 쌍은 frequency encoding 방향으로 고스트 신호가 없으므로 잡음 등에 의한 배경 신호 강도 기준값으로 쓸 수 있다.

영상에서 중앙 부위에 195~205cm^2 크기의 원형 ROI를 그리고 평균 신호 강도를 측정해 기록한다. 팬텀 바깥부위 상하 좌우에 각각 약 10cm^2 크기의 타원형 ROI를 그리고 평균 신호 강도를 측정한다(a).

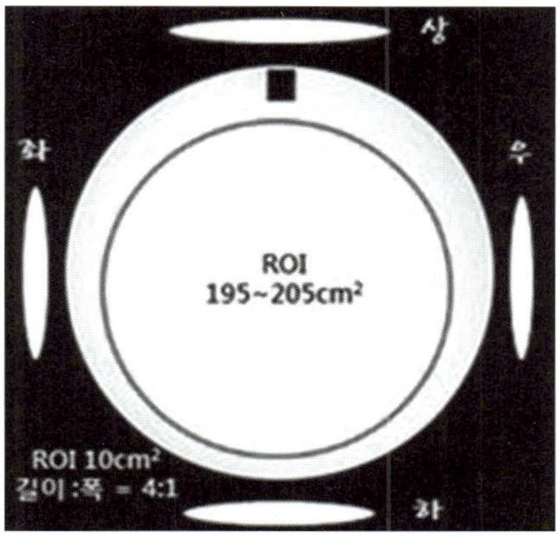

(a)

그림 11–17 고스트 신호 백분율 측정영상

(2) 측정치 평가

고스트 비율=[(상+하) - (좌+우)/2×(large ROI)]×100(%)

전체 값의 절대치를 구하는 것이다.

(3) 합격기준

고스트 비율은 2.5% 이하이어야 한다.

7) 대조도 분해능(Low contrast object detectability)

(1) 방법

각 바퀴살은 세 개의 작은 원판들의 행렬로 이루어져 있고 하나의 절편 내에 열 개의 바퀴살이 있다. 한 바퀴살에서 세 개의 원판들은 같은 크기이다. 12시 방향의 첫 번째 바퀴살의 원판이 가장 크고 시계방향으로 돌아갈수록 점점 크기가 작아진다. 세 개의 원판이 모두 보이는 바퀴살을 완전한 바퀴살이라 하며 수를 세기 위해 window width와 level을 적절하게 맞춘다.

12시 방향 또는 약간 오른쪽으로 치우쳐 있는 바퀴살을 1번 바퀴살이라 하고 1번 바퀴살부터 시계방향으로 세기 시작하여 하나 이상의 원판이 보이지 않는 바퀴살이 나타나기 전까지 수를 센다. 각각의 원판이 아닌 완전한 바퀴살의 수를 센다(a). 만약, 불완전한 바퀴살 다음에 좀 더 작은 크기의 원판으로 구성된 완전한 바퀴살이 나타날 경우에는 이를 세지 않는다.

(2) 측정치 평가

각 시리즈마다 네 개 절편에서 완전한 바퀴살 수를 세어 합한다.

(3) 합격기준

3.0T 미만의 장비는 4개 절편에서 총합 9개 이상 식별되면 합격이고, 3.0T 이상의 장비는 4개 절편에서 총합 37개 이상 식별되면 합격이다(b).

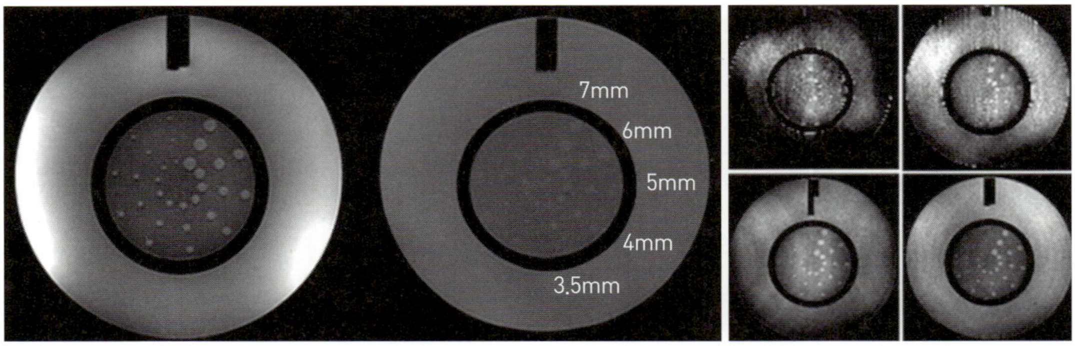

(a) (b)

그림 11-18 대조도 분해능 측정영상

8) 팬텀 영상검사 시 주의사항

(1) 팬텀을 두부 코일 내의 중심에 위치하도록 한다.

(2) 고스트 인공물을 방지하기 위하여 팬텀이 움직이지 않도록 잘 고정시킨다.

(3) 외부로부터 들어오는 주파수를 막기 위하여 촬영실의 문을 잘 닫는다.

참고

1 MRI 장비의 성능평가와 각종 표준

1) MRI 장비의 성능평가(특수의료장비법 근거 배경)

일반적으로 장비회사가 서로 다르므로 다른 MRI 장비의 시스템을 공정하게 비교 평가하기는 곤란한 것으로 생각되고 있다. 이러한 이유는 다음과 같다.

① 시스템 측정법이 장비회사별로 다르다.

② 각종 규격의 제시가 장비회사별로 다르다.

③ 측정용 팬텀이 공통적인 것이 아니다.

④ Pulse sequence 등 각 parameter의 설계가 다르다.

⑤ Image processing이 다르다.

이와 같이 서로 다른 여러 가지의 조건들이 있기 때문에 비교하기에는 한계가 있다. 따라서 방사선사와 장비 엔지니어들은 현재 설치 · 사용하고 있는 시스템의 최상의 상태를 정기적으로 조사하여 각 병원별 성능평가 지침을 준비하여야 한다. 이때 중요하게 고려해야 할 것은 다음과 같다.

① 국제적으로 공인된 각종 기준에 적합할 것

② 재현성이 있을 것

③ 가능한 단시간에 시스템 평가가 가능할 것

④ 작고 단순한 팬텀으로 실시가 가능할 것

2) 각종 국제표준

(1) AAPM(American Association Physicists in Medicine) standards

미국 의학물리학자협회에서 영상 품질관리, 평가법을 사용자 측의 입장에서 정리한 기준이며, AAPM 팬텀이라 일컫는 독자적인 팬텀을 사용해서 정기적으로 장비의 성능을 측정하고, 결과를 추적함으로써 장비의 상태를 관리하는 방법이다.

① Resonant frequency

② SNR

③ Image uniformity

④ Spatial linearity

⑤ High contrast spatial resolution

⑥ Slice thickness

⑦ Slice position/Separation

⑧ Image artifact

(2) NEMA(National Electrical Manufacturers Association) standards

MR시스템의 기능을 측정하고 보고하기 위한 표준법으로 제조 · 판매업자 측의 입장에서 정리한 기준. 즉 미국에서 MR 시스템을 판매할 때 기준이 되는 FDA-510K에 신청을 할 때 기준이 된다.

① SNR- NEMA MS 1-1988

② Two-Dimensional geometric distortion NEMA MS 2-1990

③ Image uniformity NEMA MS 3-1989

④ Acoustic noise NEMA MS 4-1990

⑤ Slice thickness NEMA MS 5-1992

⑥ Characterization of special purpose coils NEMA MS 6-1991

⑦ Time varying gradient fields(dB/dt) NEMA MS 7-1993

⑧ SAR NEMA MS 8-1993

(3) ACR(American college of radiology MRI phantom)

현재 국내 특수의료장비 표준 팬텀으로 사용한다.

① Geometric accuracy

② High contrast spatial resolution

③ Slice thickness accuracy

④ Slice position accuracy

⑤ Image intensity uniformity

⑥ Percent signal ghost

⑦ Low contrast object detectability

2 PHANTOM을 이용한 QC & QA(고식적 방법)

1) Phnatom

MRI의 QC 실험에는 용도에 따라 특수한 모양을 가진 다양한 팬텀이 필요하게 되는데, 원칙적으로는 각 장비회사별로 시스템과 함께 공급된 팬텀을 사용하는 것이 좋다.

만약에 병원 독자적으로 시스템의 평가를 시행하기 위해서는 전문회사가 판매하고 있는 팬텀을 구입하는 것도 가능하다. 그러나 이러한 제품들은 매우 고가인데다 장비 회사별 상호 간의 공통적인 평가 법이 확립되어 있지 않은 현시점에서는 장치의 성능을 평가하는 것보다는 장비의 관리 및 유지를 위한 일상점검에 사용하는 편이 좋을 것이다.

(1) 팬텀의 조건

순수한 물은 T1값이 3,000ms로 길며 MR 검사용으로는 부적합하다. 대개는 순수한 물에 상자성 이온을 함유한 물질을 용해시켜 T1, T2값을 짧게 해서 사용하지만 T1, T2값을 독립적으로 사용한다는 것은 불가능하다.

(2) 팬텀 용액의 종류

$CuSO_4$, $NiCL_2$, Propanediol, $MnCL_2$, Gel 등

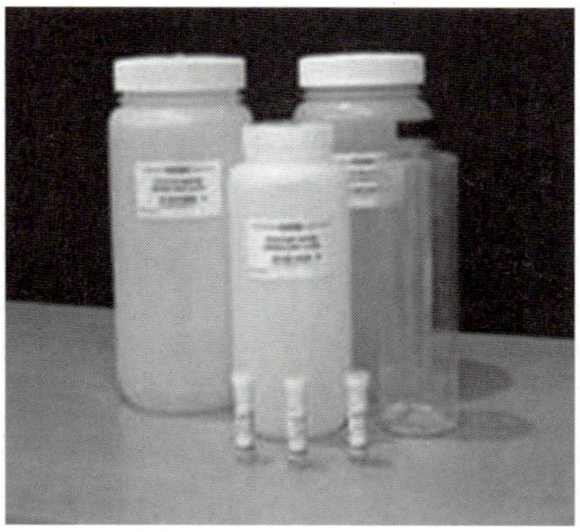

그림 11-19 GE에서 제공된 팬텀 용액과 용기

(3) 각종 팬텀(예: GE, SIEMENS, PHILIPS, Multipurpose, AAPM-DRAS, UAL phantom)

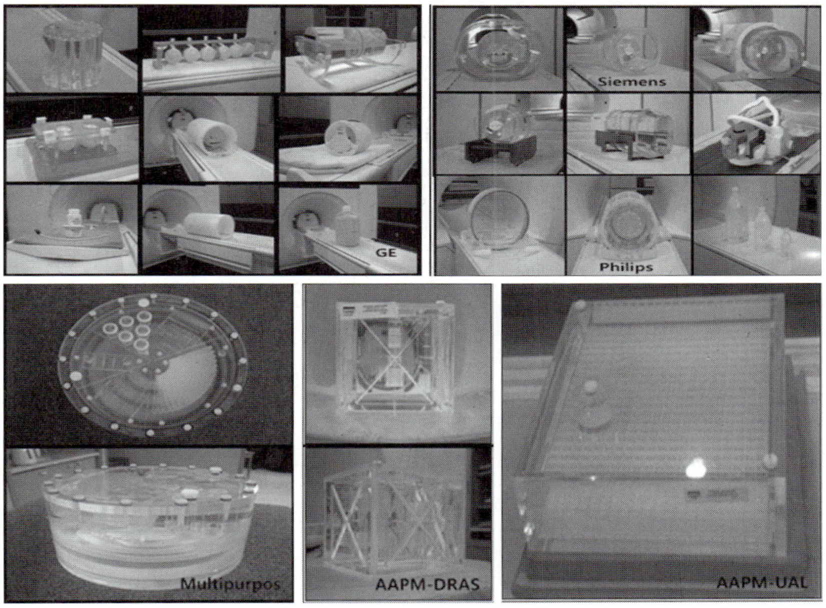

그림 11-20 GE에서 장비사별로 제공된 팬텀과 Multipurpose, AAPM 팬텀

3 특수의료장비의 설치 및 운용에 관한 규칙 검사항목(한국의료영상품질원 규칙 참조)

1) 공통(서류검사, 정밀검사) 서류

① 특수의료장비 품질관리. 검사신청서 1부(규칙 별지 제8호서식)

② 특수의료장비를 등록 후 등록관청으로부터 교부 받은 특수의료장비 등록증명서(등록필증) 사본 1부

③ 의료기관 개설허가(신고)증명서 사본 1부

※ 사본을 제출하는 경우 원본과 동일하다는 원본대조필 날인을 하기 바람.

2) 서류검사 시 구비서류

① 공통 구비서류

② 인력검사 구비서류

장비 사용 인력현황표 1부(별지 제11호서식)

– 검사 신청일을 기준으로 1년 이내 변경된 인력사항에 대해 필히 기재하기 바람

③ 시설검사 구비서류(MRI, CT 장비에 한함)

특수의료장비 공동활용 동의 의료기관 현황표 1부(별지 제12호서식)

– 검사 신청일을 기준으로 1년 이내 변경된 시설사항에 대해 필히 기재하기 바람

④ 정도관리 기록검사 구비서류

- 정도관리 기록대장 사본 1부[MRI 정도관리 점검표 서식(2)]
- 특수의료장비수리 · 교정 · 변경 이력대장 사본 1부(장치를 수리, 교체) 등을 하였을 경우와 정도관리 기록항목 중 기준치, 참고치를 초과 또는 미달할 경우 수리, 변경, 교정한 경우에만 한함

⑤ 팬텀 영상검사 구비서류

- 규칙 별표 3의 제4(팬텀 영상검사)에서 제시한 표준 팬텀으로 팬텀 촬영 조건에 맞게 촬영한 팬텀 영상사진을 검사 의뢰한 날로부터 30일 이내에 촬영한 팬텀 촬영 영상 1부
- 팬텀 영상 촬영기록표 사본 1부(별지 제5호 서식)

3) 정밀검사 시 구비서류

① 공통 구비서류

② 인력검사 구비서류

장비 사용 인력현황표 1부(별지 제11호 서식)

- 검사 신청일을 기준으로 1년 이내 변경된 인력사항에 대해 필히 기재하기 바람

③ 시설검사 구비서류(MRI, CT 장비에 한함)

특수의료장비 공동활용 동의 의료기관 현황표 1부(별지 제12호서식)

- 검사 신청일을 기준으로 1년 이내 변경된 시설사항에 대해 필히 기재하기 바람

④ 정도관리 기록검사 구비서류

- 정도관리 기록대장 사본 1부[MRI 정도관리 점검표 서식(2)]
- 특수의료장비수리 · 교정 · 변경이력대장 사본 1부(장치를 수리, 교체) 등을 하였을 경우와 정도관리 기록항목 중 기준치, 참고치를 초과 또는 미달할 경우 수리, 변경, 교정한 경우에만 한함)

⑤ 팬텀 영상검사

- 한국의료영상품질관리원 직원이 의뢰기관에 출장하여 팬텀 영상 검사 자료를 확보

[별지 제4호 MRI (2) 서식]

MRI 정도관리 점검표(2)

년

점검 월 항목 (참고치)(점검주기)	1	2	3	4	5	6	7	8	9	10	11	12	조치사항 (조치일)	비고
중심주파수 점검(1개월) (참고치 :) (변화량 허용치 :) (우측 칸에 측정치/변화량을 기록)														
트랜스미터 획득 및 감쇄(1개월) (기준치 :) (우측 칸에 측정치 기록)														
위치 확인 영상의 정확성(1개월) (상·하단 거리 차이는 5mm 이내) (우측 칸에 거리 차이 기록)														영상 보관
영상에서의 측정치와 실측정치의 비교평가(1개월) (실측정치 :) (우측 칸에 영상에서의 측정치 기록) (기준치와 측정치는 3mm 오차범위 이내이어야 함)														영상 보관
인공물 점검 항목(1개월)														영상 보관
임상영상 평가(3개월) (평가 유무/평가자 기록)	 평가자 (인) 전문의 번호			 평가자 (인) 전문의 번호			 평가자 (인) 전문의 번호			 평가자 (인) 전문의 번호				임상 영상 평가표 보관 / 평가자 표시
판독용 모니터 관리(3개월) (평가 대수 기록)														모니터 점검서식 보관
판독대의 조도 측정(1년) (조도를 직접 측정 기록, 참고치 : 7,000 Lux 이상)	Lux													
방의 조도 측정(1년) (조도를 직접 측정 기록, 참고치 : 50 Lux 이하)	Lux													

* 모니터는 평가 대수를 점검표에 기록하고, 각 모니터에 대하여 판독용 모니터의 정기점검표 양식에 따라 평가를 수행한다.
* 1개월 항목 중 인공물 점검항목은 인공물 유무에 따라 “있음” 또는 “없음”으로 기록한다.
* 1년 항목인 판독대 및 방의 조도 측정항목은 측정치를 기록하고 참고치와 비교 평가한다.

점검자 성명 : (인)

관리자 성명 : (인)

[별지 제5호 MRI 서식]

자기공명영상촬영장치 팬텀 영상 촬영기록표

항 목	내 용
팬텀 모델명	
검 사 날 짜	년 월 일

검사조건

조건 / 영상	Pulse Bequence	TR (ms)	TE (ms)	FOV (cm)	Number of blice	Blice thickness (mm)	Blice gap(mm)	NEX	Matrix		Routine receive band–width(kHr)	Bcan time
시상 위치 확인	BE	200	20	25	1	20	N/A	1	258	258		0:58
							N/A					
표준 T1	BE	500	20	25	11	5	5	1	258	258		2:18
표준 T2	BE	2,000	20/50	25	11	5	5	1	258	258		3:58
병원 T1				Freq:	11	5	5					
				Fhase:								
병원 T2				Freq:	11	5	5					
				Fhase:								

영상 제출방법

1. DICOM인 경우
   사용 PACS 프로그램 (   )
   PACS viewer 내장 여부 (있다 / 없다)
   CD 장 수 (   ) 장
2. 필름인 경우
   14×17 inch (   ) 장
   다른 크기일 경우 크기 (×   ) inch (   ) 장

확인사항 준수사항 (O, X로 표시)

1. 각각의 영상에는 병원명, 장비명, 장비 고유번호, 길이 보정용 자, 촬영일시, 촬영조건(TR, TE, slice thickness, FOV, matrix size, NEX), window width/level이 표시되었다. (   )
2. 각각의 영상물은 정해진 방법에 의해 window level/width가 조절되었고, 평가에 필요한 측정치(길이, ROI 면적, SI 측정치)를 영상에서 확인할 수 있다. (   )
3. 팬텀 영상검사 제출 영상이 요구되는 순서대로 저장 또는 출력되었다. (   )
4. CD 형태로 영상 제출 시 표준 DICOM file 형식이며, 자체 viewer program이 포함되어 다른 computer에서도 영상 확인이 가능하다. (   )
5. Hard copy film 제출 시 각각의 영상을 기준 size 및 formar으로 인화 하였으며, 인화 품질이 평가에 적절하다. (   )
6. Hard copy film 출력 시 window level/width 변환, 길이 측정치, ROI 면적, SI 측정치 등의 필요한 영상정보가 같이 출력된다. 그렇지 않은 경우 디지털 카메라로 촬영한 jpg file을 hard copy film과 함께 제출하여 jpg file의 화질이 영상 평가에 적절하다. (   )
7. 잘못 촬영된 팬텀 영상이나 환자의 임상 영상이 포함되지 않았다. (   )

점검자 성명 :   (인)
관리자 성명 :   (인)

Chapter 11

실험보고서

❶ 실험 제목

❷ 실험 조건

❸ 실험 결과

❹ 평 가

Chapter 12

유방촬영용 장치의 정도관리

01 압박장치 점검

1. 목적

유방촬영에서 압박은 굉장히 중요한 요소 중 하나이다. 압박이 너무 과하면 환자에게 고통이 되고, 압박하는 힘이 약하게 되면 좋은 영상을 얻는 데 어려움이 있다. 그러므로 압박기의 풀림이 적절한지 확인하고 압박하는 압력의 정확성을 확인하기 위해 시행한다.

2. 이론

(1) 압박 장치 평가
(2) ACR 팬텀을 이용한 평가
(3) 평균 유선 선량 구하기

3. 측정주기

6개월

4. 실험기기 및 재료

유방 전용 촬영장치, 체중계, 테니스 공이나 수건, 천

5. 실험 방법

(1) 카세트 홀더를 보호하기 위해 천이나 수건을 깔아준다.
(2) 천 위에 체중계를 올린다.
(3) 체중계 위에 유방을 대체할 테니스공이나 수건을 올린 후 압박기가 자동으로 멈출 때까지 최대

한 압박한다.

(4) 체중계가 가리키는 숫자로 압박 압력을 확인한다.

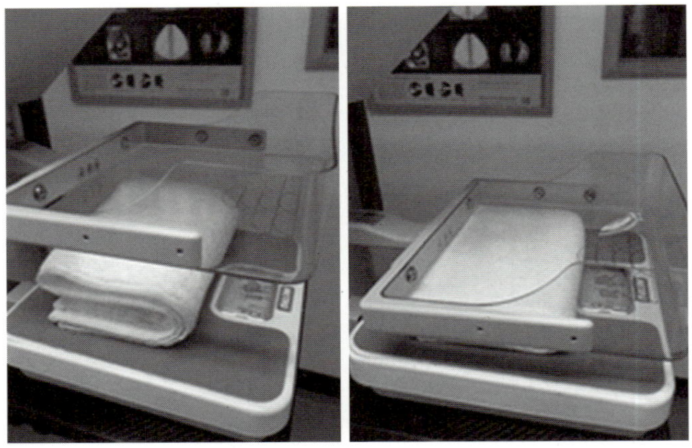

그림 12-1 압박대 시험

6. 허용 범위

측정된 압박압력은 12.5kg~22.5kg 이내를 유지해야 하며 압박장치의 각 기능이 적절히 작동하는지 확인한다.

02 ACR 팬텀을 이용한 평가

1. 목적

50%의 지방과 50%의 유선조직으로 구성된 4.2cm의 ACR 팬텀을 이용하여 농도와 대조도, 균일성, 병소(섬유소, 석회화, 종괴)를 평가하기 적절한지를 평가하기 위해 시행한다.

2. 이론

(1) 압박장치 평가

(2) ACR 팬텀을 이용한 평가

(3) 평균 유선 선량 구하기

3. 측정주기

6개월

4. 실험기기 및 재료

유방전용 촬영장치, ACR 팬텀

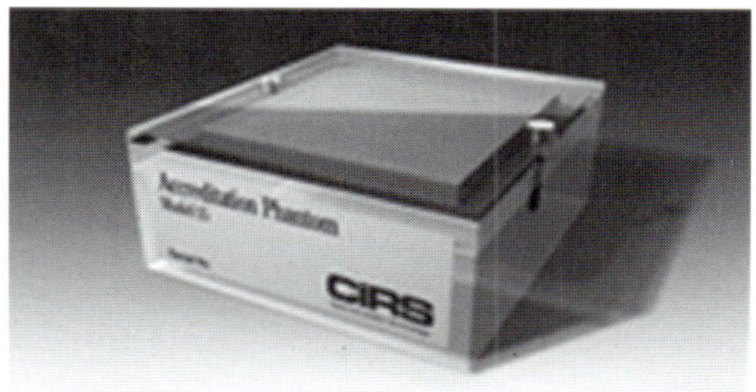

그림 12-2 유방전용 촬영장치, ACR 팬텀

5. 실험 방법

(1) 카세트 홀더 위에 ACR 표준 팬텀을 올려 놓고 AEC 모드로 촬영한다(이때 파인 부분을 왼쪽 상단에 위치시킨 후 촬영한다).

(2) 영상에 나타난 팬텀의 모조병소의 개수를 평가한다.

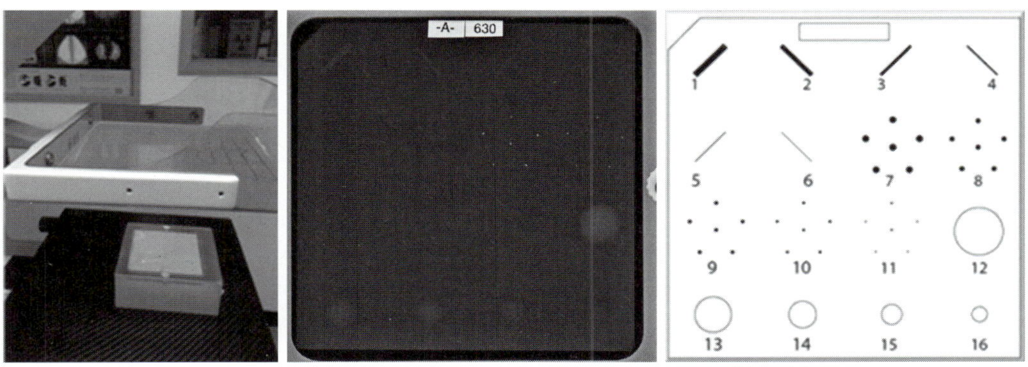

그림 12-3 유방 팬텀 시험

6. 허용 범위

섬유소 6개, 석회화 5개, 종괴 5개, 총 16개의 모조병소 중에 섬유소 4개, 석회화 3개, 종괴 3개가 보이면 합격이다(4, 3, 3).

03 평균 유선선량 구하기

1. 목적

50%의 지방과 50%의 유선조직으로 구성된 4.2cm의 ACR 팬텀으로 유방을 대체하고 이온 챔버가 내장된 선량계를 이용하여 표면 입사선량과 반가층, 평균 유선선량 변환인자를 구한다.

2. 이론

(1) 압박장치 평가
(2) ACR 팬텀을 이용한 평가
(3) 평균 유선선량 구하기

3. 측정주기

6개월

4. 실험기기 및 재료

유방 전용 촬영장치, ACR 팬텀, 이온 챔버가 내장된 선량계, 알루미늄 필터, 평균 유선선량 변환인자 표, 계산기 등

5. 실험 방법

(1) 카세트 홀더 위에 ACR 표준 팬텀을 올려 놓고 선량계와 ACR 팬텀의 높이를 동일하게 맞춘다(선량계는 카세트 홀더 가운데에 위치시킨다).
(2) 조건은 임상에서 사용하는 조건으로 설정하고 촬영한다.
(3) 선량을 기록하고, 동일한 조건으로 총 4회 촬영한다.
(4) 총 4회 측정된 선량의 평균을 구해 표면 입사선량을 구한다.
(5) 다음으로는 평균 유선선량 변환인자를 구하기 위해 반가층을 구한다.
(6) 반가층은 압박대를 최대의 높이로 위치시키고 표면 입사선량을 구했을 때와 동일한 위치로 설정한다.
(7) 그 상태에서 알루미늄 필터로 이온 챔버를 가릴 수 있도록 위치시키고, 반가층을 구할 때까지 알루미늄 필터를 추가한다.
(8) 반가층을 구했으면 평균 유선선량 변환인자표에서 반가층과 관전압이 만나는 지점을 찾는다.

(9) 만나는 지점이 바로 평균 유선선량 변환인자이고, 이 평균 유선선량 변환인자와 먼저 구했던 표면 입사선량을 곱해주면 평균 유선선량의 값이 나온다.

실습 반가층 구하기

예 1) 반가층 구하기

표 12-1 반가층 구하기

알루미늄 필터의 두께	표면 입사선량(R)	감약률(%)
non filter	0.438	100
0.1	0.361	82
0.2	0.291	66
0.3	0.242	55
0.4	0.205	47

- Non filter에서 촬영한 선량값을 기준으로 100%라 가정하고, 감약률이 50%가 되는 필터의 두께를 구할 때까지 알루미늄 필터의 두께를 증가시켜 촬영한다.
- 감약곡선을 그려 반가층을 구해보니 0.361mm Al의 값을 구할 수 있었다.
- 평균 유선선량 변환인자표에서 반가층과 사용한 관전압이 만나는 수를 찾는다. 그 만나는 수가 평균 유선선량 변환인자에 해당하는 값이다(주의할 점은 장비마다 필터와 타겟이 다르므로 그에 맞는 표를 선택한다).
- 표면 입사선량은 ACR 팬텀과 동일한 높이에서 측정한 선량값을 4회 촬영하여 평균을 구한다.

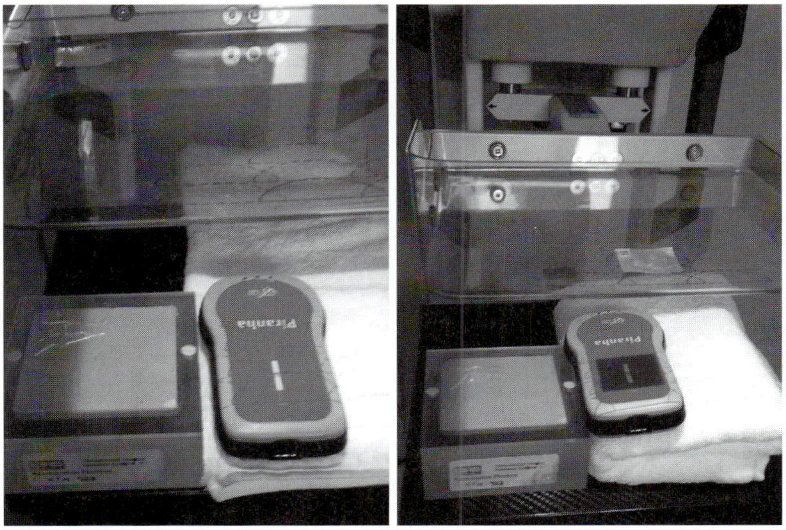

그림 12-4 반가층 측정

예 2) 평균 유선선량 구하기

평균 유선선량 변환인자	×	표면 입사선량	=	평균 유선선량
183	×	0.438	=	80.154(mrad)

3mGy는 300mrad와 같고, 구해본 평균 유선선량의 값이 300mrad를 초과하지 않으므로 합격이라 할 수 있다.

6. 허용 범위

계산한 평균 유선선량의 값이 3.0mGy(0.3 rad)를 초과하지 않아야 합격이다.

표 12-2 Roentgen 입사노출에 따른 유선의 방사선량(mrad) 4.2cm 두께의 50% 지방, 50% 유선지방(Mo/Mo 저자극/여과관 조합)

	X선 관전압(kVp)											W/A1 저자극 - 여과관 조합
반가층	23	24	25	26	27	28	29	30	31	32	33	
0.23	116											
0.24	121	124										
0.25	126	129	131									
0.26	130	133	140	142	143							
0.27	135	138	140	142	143							
0.28	140	142	144	146	147	149						
0.29	144	146	148	150	151	153	154					
0.30	149	151	153	155	156	157	158	159				170
0.31	154	156	157	159	160	161	162	163	164			175
0.32	158	160	162	163	164	166	167	168	168	170	171	180
0.33	163	165	166	168	169	170	171	173	173	174	175	185
0.34	168	170	171	172	173	174	175	176	177	178	179	190
0.35		174	175	176	177	178	179	180	181	182	183	194
0.36			179	181	182	183	184	185	185	186	187	199
0.37				185	186	187	188	189	190	191	191	204
0.38					190	191	192	193	194	195	195	208
0.39						196	197	198	198	199	200	213
0.40							201	202	203	204	204	217
0.41								206	207	208	208	221
0.42									211	212	212	225
0.43										215	216	230
0.44											220	234
0.45												238

표 12-3 Roentgen 입사노출에 따른 유선의 방사선량(mrad) 4.2cm 두께의 50% 지방, 50% 유선지방(Mo/Rh 저자극/여과관 조합)

	X선 관전압(kVp)										
반가층	25	26	27	28	29	30	31	32	33	34	35
0.28	149	151	154								
0.29	154	156	158	159							
0.30	158	160	162	162	162	163					
0.31	163	164	166	166	166	167	167				
0.32	167	169	171	171	171	171	172	172			
0.33	171	173	175	176	176	176	176	177			
0.34	176	178	179	179	180	180	180	181	181		
0.35	180	181	183	183	184	185	185	186	187		
0.36	185	186	187	187	188	188	189	190	191	191	
0.37	189	190	191	191	192	193	193	194	195	195	
0.38	193	194	196	196	197	197	197	198	199	199	200
0.39	198	199	200	200	201	201	202	202	203	203	204
0.40	202	203	204	204	205	205	206	207	208	208	208
0.41	206	207	208	208	209	209	210	211	212	212	212
0.42	211	211	212	212	213	213	214	215	216	216	217
0.43	215	216	217	217	218	218	219	219	220	220	221
0.44	220	220	221	221	222	222	223	223	224	224	225
0.45	224	224	225	225	226	226	227	227	228	228	229
0.46		228	229	229	230	231	231	232	233	233	234
0.47			233	233	234	235	235	236	237	237	238
0.48			238	238	239	240	240	241	241	242	242
0.49				242	243	243	244	244	245	245	246
0.50					247	247	248	248	249	250	251
0.51						251	252	253	254	254	255
0.52							257	257	258	258	259
0.53							261	261	262	263	264
0.54								265	266	267	268
0.55								269	270	271	272
0.56									275	276	276
0.57									279	280	281
0.58										284	285
0.59										288	289
0.60											293

· 참고문헌: Wu X, Gingold EL, Barnes GT, Tucker DM, Normalized average glandular dose in Mo/Rh and Rh/Rh target-filter mammography. Radiology 1994; 193: 83-89

표 12-4 Roentgen 입사노출에 따른 유선의 방사선량(mrad) 4.2cm 두께의 50% 지방, 50% 유선지방(Rh/Rh 저자극/여과관 조합)

	X선 관전압(kVp)										
반가층	25	26	27	28	29	30	31	32	33	34	35
0.28	150	155	159								
0.29	155	160	164	168							
0.30	160	164	168	172	176						
0.31	165	168	172	174	180	182					
0.32	169	173	177	181	184	186	188				
0.33	174	178	181	185	188	190	192				
0.34	179	183	186	190	193	195	196	199			
0.35	184	187	190	194	197	199	201	203			
0.36	189	192	195	198	201	204	205	207	209		
0.37	193	196	199	202	205	207	209	211	213		
0.38	198	201	204	207	209	211	213	215	217	219	221
0.39	203	206	208	211	214	216	217	219	221	223	224
0.40	208	211	213	216	218	220	221	223	224	226	228
0.41	213	215	217	220	222	224	225	227	228	230	232
0.42	218	220	222	224	226	228	229	231	232	234	236
0.43	222	224	226	228	230	232	233	235	236	238	240
0.44	227	229	231	233	235	237	238	239	240	242	243
0.45	232	234	235	237	239	241	242	243	244	246	247
0.46			239	241	243	245	246	247	248	250	251
0.47					247	249	250	251	252	254	255
0.48					251	253	254	255	256	258	259
0.49						257	258	259	260	251	262
0.50						261	262	263	264	265	266
0.51							266	267	268	269	270
0.52							270	271	272	273	274
0.53							275	276	276	277	278
0.54								279	280	280	281
0.55								283	284	284	285
0.56									288	288	289
0.57										292	293
0.58										296	297
0.59											300
0.60											304

· 참고문헌: Wu X, Gingold EL, Barnes GT, Tucker DM, Normalized average glandular dose in Mo/Rh and Rh/Rh target-filter mammography. Radiology 1994; 193: 83-89

실험보고서

❶ 실험 제목

❷ 실험 조건

③ 실험 결과

		1회	2회	3회	4회	5회
선택 kVp						
선택 농도 조절기						
측정 HVL						
mAs						
측정 입사선량 (R)	E_1					
	E_2					
	E_3					
	E_4					
	평균					
평균 선량 변환계수 (mRad/R)						
산출 평균 유선선량 (mRad)						

④ 평 가

Chapter 13 모니터 정도관리

장비에서 만들어지는 영상이 아날로그 형태로 운영되던 환경에서는 Film viewbox를 통하여 영상을 조회하였지만 영상이 디지털 형태로 운영되는 환경에서는 모니터를 통하여 조회하게 된다. X선 필름을 대신하여 영상을 viewing하기 위해 사용하는 모니터의 종류는 다양하며 모니터의 성능에 대한 정도관리는 좋은 영상을 관찰하기 위한 필수 조건이 되고 있다.

모니터 정도관리를 철저하게 진행한다면 모니터의 사전 예방 점검을 통한 수명을 연장시킬 수 있는 장점과 수리 시기와 교체 주기를 파악하는 데 필요한 정보를 얻을 수 있게 된다. 또한 모니터 정도관리를 통한 시각적, 정량적, 객관적인 관리 기준으로서 의료영상의 질을 좋게 할 수 있어 판독의 질을 높일 수 있으며, 이로 인한 의료의 질적인 저하를 방지하여 의료사고 예방 차원에서도 상당한 효과가 있다. 그러므로 모니터 정도관리는 반드시 시행되어야 한다.

01 영상조회용 모니터 종류

영상 조회장치에 불러진 의료용 영상을 보기 위해서는 별도의 모니터가 필요하다. 이러한 의료용 모니터의 일반적인 분류는 다음과 같다.

(1) **판독용 모니터**(Grayscale, Diagnostic)

3Mega pixel(1,536×2,048) 이상 해상도로 2종류(Color/Grayscale)

(2) **임상용 모니터**(Clinical, Verify)

2Mega pixel(1,200×1,600) 이하 해상도로 2종류(Color/Grayscale)

(3) **수술용 모니터**(Surgical, Operating)

2Mega, 1Mega pixel 해상도로 2종류(Color/Grayscale)

(4) **의료 장비용 모니터**(Modality, Verify)

장비에 따라 해상도 구분되며, 2종류(Color/Grayscale)

02 의료 영상 모니터의 분류

한국의료영상품질관리원에서는 Resolution(해상도)을 기준으로 다음과 같이 모니터를 분류하고 있으며, 이에 따라 모니터 정도관리의 기준을 항목별로 나누어 주기적인 정도관리를 하도록 규정하고 있다.

(1) 1st Grade(Mammography **영상 판독**)

CRT/ LCD 5Mega pixel(2,048×2,560), Pixel size 0.165mm 이내

DICOM 기능, 10bit(1,024 Grayscale) 이상

(2) 2nd Grade(CR/DR **영상 판독**)

CRT/ LCD 3Mega pixel(1,536×2,048) 이상

DICOM 기능, 10bit(1,024 Grayscale) 이상

(3) 3nd Grade(CT/MR **영상 판독**)

CRT/ LCD 1Mega pixel(1,024×1,280) 이상

DICOM 기능, 8bit(256 Grayscale) 이상

일반적으로 PACS를 운영하는 경우 영상의학과에서는 판독용 모니터가 필수적이며, 각 임상과에서는 임상용 모니터를 설치하여 사용한다. 판독용 모니터의 경우 전문용 모니터 장비를 사용하며 임상용 모니터의 경우 일반적으로 전문용의 고성능 모니터를 사용하지 않는다. 환자의 진료에 있어 필요한 영상을 획득하는 의료장비의 정도관리가 의료영상의 화질을 최상으로 유지하는 중요한 요소로 대두되고 있다. 그러나 영상을 획득하는 의료장비의 정도관리를 우수하게 진행하더라도 영상이 조회되는 모니터의 정도관리가 이루어지지 않는다면 좋은 영상을 얻을 수 없는 것은 당연한 결과로 볼 수 있다. 이처럼 정도관리의 중요성은 모니터 부분에서도 강조된다. 모니터 정도관리에 대한 규정이 판독용 모니터를 위주로 한 내용이므로 정도관리의 주된 대상을 판독용 모니터에 국한하여 설명하기로 한다.

03 PACS 판독용 모니터

PACS에서 전문적으로 영상을 판독하는 의사는 정확한 영상 판독을 위하여 해상도가 높은 특수한 고가의 의료용 모니터를 사용한다. 판독용 모니터는 의료영상을 전문적으로 관찰하고 판독하기 위하여 사용하는 모니터를 말하며, 정확한 의료영상의 판독을 위하여 일반적으로 공간 분해능과 계조분해능 등이 높은 고해상도를 지원하는 5.2Mega 픽셀의 모니터 2대를 연결하여 사용한다.

판독용 모니터는 빈도가 적은 경우라 할지라도 만일의 병변 가능성에 대비하기 위해서 항상 최상

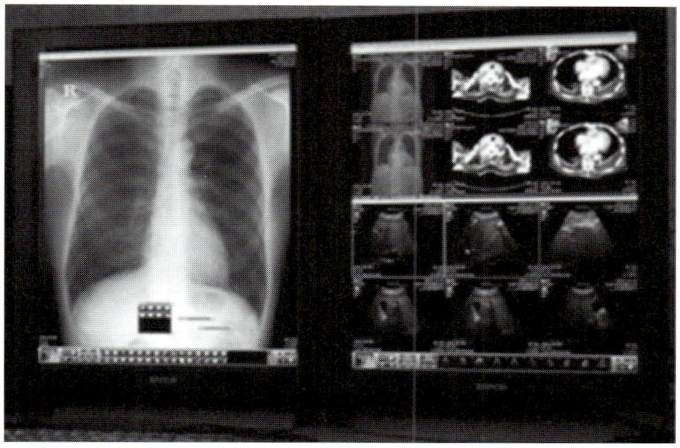

그림 13-1 판독용 고해상도 PACS 모니터

의 상태를 유지해야 하며, 이를 위해서 의료영상품질관리원에서 최소한 반기별(6개월) 1회의 정도관리를 하도록 권장하고 있으며, 특수의료장비 관리법에서도 판독용 모니터의 정도관리를 시행하도록 기준을 정하여 자체적인 점검을 하는 병원도 있지만 대다수 병원에서는 판독용 모니터 업체와 병원 사이에 계약을 통하여 이를 시행하고 있다.

04 의료용 모니터 관련 국제적 규정

판독용 모니터와 관련한 규정을 만드는 대표적인 국제적인 기관을 살펴보면, 미국 의료물리학회의 Basic 규정인 AAPM TG18(American Association of Physicists in Medicine, Task Group 18)과 독일규격협회인 DIN6868-57(Image Quality Assurance in X-Ray Diagnosis-Part 57: Acceptance testing for image display device) 및 일본 화상의료 시스템 공업회 규격인 JESRA X-0093이 있다. 이 중에서 일본의 JESRA X-0093은 미국의 AAPM TG-18과 독일의 DIN6868-57을 인용하여 더욱 까다로운 기준을 적용하여 운영하고 있으며, 이 밖에도 모니터와 관련한 규정을 만들고 관리하는 기관은 IEC 61223-1, IEC 61223-2, JIS Z 4752-1, JIS Z 4752-2-5 등 다양하다.

05 판독용 모니터 정도관리 국내 규정

국내에서 판독용 모니터 정도관리와 관련하여 가이드라인을 제공해주고 있는 곳은 한국의료영상품질관리원이다. 그러므로 2008년 6월 24일 한국의료영상품질관리원이 여러 관련 학회들과 공동으로 제정한 영상의학 검사 판독용 모니터 정도관리 가이드라인을 소개하고자 한다. 영상의학용 검사의 판독용 모니터에 대한 정도관리에 있어서는 법정된 요건과 가이드라인에 의한 주기적인 시행이 요구되는 바 이와 같은 정도관리 시행의 의의는 다음과 같다.

(1) 희박한 경우에 한한다 하더라도 만일의 병변 가능성에 대비하기 위해서는 최선으로 영상 해석에 임할 수 있는 관찰 수단을 강구하는 것이 영상의학 분야 의료 서비스 제공과 수급에 있어 기본적인 권리이자 의무라고 할 수 있다.

(2) 개인 단위의 개원 의료시설 또는 대학 병원이거나 판독용으로 사용되는 모니터 수량이 소량 또는 대량이거나를 불문하고 영상의학 검사 판독용 성능규격 기준의 모니터를 이용하여 영상판독 용도의 고유의 업무에 사용한다면 영상의학 검사 판독용 모니터 관리감독 규정에 따른 정도관리를 하는 것이 타당하다고 할 수 있다.

(3) 의료기기로 허가되는 영상의학 검사 판독용 모니터를 사용하여 영상의 판독을 시행하는 경우 판독료 수가 발생 등의 문제가 고려될 수 있는 바 이는 별개의 정책적 과제로서 건의되고 추진되어야 할 필요가 있다.

(4) 높은 집중력으로 고해상도 및 고계조도 분해능이 요구되는 의료영상을 변별하여야 하는 영상의학 검사 판독용 모니터에 대한 정기적인 정도관리는 사용자와 관리자 제조사 모두에게 고품질의 제품 생산과 영상 해석 수준의 향상 그리고 편의성 증대로 이어질 수 있을 것이다.

또한, 한국의료영상품질관리원에서 의학영상 검사 판독용 모니터 정도관리의 원칙에 대해 언급한 내용은 다음과 같다.

(1) 의료용으로서의 영상 표시장치를 사용하여 영상에 대한 해석과 영상의학 검사 판독용 모니터에 대한 정도관리를 하기 위해서는 판독용 모니터와 그 부속 장비 및 시설에 대하여 의료영상 화질관리 차원의 정의를 내려야 하며 또한 사용 규격 및 시설기준, 정도관리 기준 등이 마련되어 있어야 한다.

(2) 의료용으로서의 영상의학 검사 판독용 모니터를 도입하여 운용하고자 할 때에는 일정한 요건과 서식에 의한 도입 검수시험을 하여야 하며, 도입 후에는 화질에 대한 불변성 시험관점에서 영상의학 모니터에 대한 정기적인 정도관리를 시행하고 그 결과를 관리 감독기관에 보고하여야 한다.

(3) 의료용으로서의 영상의학 검사 판독용 모니터에 대한 도입 검수 및 정기적인 정도관리에서의 시험 항목은 국내외적으로 널리 인증된 항목과 방법인 시각적 평가방법 또는 정량적인 평가방법을 인용하거나 참조하여 국내 현실에 맞게 가이드라인을 규정하여 시행하여야 하며, 영상의학 검사 판독용 모니터를 사용하는 각급 의원, 병원, 종합병원, 대학병원 등의 의료기관에 공통으로 적용된다.

(4) 영상의학 검사 판독용으로 사용하는 의료용 모니터에 대한 성능 분류와 사용 규격을 정하는 데 있어서, 모니터 종류(CRT, LCD 등)와 획득영상의 종류에 따라 그 기준을 세분하여 적용하기 위하여 1st grade, 2nd grade, 3rd grade 등으로 품질간리 기준을 정할 수 있는데, 이때 기존의 필름–판독대 시스템에 비해 영상의학적 진단의 정확성이나 기능성이 저하되지 않아야 하며 판독의사의 피로도가 증가하지 않도록 유의한다.

(5) 영상의학 검사 판독용 모니터에 대한 정도관리(도입 검수 평가시험 및 도입 후 주기적 정도관리) 시 휘도의 계측과 calibration을 위한 전문 계측 센서나 독립적인 계측기를 사용하는데 관리자, 모니터 제조사(공급사) 또는 유지보수 업체에서는 계측에 있어서의 정밀도를 유지할 수 있도록 해당 품목의 표준 인증사항, 사용상 유의점 및 관리방법 등에 대하여 최선의 주의를 기울여야 한다.

06 판독용 모니터 성능규격 권장 가이드라인

1) 판독용 모니터 크기

판독용 모니터 크기는 유효화면(가시화면)으로서 19인치(inch) 이상을 권장한다. 모니터의 크기는 보통 대각선 방향으로 측정한 길이를 인치(inch)로 표시하는데 대게 15″, 17″, 19″, 21″, 22″ 등으로 표시한다. 판독실이라는 특수한 환경에서 일과의 대부분 시간을 영상에 대한 정밀한 관찰과 해석을 주로 수행해야 하는 판독업무의 특성상 유효화면으로서 최소 19인치 이상의 크기가 요구된다. 판독자의 안구는 안전, 건강, 위생상의 이유로 판독용 모니터로부터 최소한 50cm 이상 떨어져 있을 것이 요구되며, 이 거리 또는 그 이상에서도 영상의 해석에 필요한 적정한 해상력과 가독력을 보장할 수 있는 정도의 모니터 크기가 보장되어야 한다.

2) 화면 해상도

판독용 모니터는 화면 해상도에 따라서 1st Grade, 2nd Grade, 3rd Grade로 분류된다. 화면 또는 인쇄 등에서 이미지의 정밀도를 나타내는 지표로서, 이미지를 표현하는 데 몇 개의 픽셀 또는 도트로 나타냈는지 그 정도를 나타내는 용어가 해상도이다. 단위로는 1인치당 몇 개의 픽셀(pixel)로 이루어졌는지를 나타내는 ppi(pixel per inch), 1인치당 몇 개의 점(dot)으로 이루어졌는지를 나타내는 dpi(dot

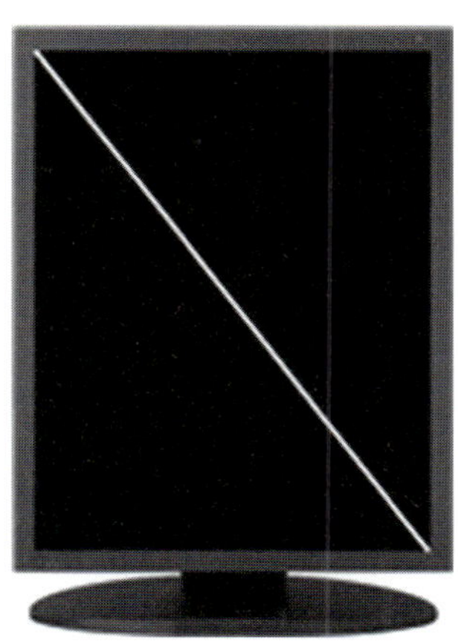

그림 13-2 판독용 모니터 크기 측정

per inch)를 주로 사용하는데 픽셀 또는 도트의 수가 많을수록 고해상도의 정밀한 이미지를 표현할 수 있다.

따라서 화면 해상도란 이미지를 화면에 표시할 때 정밀함의 정도를 나타내는 것으로 ppi 단위를 쓰며, 모니터 자체의 해상도 수준으로 정의하기 위해 가로의 도트(dot) 수와 세로의 주사선 수로서 표시한다. 예를 들어, 800×600은 가로로 800개의 도트(or stripe, pixel)와 세로로 600개의 라인을 표시한다는 뜻이다. 모니터의 화면 안에 보여질 수 있는 정보의 양이 바로 이 해상도에 의해 정해지는데, 해상도가 높을수록 문자나 이미지의 크기는 작아지지만 더욱 많은 정보를 보여줄 수 있는 것이다.

- Mammography 영상 판독: 1st Grade 해상도 성능이 요구된다.

표 13-1 Mammography 영상 판독

Grade	모니터 유형	해상도	Pixel 크기
1st Grade	LCD	2,048×2,580 이상 (5M Pixel 이상)	165 마이크로미터 (0.165mm) 이내
	CRT		

- CR/DR 영상 판독: 2nd Grade 해상도 성능이 요구된다.

표 13-2 CR/DR 영상 판독

Grade	모니터 유형	해상도
2nd Grade	LCD	1,536×2,048 이상 (3M Pixel 이상)
	CRT	

- CT/MRI 영상 판독: 3nd grade 해상도 성능이 요구된다.

표 13-3 CT/MRI 영상 판독

Grade	모니터 유형	해상도
3nd Grade	LCD	1,024×1,280 이상 (1M Pixel 이상)
	CRT	

3) 영상신호(Video signal)

영상신호(video signal)에서 수직 주파수(vertical frequency)는 CRT의 경우에 한하여 70Hz 이상을 권장한다. 입력 동기 영상신호는 주파수 대역이라고도 하는데, 수평 주파수(horizontal frequency, 단위: KHz)와 수직주파수(vertical frequency, 단위: Hz)를 말한다. 수직 주파수는 리프레쉬율(refresh rate)이라고도 하는데, 1초에 얼마나 많은 라인을 주사(Scan)해 줄 수 있는가 하는 주사 횟수를 뜻하며, 해상도와 수평 주파수에 의해 자동적으로 설정되므로 보통 사용자는 크게 신경 쓰지 않아도 된다.

75Hz의 경우 1초에 화면을 75번 주사해 준다. TV는 보통 비월주사(interlaced scan) 방식인데 비해

모니터는 순차주사(progressive scan) 방식이므로, 800×600의 해상도에서는 600개의 라인을 1번부터 600번째 라인까지 순차적으로 주사(scan)해주면 한 화면이 완성된다. 이렇게 전체 화면을 한 번 주사해준 것을 한 프레임(frame)이라고 하며, 수직 주파수를 75Hz로 설정하면 이런 작업을 1초에 75번 해준다. 즉 1초에 75개 프레임을 보여주는 것이다.

같은 해상도라 하더라도 여러 가지의 수직 주파수를 설정할 수 있으나, 권장하는 수직 주파수 이상으로 과도하게 높이면 모니터에 무리가 가서 고장의 원인이 될 수도 있다. 수직 주파수는 높아질수록 깜빡임(flickering)이 적어지지만 focus는 저하되고, 반대로 수직 주파수가 낮아질수록 가독성은 좋아지지만 깜빡임이 높아져 눈이 피로해질 수 있으므로 주파수가 높게 설정되는 것이 이상적인 것은 아니라고 할 수 있다.

4) Gray scale 표현능력

DICOM Gray scale 표현능력(DICOM Gray Scale Display Function) 또는 표시 계조(階調, Gradation)는 최소한 256계조(2^8) 이상의 계조 표현력이 요구된다. 색상이 표시되는 데 있어서 특성곡선(characteristic curve)상에서 농도 변화가 얼마나 고르게 나타나는가를 나타내는 용어가 계조이다.

특성곡선은 주변 및 효과를 포함한 표시 시스템의 고유한 표시 함수로서, 휘도(luminance) 대 CRT/디스플레이 제어 시스템, 또는 인쇄 매체의 DDL(Digital Driving Level: 휘도를 만들어 내는 디스플레이 시스템에 대한 입력값으로 주어지는 디지털 값) 및 light−box의 주어진 휘도로부터 얻어지는 휘도와 같은 발광성 표시 장치의 DDL을 기술하며, 표시 시스템의 운영 파라미터에 의존한다.

따라서 계조는 고농도부에서 중간 하프톤과 저농도부까지의 고르기가 잘 갖추어져 있으면 계조가 풍부하다. 특성곡선의 직선부가 길고 영상 표시장치에 맞는 기울기를 가져야 하는데, 이러한 풍부한 계조를 필요로 하는 판독용 모니터로 사용하기 위한 최소 계조 표현력으로서 8비트인 256계조 이상이 요구된다. 영상의학 검사 판독용 모니터의 등급별(1st Grade, 2nd Grade, 3rd Grade) 계조 표현력에 대한 요건은 아래와 같다.

(1) Mammography 영상 판독: 1st grade 계조 표현 성능이 요구된다.

DICOM look up table(LUT) 보정 기능을 구비하여야 하며, 10비트(2^{11}) 이상으로서 1,024 계조 표현력(1,024 simultaneous shades of gray) 이상을 권장한다.

(2) CR/DR 영상 판독: 2nd grade 계조 표현 성능이 요구된다.

DICOM look up table(LUT) 보정 기능을 구비하여야 하며, 10비트(2^{11}) 이상으로서 1,024 계조 표현력(1,024 simultaneous shades of gray) 이상을 권장한다.

(3) CT/MR 영상 판독: 3rd grade 계조 표현 성능이 요구된다.

DICOM look up table(LUT) 보정기능을 구비하여야 하며, 8비트(2^8) 이상으로서 256 계조 표현력(256 simultaneous shades of gray) 이상을 권장한다.

표 13-4 세부 항목별 등급별 기준

<table>
<tr><th colspan="2">구분 항목</th><th>1st Grade</th><th>2nd Grade</th><th>3rd Grade</th></tr>
<tr><td rowspan="2">주위 밝기가 포함된 최대 휘도 L'_{max} ($L_{max} + L_{amb}$)</td><td>LCD</td><td>> 250cd/m^2</td><td>> 171cd/m^2</td><td>> 150cd/m^2</td></tr>
<tr><td>CRT</td><td>> 171cd/m^2</td><td>> 171cd/m^2</td><td>> 150cd/m^2</td></tr>
<tr><td>주위 휘도 L_{amb}</td><td>공통</td><td colspan="3">$L_{amb} < L_{min}/1.5$(또는 $L_{amb} < L'_{min}/2.5$)</td></tr>
<tr><td>휘도비 LR'</td><td>공통</td><td colspan="3">$L'_{max} / L'_{min} \geq 250$</td></tr>
<tr><td>대조도 반응 k_6 (응답특성 편차)</td><td>공통</td><td colspan="2">$k_6 \leq 10\%$</td><td>$k_6 \leq 15\%$</td></tr>
<tr><td>다중모니터 간 휘도편차 L'_{max} Deviation($\Delta L'_{max}$)</td><td>공통</td><td colspan="2">≤ 5%</td><td>≤ 10%</td></tr>
</table>

5) 휘도반응 평가 성능

AAPM TG18-LN01~LN18 테스트 패턴을 이용한 정량적 평가에서 아래의 다섯 항목에 대한 기준을 충족해야 하며, '1st Grade 영상의학 검사 판독용 모니터'와 '2nd Grade 영상의학 검사 판독용 모니터', '3rd Grade 영상의학 검사 판독용 모니터' 모두를 대상으로 하며 세부 항목별 등급별 기준은 아래와 같다. 측정에 사용할 수 있는 계측기의 종류와 측정 방식 등은 별도로 정한다.

6) 휘도 균일도(Luminance uniformity) 평가 성능

AAPM TG18-UNL10, TG18-UNL80 Test pattern을 이용한 정량적 평가에서 중앙, 네 가장자리 등 다섯 구역에 대한 휘도 측정에 따른 최대·최소 계측 휘도를 기준으로 아래와 같은 휘도 변이 범위 내에 들어야 한다.

- 1st Grade(mammography) CRT & LCD: 20% 이하
- 2nd Grade(CR/DR) CRT & LCD: 30% 이하
- 3rd Grade(CT/MR) CRT & LCD: 30% 이하

휘도반응 평가는 수직하게 보이는 표시장치 표면의 한 지점에서 표시장치의 휘도 특성에 관련되어 있다. 그러나 표시장치는 가끔 공간적인 휘도 불균일로 인한 대조도 편차를 보여준다. 휘도 불균일은 균일한 패턴이 표시될 때 표시되는 지역에 따른 편차를 말하는데, 표시장치의 중앙에서 가장자리와 구석 쪽으로 가면서 일반적으로 감소하는 휘도를 나타내는 CRT 표시장치에 더 일반적으로 나타나는 특성이라고 할 수 있다. LCD에서의 휘도 불균일 원인으로는 백라이트 불균일, 뮤라(표시장치 화소 격자 표면에서 결함에 기인한 시각적 불균일), 잔상(이전 프레임으로부터의 영상 유지), 칼라 좌표의 공간적 불변 그리고 액정 결정 두께 등의 요소에 의한다.

표시장치의 휘도 불균일에 대한 정량적 평가 방법으로서는 TG18-UNL10과 TG18-UNL80 test pattern을 사용하여 교정된 휘도계를 사용하여 표시장치 중심과 네 가장자리에 걸쳐 다섯 군데의 위치에서 휘도를 각각 측정한다. 망원경식 휘도계가 사용되면, 원뿔체 또는 배플(baffle)의 사용이 요구

(a) (b)

그림 13-3 (a) TG18-UNL80 Test pattern과 (b) TG18-UNL10 Test pattern

된다. LCD와 같은 비 램버시안 광 분포를 갖는 표시장치에 대한 측정 시 근거리 휘도계를 사용하면 계측기는 좁은 구경각(aperture angle)을 갖추어야 하며 그렇지 않으면 어떤 보정 상수가 적용되어야 한다. 각 표시 패턴에 대한 최대 휘도 편차는 그들의 평균값에 상대적으로 최대와 최소값 사이의 백분율로서, 200X(Lmax−Lmin)/(Lmax+Lmin)로 계산된다.

각각의 표시장치에 대한 위와 같은 허용 제한은 표시장치 기술의 현 상태를 고려하여 권고되는 것이다. CRT에 대하여 LCD와 마찬가지의 제한된 허용 기준을 부여하는 것은 중심 축 밖의 영역에서 증가되는 빔 전류를 요구하게 되지만 이것은 더 나아가 발광크기(spot size)를 크게 하고 결과적으로는 표시장치의 가장자리로 갈수록 분해능을 감소시키기 때문이다. LCD의 경우 LC 배열과 관련될 뿐만 아니라 불균일은 백라이트의 불균일로 주로 발생한다.

허용범위를 벗어난 측정 결과에 대해서는 즉각 표시장치의 교정, 수리, 교환 또는 재조정, 도입금지 등의 조치가 요구된다.

07 판독용 모니터 정기점검

판독용 모니터 정기 점검은 QC용 pattern을 이용한 목측 정기 점검방법과 휘도 측정기를 이용한 정기 점검 방법이 있다. 눈으로 점검하는 목측 QC용 pattern에는 일반적으로 AAPM TG18 QC Pattern 또는 SMPTE Test pattern이 사용된다.

판독용 모니터 정기 점검에 사용되는 휘도 측정기는 CRT 모니터용과 LCD 모니터용의 2가지가 있다.

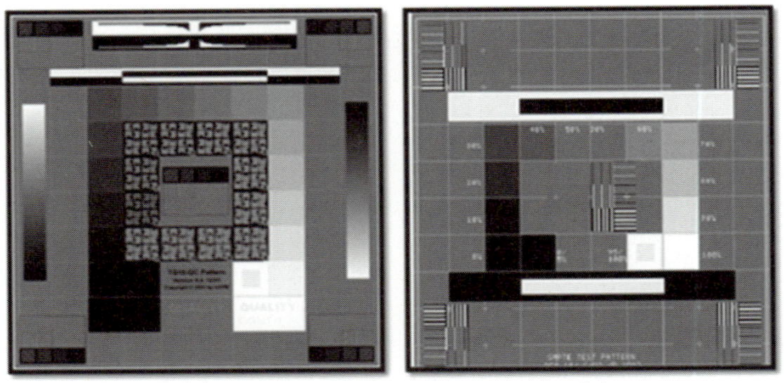

(a) (b)

그림 13-4 (a) AAPM TG18 QC Pattern과 (b) SMPTE Test pattern

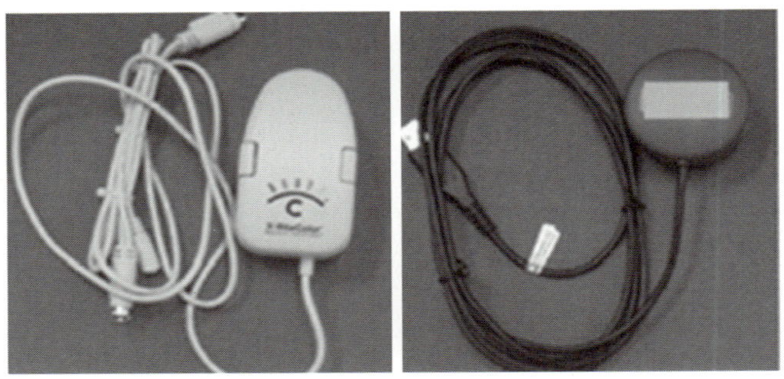

(a) (b)

그림 13-5 (a) 휘도측정기 CRT 전용과 (b) LCD 전용

08 판독용 모니터 관리

영상의학 검사 판독용 모니터의 도입과 사용을 위해서는 관리감독 기관의 규정에 맞는 성능과 영상표현 품질을 보장할 수 있어야 하는데, 이를 위해서는 도입 시 검수 시험과 도입 이후의 정기적인 정도관리를 시행하는 것이 요구된다. 도입 시 검수 시험 및 도입 이후 정기적 정도관리에 따르는 항목, 주기 및 방법 등은 별도로 정한다.

영상의학 검사 판독용 모니터의 관리에 있어서는 사용자(판독의사), 관리자(PACS 운영자, 영상의학과 판독용 모니터 담당자 또는 안전관리책임자) 그리고 제조사(국내 판매대행사 또는 유지보수 업체) 등이 각자의 역할과 방법에 맞는 품질관리 노력을 하는 것이 요구된다.

영상의학 검사 판독용 모니터의 상태와 의료영상에 대한 판독 환경을 최적으로 유지하기 위해서는 규정된 가이드라인에 의한 판독용 모니터 설치와 유지관리, 쾌적한 판독환경 조성, 그리고 판독실 운영에 필요한 시설 조성 등이 필요하다. 평소의 효과적인 일반 관리를 위해서는 다음과 같은 사항에 유의하여야 한다.

1) 조명 및 조도

판독실에 조명을 시설할 때에는 판독용 모니터에 대한 반사 등으로 인하여 영상 관찰과 해석에 부정적인 영향을 주거나 판독자의 피로도를 증가시키는 등의 영향을 최소화하기 위하여, 간접조명으로 시설되기를 권장한다. 또한 AAPM TG18의 기준에 의한 X-rays 및 CT/MR 판독실의 적정 조도범위는 최대 2~60lux이지만, 판독용 모니터상 조도가 50lux 이하로 유지될 수 있도록 하되 그 정도가 일정하게 유지되어야 한다.

2) 채광, 환기 및 위생

판독실은 직사광선을 피하고 빛의 투입이 방지되도록 설계 및 시설되어야 하지만, 수시로 충분한 환기나 채광이 가능하거나 이에 유사한 정도의 효과를 기대할 수 있는 시설을 갖추어야 한다. 이는 밀폐된 공간에서 영상 관찰 및 해석에 장시간 제한적인 동작으로 판독을 하여야 하는 판독자의 보건 및 위생상의 최소한의 보장 조치로서 유효할 수 있다. 또한 판독실 내 쾌적한 판독 환경 관리를 위하여 적정 온습도와 청결에 유의하여야 한다.

3) Power save mode 점검

LCD의 경우 모니터의 수명은 Backlight의 수명과 같이 한다고 할 수 있으므로 판독이 진행되지 않는 시간에 Backlight의 전원을 일시 차단함으로써 모니터의 수명에 맞는 최대의 효율을 기대할 수 있다. 일정 시간이 경과하면 Backlight를 off함으로써 모니터의 수명의 연장, 장시간 방치에 의한 잔상 발생의 예방, 열 발생에 따른 모니터 내 회로의 고장도 최소화할 수 있다. 한편, Backlight 자동절전 기능을 구비함으로써 '모니터 전원 총 동작시간'과 'Backlight 사용시간'을 별도로 확인할 수 있어야 한다(해당 기능 구비 기준에 한함). 화면 보호기 기능은 Backlight를 off하는 기능이 아니므로 실제 모니터 수명이나 절전에는 큰 도움이 되지 않는다.

09 영상의학 검사 판독용 모니터에 대한 정기점검(보관항목)

1) 판독용 모니터 정기 점검 시 유의사항

(1) 판독용 모니터는 정기적으로 점검하여 도입 시에 비하여 현저하게 그 성능과 화질 구현 성능이 저하되지 않도록 시험평가를 하여야 하며, 관리감독 기관에 그 결과를 보고하여야 한다.

(2) 정기점검 결과 서식 내에는 일반적인 행정상 기록 사항을 기록하는 '일반 행정 항목'과 전문 평가 결과를 기록하는 '전문 평가항목' 부분으로 구성되어 있으며, 평가 결과는 정량적 수치 기록 또는 OX의 방법으로 기록한다.

(3) 본 정기점검의 대상 및 범위는 의료용 영상표시장치로서 판독용으로 의료기관에서 사용되는 CRT 및 LCD 모니터를 대상으로 하며, 의원급 이상(의원, 병원, 종합병원, 대학병원)의 각급

의료기관을 그 대상으로 한다.

(4) 판독용 모니터에 대한 정기 점검 시에는 판독에 적합한 환경과 시설기준을 충족한 상태에서 관리감독 기관의 행정 규정에 맞게 진행하여야 하며, 판독용 모니터는 조도와 휘도간의 상관관계를 고려하여 전원을 가동한 상태에서 최소 30분이 경과한 이후부터 점검하여야 한다.

2) 일반 행정 항목

(1) 의료기관명

의원, 병원, 종합병원, 대학병원 등 각급 해당 의료기관명을 기록하며, 필요 시 소재지는 광역시(도)와 구(시, 군) 단위까지 기록한다.

(2) 설치장소

의료용 영상 판독 모니터의 설치 부서 또는 위치정보를 기록한다.

(3) 제조사 및 품명

의료용 영상 판독 모니터 제조 회사명과 제품의 모델명을 기록한다.

(4) 제품번호

의료용 영상 판독 모니터의 제조사에서 출하 시 부착한 생산품 일련번호를 기록한다.

(5) 관리번호

의료기관이나 모니터 공급업체(또는 유지보수 업체)에서 영상의학 검사 판독용 모니터에 대해 일정한 원칙에 입각하여 고유의 관리 순번을 기록한 것으로서, 의료용 영상 판독 모니터 품질관리에 대한 관리감독 기관에서 일률적으로 관리번호 부여형식을 지정하거나 관리번호를 부여하여 관리할 수 있다.

(6) 설치 연월일

각급 의료기관에서 의료용 영상 판독 모니터에 대한 도입 검수가 끝나고 정식으로 사용이 허가된 연월일을 기록한다.

(7) 누적 사용시간

대부분의 판독용 모니터는 'Backlight의 동작시간' 을 누계하는 기능과 '모니터 전원 동작시간'을 누계하는 기능이 지원되므로 확인 후 기록하면 된다(해당 기능 구비 기종에 한함).

이 항목에 대한 누적 사용시간을 기록하는 데 있어서 CRT 모니터는 사용시간을 기록하면 되지만, LCD 모니터의 경우 Backlight의 수명이 모니터의 수명에 직결되므로 backlight life-time을 기록하도록 한다.

표 13-5 판독용 LCD 정기점검 항목표 내 '누적 사용시간' 기록서식 예

누적 사용시간 (Backlight Life-time)	

(8) 판독용 모니터상 조도(lux)

Mammography를 포함한 X-rays/CT/MR 판독실에 대한 적정 조도범위는 AAPM TG18의 기준은 2~60lux 범위이며, 국내에서는 통상 판독용 모니터상 조도가 50lux 이하인 환경을 권장한다.

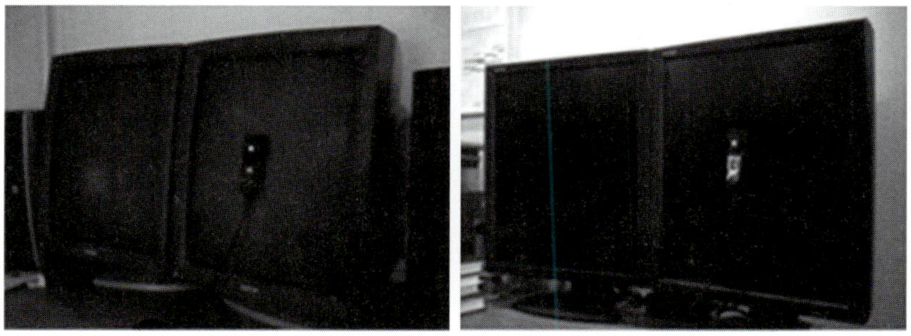

(a) (b)

판독용 모니터상 조도:	lux

그림 13-6 판독용 모니터[(a) CRT과 (b) LCD] 조도 측정과 기록

(9) 불량 화소(only LCD/only 1st Grade)

의료용 영상 판독모니터 도입 시 불량 화소(defect pixel) 수 대비 현재의 현황을 기록함으로써 영상 판독에 있어서 오류를 예방하고 현재 사용하고 있는 모니터에 대한 표현 정보를 관리할 수 있는 항목이다. 불량 화소에 대한 도입 시 및 도입 후 정기 점검은 1st Grade(Mammography 판독용 모니터에 대한 관리기준규격) LCD 모니터에 한해 시행한다.

	도입검수	현재	변동수량
불량화소 (Defect Pixel only 1st/LCD	총 개	총 개	개

그림 13-7 판독용 모니터 정기점검 항목표 내 '일반 행정 항목' 기록서식 부분 예

3) 전문 평가 항목

(1) 기하학적 왜곡(Geometrical distortions) 시각적 평가

AAPM TG18 기하학적 왜곡 항목에 기반한 시각적 평가는 TG18-QC 패턴을 이용하여 모니터에서 사용 가능한 표시 면적이 가득 차도록 테스트 패턴을 최대화한 후, 아래와 같은 질의 항 일부 또는 전체에 대하여 모니터로부터 50cm 거리에서 시각적으로 관찰한 결과를 OX로 평가한다.

① 기하학적인 왜곡이 없이 전체적으로 직선성이 잘 표현되고 있는가?

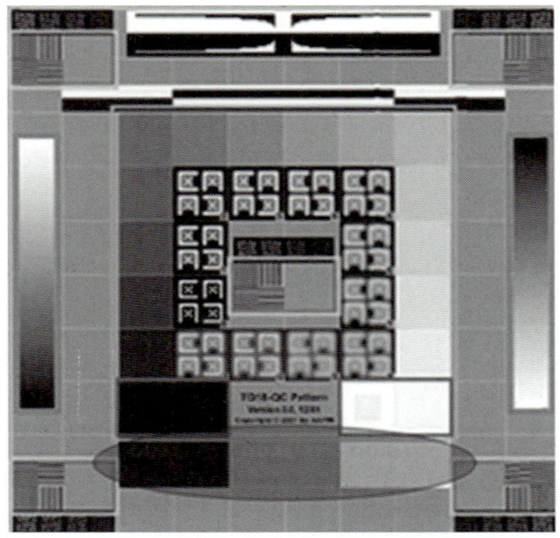

그림 13-8 AAPM TG18-QC 패턴 내 시각적 평가요소 예

② 가운데와 네 모서리의 그리드 선쌍 격자구조의 정열 간격이 동일하고, 정사각형의 모양으로 잘 관찰되고 있는가(노란색 표시 부분)?

③ 양 옆에 수직으로 보이는 계조도 BAR가 흑백간 혹은 백흑 간 계조 변화가 자연스럽게 연속되어 관찰되는가(주황색 표시 부분)?

④ 가운데 구역에 정방형으로 둘러쳐진 16개의 휘도 패치가 각각 명확하게 식별되는가(연두색 표시 부분)?

⑤ 하단의 '0% 휘도 바탕에서의 5% 휘도 패치'와 '100% 휘도 바탕에서의 95% 휘도 패치'를 관찰하였을 때 각 패치마다의 휘도 차이를 명확하게 식별할 수 있는가(청색 표시 부분)?

⑥ 하단의 'QUALITY CONTROL' 문구가 있는 3영역에서 각각의 문구들을 명확하게 식별할 수 있는가(보라색 표시 부분)?

(2) 휘도반응(luminance response) 정량적 평가

휘도반응에 대한 정량적 평가는 AAPM TG18-LN01 패턴부터 TG18-LN18 패턴까지의 18개의 테스트 패턴을 이용하여 모니터에서 사용 가능한 표시 면적을 가득 차도록 테스트 패턴을 최대한 후 각 패턴의 가운데 휘도 패치 부분을 차례대로 휘도 계측기로 측정하는데, 그 측정된 휘도 결과값을 이용하여 소프트웨어에 입력된 계산 방법으로 다음과 같은 5개 항의 정량 평가를 진행한다.

각 테스트 패턴에서의 결과값과 그 결과값에 의한 5개 항의 평가 수치를 규정된 항목표의 해당 서식에 기록하는데, 주요 모니터 제조사에서 제공하는 QC용 소프트웨어를 이용하거나 계산식에 의하여 측정된 값을 입력한 후 평가한다.

① 판독실 내 판독용 모니터 주위 밝기가 포함된 최대 휘도 L'max(Lmax + Lamb)

1st Grade(mammography) LCD: L'max(Lmax + Lamb)> 250cd/m^2

1st Grade(mammography) CRT: L'max(Lmax+Lamb)> 171cd/m^2

2nd Grade LCD/CRT: L'max(Lmax+Lamb)> 171cd/m^2

3rd Grade LCD/CRT: L'max(Lmax+Lamb) > 150cd/m^2

② 주위 휘도 L_{amb}

Lamb < Lmin/1.5(또는 Lamb < L'min/2.5)

③ 휘도비 LR'

LR'(L'max/L'min) ≥ 250

④ 대조도 반응(응답특성 편차) kδ

1st & 2nd grade LCD/CRT(mammography/CR/DR): kδ ≤ 10%

3rd Grade LCD/CRT(CT/MR): kδ ≤ 15%

⑤ 다중모니터 간 휘도편차 L'maxDeviation(ΔL'max)

1st & 2nd grade LCD/CRT(mammography/CR/DR): ΔL'max ≤ 5%

3rd grade LCD/CRT(CT/MR): ΔL'max ≤ 10%

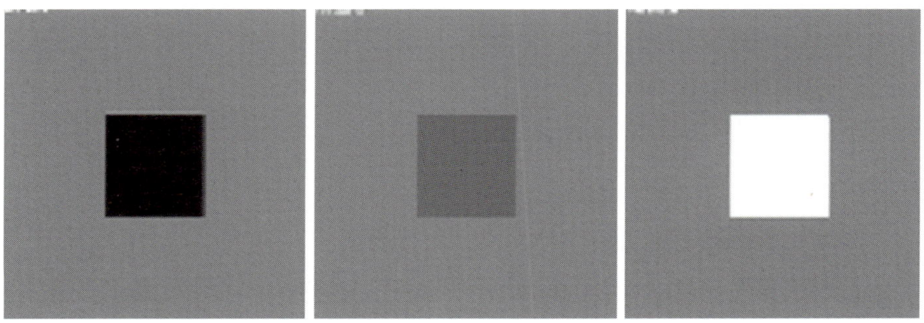

TG-LN-01　　TG-LN-09　　TG-LN-18

그림 13-9 휘도반응 정량 평가를 위한 AAPM TG18-LN 테스트 패턴 예

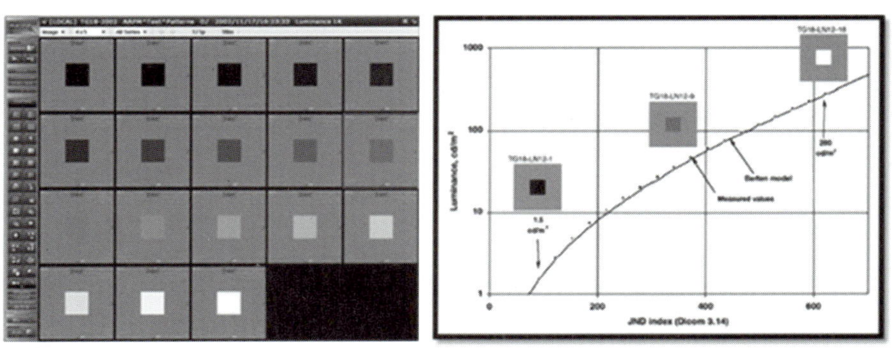

그림 13-10 휘도반응 평가 및 기록

표 13-6 정기점검 항목표 내 '휘도 반응 정량적 평가' 기록 서식(LCD 모니터) 예

<table>
<tr><td rowspan="8">휘도 반응
정량적 평가
TG18-LN01-LN18</td><td>1: cd/m^2</td><td>%</td><td>7:</td><td></td><td>13:</td><td></td></tr>
<tr><td>2:</td><td></td><td>8:</td><td></td><td>14:</td><td></td></tr>
<tr><td>3:</td><td></td><td>9:</td><td></td><td>15:</td><td></td></tr>
<tr><td>4:</td><td></td><td>10:</td><td></td><td>16:</td><td></td></tr>
<tr><td>5:</td><td></td><td>11:</td><td></td><td>17:</td><td></td></tr>
<tr><td>6:</td><td></td><td>12:</td><td></td><td>18:</td><td></td></tr>
<tr><td rowspan="2">최대 휘도 L'_{max}
($L_{max}+L_{min}$)
1st: $L'_{max}>250cd/m^2$
2nd: $L'_{max}>171cd/m^2$
3nd: $L'_{max}>150cd/m^2$</td><td rowspan="2"></td><td>주위 휘도 L_{min}
$< L_{max}/1.5(or < L'_{max}/2.5)$</td><td></td><td>휘도비 LR'
$L'_{max}/L'_{min} \geq 250$</td><td></td></tr>
<tr><td>대조도 반응 kg
lst/2nd: ≤ 10%,3rd: ≤ 15%</td><td></td><td>다중 모니터 $\triangle L'_{max}$
st/2nd: ≤ 5%,3rd: ≤ 10%</td><td></td></tr>
</table>

(3) 휘도 균일도(luminance uniformity) 정량적 평가

휘도 균일도에 대한 정량적 평가는 AAPM TG18-UNL10, TG18-UNL80 등의 두 가지 테스트 패턴을 이용하여 백색 휘도와 흑색 휘도를 측정한다. 일반적으로 아홉 군데를 측정하지만, 최소한 중앙과 네 모서리 등 다섯 군데의 휘도를 측정하여 가장 높게 기록된 값을 기준으로 상대적인 휘도 편차를 구함으로써 판독용 모니터의 휘도가 공간적으로 균일하게 표시되고 있는가를 평가하는 방법이다.

① 휘도 균일도 정량적 평가 순서

가. AAPM TG18-UNL10 테스트 패턴

- 판독용 모니터에서 사용 가능한 표시 면적이 가득 차도록 테스트 패턴을 최대화하여 표시한 후 휘도 계측기를 사용하여 '중앙' → '상단 좌측' → '상단 우측' → '하단 좌측' → '하단 우측' 순서로 패치의 휘도를 각각 측정한 후 기록한다(아래 테스트 패턴 좌측 그림에서 L1 → L2 → L3 → L4 → L5 순서).
- 측정값들 중 가장 높은 수치를 기준으로 하여 나머지 값들과의 편차를 지정된 공식을 이용하여 계산하는데, 이중 최대값과 최소값 사이에서 산출되는 값인 최대 휘도 편차(non-unif, %)를 기록한다. 평가를 진행한 모니터가 일반 판독용 모니터인가 또는 mammo 판독용 모니터인가에 따라 최대 휘도편차(%)가 적정 허용범위 내에 드는지 여부를 평가한다.

나. AAPM TG18-UNL80 테스트 패턴

- 판독용 모니터에서 사용 가능한 표시 면적이 가득 차도록 테스트 패턴을 최대화하여 표시한 후 휘도 계측기를 사용하여 '중앙' → '상단 좌측' → '상단 우측' → '하단 좌측' → '하단 우측' 순서로 패치의 휘도를 각각 측정한 후 기록한다(아래 테스트 패턴 좌측 그림에서 L1 → L2 → L3 → L4 → L5 순서).
- 측정값들 중 가장 높은 수치를 기준으로 하여 나머지 값들과의 편차를 지정된 공식을 이용하여 계산하는데, 이 중 최대값과 최소값 사이에서 산출되는 값인 최대 휘도 편차(non-unif, %)를 기록한다.

평가를 진행한 모니터가 일반 판독용 모니터 또는 mammo 판독용 모니터인가에 따라 최대 휘도편차(%)가 적정 허용범위 내에 드는지 여부를 평가한다.

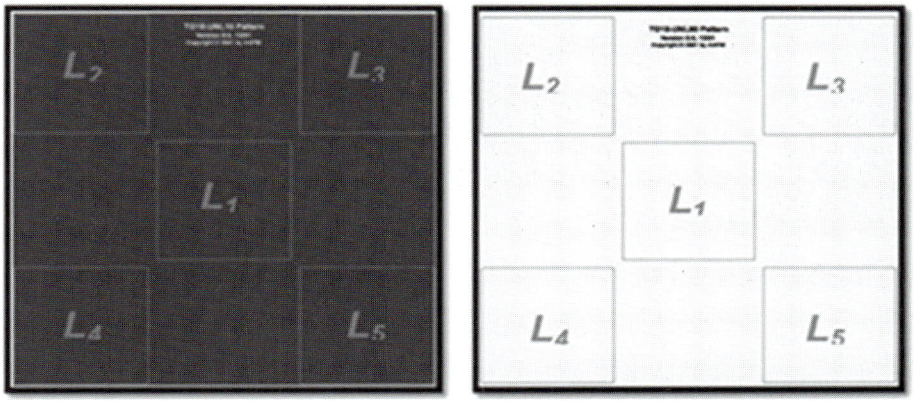

(a) (b)

그림 13-11 (a) AAPM TG18-UNL10 Pattern과 (b) TG18-UNL80 Pattern

② 휘도 균일도 정량적 평가 기준

가. 정량 평가용 테스트 패턴

AAPM TG18-UNL10 Pattern과 AAPM TG18-UNL80 Pattern 사용

나. 정량 평가 방법

AAPM TG18-UNL10 Pattern 및 TG18-UNL80 Pattern에 대하여 각각 중앙과 네 모서리 등 다섯 군데에 대한 휘도 계측 후 가장 높게 측정된 값과 가장 낮게 측정된 값 사이의 최대 휘도편차(non-unif, %)를 구하여 수치를 기록한다.

최대 휘도편차 구하는 계산식: $200 \times (L_{max} - L_{min})/(L_{max} + L_{min})$

다. 휘도 균일 정량 평가의 최대 휘도편차 허용범위

- 1st Grade(Mammography) CRT 및 LCD 휘도 균일 편차: 20%
- 2nd Grade(CR/DR) CRT 및 LCD 휘도 균일 편차: 30%
- 3rd Grade(CT/MR) CRT 및 LCD 휘도 균일 편차: 30%

(4) Veiling glare 시각적 평가

Veiling glare는 CRT용 모니터에서 점검하는 것으로 의료영상 표시장치 내부에서의 빛 산란에 의한 휘도 확산에 따른 영상 관찰 저하를 경계하기 위한 정기점검 항목으로서 시각적 또는 정량적으로 평가한다.

AAPM TG18-GV Pattern과 TG18-GVN Pattern을 이용하여 내부 1cm 내의 5개의 둥근 저대조도 물체가 몇 개까지 관찰되는지 관찰 개수를 기록함으로써 모니터 내부의 휘도 확산에 의한 영상 관찰 저해 정도가 허용될 수 있는 정도인지를 판단하는 평가 방법이다.

① Veiling glare 시각적 평가 순서

가. AAPM TG18-GV 테스트 패턴

- 판독용 모니터 제조사에서 공급하는 품질관리용 소프트웨어를 구동하여, 판독용 모니터에서 사용 가능한 표시 면적이 가득 차도록 위 테스트 패턴을 최대화한다.
- 정중앙의 1cm 직경의 타겟을 제외한 100% 밝기 20cm 직경의 원을 가린 다음, 정중앙의 타겟을 관찰하여 타겟 내에 있는 저대조도 물체가 인식되는지 관찰한다.
- 관찰되는 저대조도 물체의 수를 정기점검 항목표 해당란에 기록함으로써 식별값이 적정 허용 범위 내에 드는지를 평가한다.

나. AAPM TG18-GVN 테스트 패턴

- 판독용 모니터에서 사용 가능한 표시 면적이 가득 차도록 위 테스트 패턴을 최대화한다.
- 정중앙의 1cm 직경의 타겟을 관찰하여 타겟 내에 있는 저대조도 물체가 인식되는지 관찰한다.
- 관찰되는 저대조도 물체의 수를 정기점검 항목표 해당란에 기록함으로써 식별값이 적정 허용 범위 내에 드는지를 평가한다.

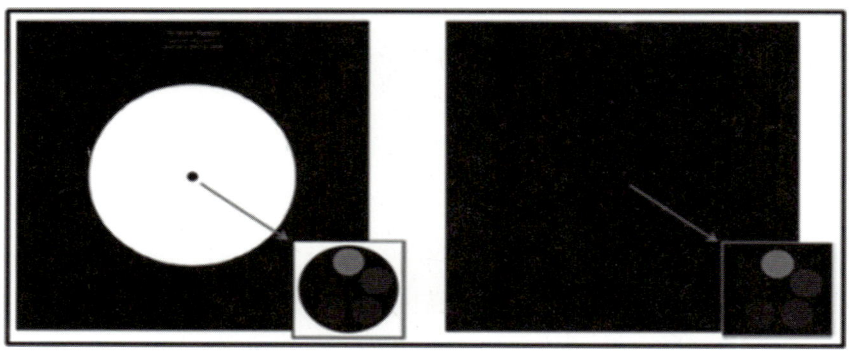

(a) (b)

그림 13-12 (a) AAPM TG18-GV Pattern과 (b) TG18-GVN Pattern

② Veiling glare 시각적 평가 기준

가. 시각적 평가용 테스트 패턴

AAPM TG18-GV Pattern과 AAPM TG18-GVN Pattern 사용

나. 시각적 평가 방법

- AAPM TG18-GV Pattern 및 TG18-GVN Pattern에 대하여 각각 정중앙에 있는 직경 1cm의 패치를 관찰하여 그 내부의 5개 저대조도 물체 중 몇 개가 관찰되는지를 평가한다.
- TG18-GV 테스트 패턴에는 100% 밝기의 직경 20cm의 지름의 원이 있고 그 안에는 직경 1cm의 둥근 평가용 패치가 그려져 있는데, Veiling glare 시각적 평가에서는 이 20cm의 100% 밝기의 원이 있고 없음에 따라 그 내부의 타겟에서 저대조도 물체 다섯 개의 분별력을 평가함으로써 휘도 확산에 의한 영상 관찰 저해 정도를 가늠할 수 있게 한다. 따라서 100% 밝기

의 원이 모니터 내부에서 휘도 확산에 따라 미치는 영향을 평가하고자 하는 것이므로 이 밝은 원을 관찰자의 눈에 노출시킬 필요는 없다. 그래서 가운데 1cm 부분만 제외한 나머지 부분은 가림도구를 이용하여 가린 상태에서 정중앙의 관찰 타겟만을 대상으로 평가를 진행하면 된다.

다. Veiling glare 시각적 평가의 허용범위(only CRT)

- 1st Grade(Mammography) CRT 및 LCD 허용범위: 저대조도 물체 5개 중 3개 이상 식별
- 2nd Grade(CR/DR) CRT 및 LCD 허용범위: 저대조도 물체 5개 중 3개 이상 식별
- 3rd Grade(CT/MR) CRT 및 LCD 허용범위: 저대조도 물체 5개 중 3개 이상 식별

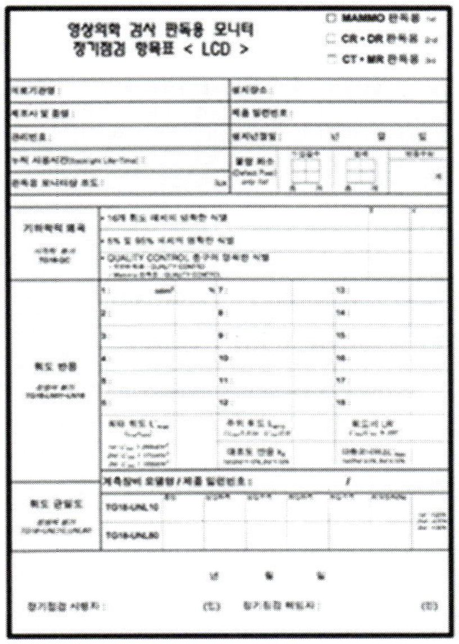
영상의학 검사 판독용 모니터 정기점검 항목표 < LCD >

(a)

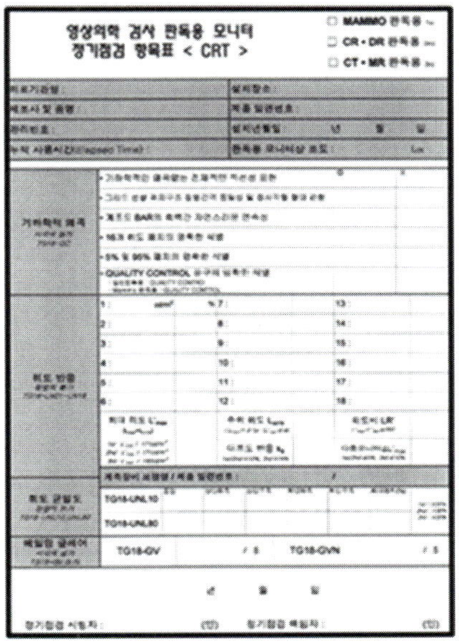
영상의학 검사 판독용 모니터 정기점검 항목표 < CRT >

(b)

그림 13-13 판독용 모니터 정기점검 항목표 (a) LCD용과 (b) CRT용

특수의료장비에 관한 규칙 모니터 정기점검 항목표 서식은 아래와 같으며 최소한의 정도관리를 위한 항목을 점검하게 하였으며 관련 법령에 따라 판독 대상이 되는 장비에 따라 점검표에 나와 있는 항목은 반드시 주기적인 점검을 하여야 하며, 점검 기록 데이터를 작성하고 보관하여야 한다.

판독용 모니터 정기점검 항목표

모니터 고유번호					
분기별 점검항목		1분기	2분기	3분기	4분기
검사 일시					
밝기 및 대조도					
인공음영					
공간해상도					
기하학적 왜곡도					
백색 휘도	C				
	LU				
	RU				
	LL				
	RL				
흑색 휘도	C				
	LU				
	RU				
	LL				
	RL				
휘도변이량	백				
	흑				

점검자 성명 : ____________________ (인)

관리자 성명 : ____________________ (인)

그림 13-14 특수의료장비 관련 규정에 따른 판독용 모니터 정기점검 항목표

실험보고서

❶ 실험 제목

❷ 실험 조건

❸ 실험 결과

❹ 평 가

Chapter 14

치료장치의 정도관리

01 정도관리(Quality Assurance; QA) 목적

방사선치료에서 정도관리는 세계보건기구(WHO)에서 "치료의 최종결과 결정을 목표로 적절한 환자관찰과 정상 조직 선량과 피폭선량 최소화와 함께 표적용적 선량과 관련해서 의학적 처방을 안전하게 이행하고 의학적 규정의 일관성을 보장하기 위한 모든 과정이다."라고 정의하고 있다. 방사선을 이용한 환자 치료에서 치료의 목적은 정상 조직에 부작용을 최소화하면서 암을 치료하고 관리하는 것이다. 일반적으로 방사선치료를 할 때 종양과 정상 조직의 선량분포는 작은 선량의 변화가 있어도 임상적으로 큰 문제가 발생할 수 있다. 그러므로 종양이 인접한 위에 정상 조직의 한계선량 때문에 치료부위 선량범위에 한계가 발생한다.

방사선치료에서 정도관리는 선량계측, 치료계획, 장비구동, 치료선량 전달 등에서 발생할 수 있는 오차와 부정확성을 감소시킬 수 있다. 그러므로 방사선치료 시 치료선량을 전달할 때 선량계측과 기하학적 정확도, 정밀도 확인을 통해서 장비의 효율을 향상시킨다. 치료계획에 의해 계획된 선량분포와 치료 시 전달되는 선량의 정확한 선량계측과 선량분포의 정확성을 확인할 수 있다. 이와 같이 정도관리를 통해서 종양 치유율을 증가시키고 부작용과 재발률을 감소시켜서 치료 결과가 향상된다.

방사선치료에서 환자에게 방사선 선량을 전달하는 일련의 과정은 매우 복잡하고 연계적으로 이루어진다. 암 진단을 받은 환자가 처음에 방사선치료를 시행하기 결정되면, 환자 해부학적 구조와 종양의 상태를 확인하기 위해 종양 조직 크기, 전이와 인체의 해부학적 표면 모양, 내부 장기 위치 등을 일반 진단 영사, CT, MRI, 초음파, 핵의학 검사를 통해 확인한다. 확인된 결과를 토대로 해부학적 체표 윤곽, 정상 조직의 위치와 크기에 따라서 표적용적(target volume)의 위치, 크기, 치료 영역이 결정된다. 그리고 모의치료 장치를 통해 치료 환자자세, 치료 부위 등이 결정된다. 환자 치료 시 조사면, 에너지, 차폐 그리고 선량분포는 컴퓨터 하드웨어 내에 소프트웨어 알고리즘으로 구성된 치료계획 장치를 사용한다. 치료계획 장치에 의해 계획된 치료계획은 치료 장치로 보내져서 모의치료 시 환자 자세로 치료가 이루어지고, 치료계획과 같은 선량분포로 인체 내 선량분포가 이루어지도록 치료가 된다. 그리고 치료의 정확한 전달 확인은 치료 부위 확인영상, 선량 측정 등 검증과정을 통해 정확성과 정밀성을 확인한다. 방사선치료의 정도관리는 치료과정에서 사용되는 모의치료장치, 방사선

치료장치, 치료계획장치, 그리고 선량과 선량분포 검증 등에 대한 정확하고 정밀한 규정이 있어야 한다. 그리고 정도관리를 위한 적절한 장치와 기구를 사용하여 오차범위를 최소화한다.

1994년 북미의학물리학회(American Association of Physicists in Medicine; AAPM)는 Task Group(TG) Report 40을 발표해서 기초의 방사선치료 정도관리보다 발전적인 정도관리를 구축했다. TG 40은 Co-60, 선형가속기, 근접치료기, 모의치료장치, 치료계획장치 등의 기계적, 선량측정에 대한 정도관리 방법과 기준을 제시했다. 그리고 2009년에 북미의학물리학회는 TG 142를 발표해서 기존 TG 40 항목에서 새로운 장치개발과 발전된 부분에 대한 정도관리 기준을 추가하였다. 새로운 정도관리 항목은 multileaf collimator(MLC), asymmetric(independent) jaws, dynamic and virtual wedge, electric portal imaging devices(EPIDs)와 영상유도 치료를 하는 cone-beam CT, kV imaging, respiratory gating system이다. 그리고 선형가속기를 이용한 치료 중 stereotactic radiosurgery(SRS), stereotactic body therapy(SBRT), intensity modulated radiation therapy(IMRT)와 같은 정확성과 정밀성을 요구하는 치료의 증가로 특별한 치료에 대한 정도관리가 중요시되고 있다. 본 교재에서는 dynamic and virtual wedge와 영상유도 장치를 제외한 치료 전 부분에 대한 정도관리를 다루고자 한다.

02 정도관리(Quality Assurance; QA)의 필요성

방사선치료학 분야에서 정도관리의 필요성은 방사선치료 장치 및 기술의 발전과 환자와 작업 종사자의 안전관리 문제 그리고 병원의 경영관리적인 측면에서 크게 중요시 되고 있으며, 또한 치료과정에서 발생할 수 있는 불확실한 상황을 인식하고 이를 최소화하며, 이로 인해 발생하는 위험과 비용 등을 경감시키고 의학적 · 법률적인 문제와 관련하여 중요시 한다.

방사선을 이용한 진료나 치료과정에서 나타날 수 있는 모든 변수들을 측정하고 관리하여야만 환자와 진료 종사자의 피폭을 경감시키며 진단 및 치료에 적합하고 이상적인 진료를 제공할 수 있을 것이다. 이러한 목표를 달성하기 위해 반드시 기관마다 적절한 적정 진료 프로그램을 만들어 지속적으로 운영하여야 한다. 또한 여기서 제기된 문제점들을 개선해 나가기 위한 행동들을 취하는 것이 정도관리 프로그램의 기본적인 목표이다. 그러므로 정도관리 조직에는 전문의뿐만 아니라 의학물리학자 그리고 방사선사 등 조직 내의 모든 계층의 전문가가 참여하여야 한다. 정도관리가 이루어지기 위해서는 규모에 맞는 치료장치뿐만 아니라, 이들 치료 장치의 정상적인 운영을 위해 적절한 장치를 도입하게 되는데 정도관리할 수 있는 장치는 다음 도표와 같다.

표 14-1 방사선치료 정도관리에 필요한 기본 장치

치료장치	모의 치료장치
선량 측정용 필름(radiographic film, radiochromic film) Iso align device 미소전류계(electrometer) 물 팬텀(water phantom) 방사선 측정기(radiation survey meter) 평형편탄형, 원통형 전리함 (parallel plate ionization chamber, cylinderical chamber) 우물형 전리함(well chamber) 고체 플라스틱 팬텀(solid phantom) 농도측정기(densitometer)	Iso align device CDRH phantom (center for devices and radiological health phantom) TOR-18 FG phantom Gammex 혹은 LAP 레이저 정렬 팬텀

03 모의치료기(Simulator)

모의치료장치는 방사선치료 계획용 투시장치와 방사선치료 계획용 컴퓨터단층촬영(CT) 장치로 구분되어진다. 모의치료장치는 특수의료장치로 보건복지부에서 특수의료장치에 관한 법률로 운용인력과 정도관리 규정을 정하여 법적으로 정하고 있다.

모든 기계적인, 기하학적인, 화질 관리에 필요한 변수들을 검사해야 한다. 특정 변수들의 정기적인 검사와 검사주기는 특정 권고안에 따라 매일, 매주 그리고 매월 시행하는 것이 바람직하다. 방사선 조사면과 선속중심선과 같은 변수들의 정확성은 정확한 모의치료에 있어 매우 중요하다.

1. 방사선치료 계획용 투시장치

1) 기계적인 정확성

(1) 방사선조사면 일치도

① Gantry를 0°로 세운 후 iso align 장치(그림 참조) couch와 평행하게 위치한다.

② 조사면 크기를 $10\times10cm^2$, $15\times15cm^2$, $20\times20cm^2$으로 열고 선형가속기의 경우 선원-피부

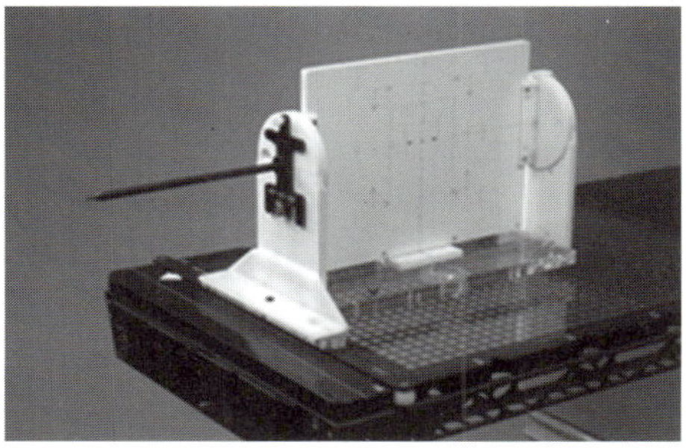

그림 14-1 Iso align device

간 거리(SSD)를 100cm에 위치시킨 후 조사면 크기 측정기인 iso align상에 조사면 크기가 정확한지를 측정한다.

③ 허용오차는 X, Y축 오차가 2mm 미만이다.

(2) 방사선회전중심 일치도

① Gantry을 수직으로 세운 후 gantry를 360° 회전하면서 iso align 축과 일치하는지 측정한다.

② Gantry을 수직으로 세운 후 collimator를 0°부터 360°까지 회전하면서 iso align 축과 일치하는지 측정한다.

③ Gantry을 수직으로 세운 후 couch를 90°부터 270°까지 회전하면서 iso align 축과 일치하는지 측정한다.

④ Gantry, collimator 허용오차는 반경 2mm 미만이다.

⑤ Couch 허용오차는 반경 3mm 미만이다.

(3) 팬텀영상평가

① Iso−Align 팬텀, CDRH phantom(center for devices and radiological health phantom, model 07−649)(그림 a), TOR−18FG(leeds test objects)(그림 b), 및 보건복지부장관이 정하는 바에 따라 이와 동등함이 검증된 팬텀을 사용한다.

② SID=140cm, 조사면 크기 $15 \times 15cm^2$, 콜리메이터, gantry, 테이블을 회전시키면서 촬영한다.

③ Collimator, gantry, 테이블을 회전하면서 촬영한 팬텀 영상과 팬텀 촬영 영상 1부를 보관한다. (팬텀 영상에는 장비 고유번호와 촬영날짜를 표시하여야 한다).

④ 공간 분해능은 CDRH: 5개 이상의 격자 형태, TOR−18FG: 0.7 lp/mm 이상 잘 보여야 한다.

⑤ 저대도조 분해능은 CDRH: 저대조도 원형이 5개 이상, TOR−18FG: 3.2% 이상 잘 보여야 한다.

⑥ 인공 음영은 하등의 인공물이 없어야 하고 팬텀의 모든 원형이 원형으로 보이며 일정한 간격을 유지해야 한다.

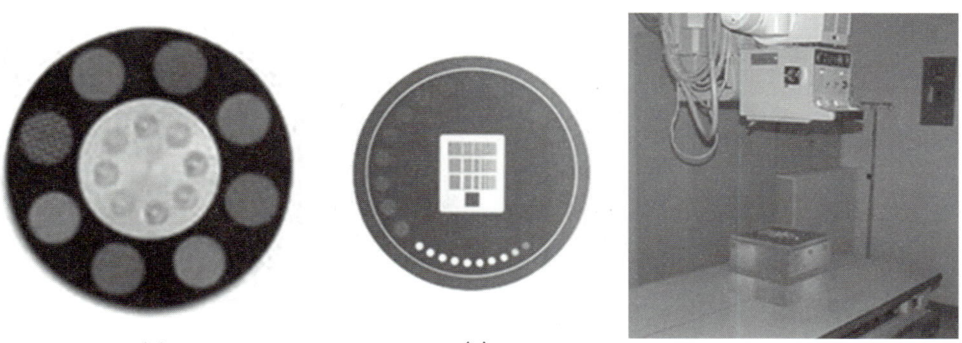

(a) (b)

그림 14−2 (a) CDRH 팬텀과 (b) TOR−18FG 팬텀 촬영

표 14-2 방사선치료 계획용 투시장치 정도관리 점검항목 및 점검기준

주기	방사선치료 계획용 투시장치	점검기준
매일	레이저 위치 정확도 점검 광학거리표시자(ODI) 정확도 점검	2mm 이내 2mm 이내
매월	조사면 크기 표시자 정확도 점검 Gantry 및 Collimator 각도 표시자 정확도 점검 십자선(cross-hair) 중심 정확도 점검 응급정지 버튼/충돌 방지기능 점검 광학조사면의 방사선조사면 일치도 점검 방사선 십자선중심 정확도 점검 필름 현상기 감광측정 성능(필름사용 시) 점검	2mm 이내 1° 이내 직경 2mm 이내 정상 동작(2mm 혹은 1% 중 큰 값) 이내 Collimator, gantry 회전: 직경 2mm 이내 테이블 회전: 3mm 이내
6개월	팬텀 영상평가 ① 방사선 조사면 및 십자선 중심 점검 ② 영상 품질 점검 임상 영상평가	
1년	Collimator, gantry, 테이블 회전축의 기계적 안전성 점검 테이블 이동 정확도 점검 관전압 시험 관전류 시험	Collimator, gantry 회전: 직경 2mm 이내 테이블 회전: 3mm 이내 2mm 이내
비고	* 정도관리 항목 중 「진단용 방사선발생장치의 안전관리에 관한 규칙」에 의해 검사를 실시한 항목은 해당 검사항목의 검사주기에 한하여 정도관리기록검사를 면할 수 있다. 다만, 시험성적을 정도관리대장에 기록하고 그 시험검사성적서(또는 사본)을 보관하여야 한다.	

2. 방사선치료 계획용 CT 장치

1) 팬텀 영상평가

① 표준 팬텀은 Gammex(그림 참조) 혹은 LAP 레이저 정렬 팬텀, 제조사 제공 물 팬텀, 선량계산용 전자밀도환산표 작성에 사용한 기관별 Gammex 또는 CIRS 전자밀도 CT 팬텀을 사용한다.

② 표준 팬텀을 CT 테이블 isocenter에 정열한다.

③ 슬라이스 두께 1mm 이내, 120kVp, 250mAs, 10mm collimation, 25cm 이상 FOV, 25cm display FOV, Standard reconstruction algorithm, 선량계산용 전자밀도환산표 작성에 사용한 기관별 촬영 조건으로 영상을 획득한다.

④ 레이저에 정렬된 팬텀 사진 및 팬텀 촬영 영상 1부, 팬텀 촬영 영상 1 부, 기관 선량계산용 전자밀도환산표 및 팬텀 촬영 영상 1부를 보관한다(팬텀 영상에는 장비 고유번호와 촬영날짜를 표시하여야 한다).

⑤ 물 전자밀도 일치도는 기관별 전자밀도환산표의 물 상대전자밀도 ±0.03
폐 전자밀도 일치도는 기관별 전자밀도환산표의 폐 상대전자밀도 ±0.05
뼈 전자밀도 일치도는 기관별 전자밀도환산표의 뼈 상대전자밀도 ±0.08

⑥ 물의 CT 감약계수는 0±7 HU이어야 한다. 노이즈는 6 HU 이하이어야 한다. 균일도는 중심부와 주변부 간 5 HU 이하이어야 한다. 그리고 인공물은 없어야 한다.

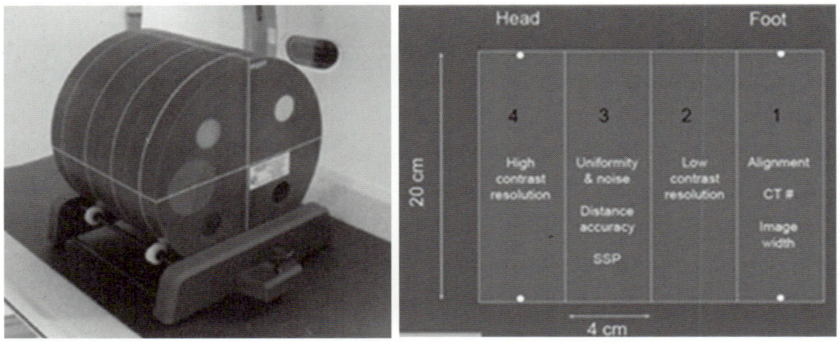

(a) (b)

그림 14-3 (a) Gammex 팬텀과 (b) 내부 구성

표 14-3 방사선치료 계획용 투시장치 정도관리 점검항목 및 점검기준

주기	방사선치료 계획용 CT 장치	점검기준
매일	테이블 이동 점검	정상 동작
	데이터 저장장치 작동 점검	정상 동작
	조영제 주입기 작동 점검	정상 동작
	레이저 위치 일치도 점검	2mm 이내
매주	응급환자 구조용 시스템 점검 응급 중단 스위치 작동 점검	
매월 (또는 레이저 위치 조정 시)	레이저 위치 정확도 ① 레이저 z 방향 위치와 스캔영상 단면의 일치 점검 ② 레이저의 x, y 방향 위치와 스캔영상 단면에 대한 방향성 일치 ③ 측면 레이저의 스캔영상 단면에 대한 측면 벽 레이저의 공간 점검 ④ 스캔영상 단면에 대한 벽면 레이저의 방향성 일치 점검 ⑤ 스캔영상 단면에 대한 천장 레이저의 방향성 일치 점검	2mm 이내
	테이블 위치 및 정확성 점검 ① 스캔영상단면에 대한 테이블 윗면의 방향성 일치 점검 ② 테이블의 수직 및 수평 이동 점검 ③ 테이블 indexing/position 점검	2mm 이내
	위치확인영상의 정확도 점검	2mm 이내
6개월	표준 팬텀을 이용한 시험 ① 레이저 정확도 점검 ② 영상 품질 점검 ③ CT number/전자밀도 변동 점검	
	임상 영상평가	
1년	CT 영상정보의 방사선치료 계획장치로의 전송 정도관리 관전압 시험 관전류 시험	정상 동작
비고	* 정도관리 항목 중 「진단용 방사선발생장치의 안전관리에 관한 규칙」에 의해 검사를 실시한 항목은 해당 검사항목의 검사주기에 한하여 정도관리기록검사를 면할 수 있다. 다만, 시험성적을 정도관리대장에 기록하고 그 시험검사성적서(또는 사본)을 보관하여야 한다. * 환자 셋업용 레이저는 gantry에 부착된 레이저를 이용하는 경우(진단용 CT를 치료계획용으로 사용하는 경우 포함)와 별도의 방사선치료 계획용 레이저(고정식과 이동식으로 분류)를 설치, 이용하는 경우로 분류되는데, gantry에 부착된 레이저는 별도의 품질관리를 시행하지 않아도 된다. 단, 이동식의 경우 거리에 관한 항목을 매주 점검해야 한다.	

04 방사선치료 장치

미국의학물리위원회(AAPM)에서 권고하고 있는 선형가속장치에 대한 주기적인 정도관리 안은 일별, 주별, 월별, 연별 검사항목과 허용오차 범위를 정하고 있다. 즉 방사선 출력 일치 여부와 환자위치 측정 레이저와 같이 치료에 직접적으로 영향을 주는 주요 인자는 매일 치료 전 검사를 하게 되어 있으며, X선 및 전자선의 출력선량(output) 조정과 같은 항목은 월별검사를 실시할 것을 권고하고 있다. 그 외의 사항들에 대해서는 오차의 가능성과 기계적인 특성에 따라 달리하고 있다.

1. 선형가속기

1) 기계적인 정확성(Mechanical accuracy)

(1) Gantry 각도지시기

① Gantry를 수직으로 세운 후 0°, 90°, 180°, 270° 방향으로 돌리며, iso align 장비를 이용하여 지시기가 정확한지를 측정한다.

② 검사는 Digital gantry 각도 지시기(digital gantry angle indicator)와 Mechanical gantry 표시기(mechanical gantry angle indicator)가 정확하며, 두 지시기가 일치하는지를 수평계를 이용하여 양 각도 지시기를 검사한다.

③ 검사결과 차이가 1° 이하일 때는 사용에 적합한 것으로 판정한다.

(2) Collimator 각도지시기

① Gantry를 수평 위치(90° 또는 270°)에 놓은 후 즉 90°~180° 또는 270°로 회전시키며 측정한다.

② 검사는 Digital collimator 각도 지시기와 기계적 collimator 지시기가 일치하는지를 측정하며, 수평계를 이용하여 양 각도 지시기를 교정한다.

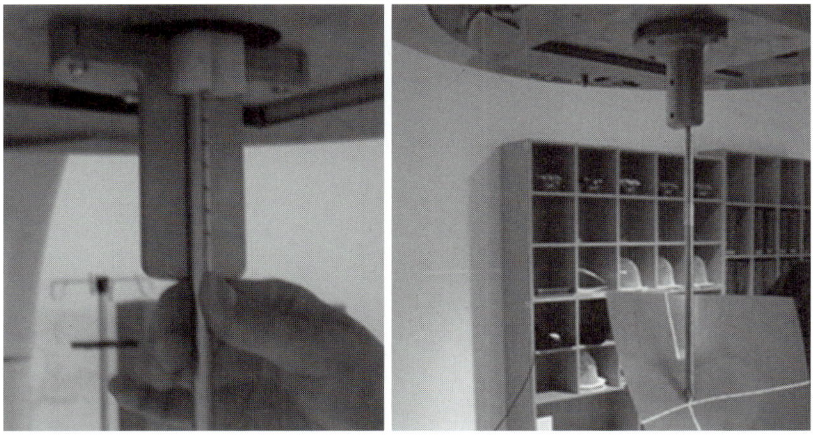

그림 14-4 Front pointer를 이용한 광거리 정확성 확인

③ 검사결과 차이가 1° 미만일 때는 사용에 적합한 것으로 판정한다.

(3) 광거리 지시기(Optical distance indicator; ODI)

① 광거리 지시기를 켠 후 기계적 front pointer로 맞춘 거리와 광거리 지시기가 가리키는 거리가 동일한지를 확인한다(그림 참조).

② 두 지시기의 차이가 2mm 미만이어야 한다.

(4) 조사면 크기 지시기(Field size indicator)

① 조사면 크기를 $10 \times 10cm^2$으로 열고 선형가속기의 경우 선원-피부 간 거리(SSD)를 100cm에 위치시킨 후 조사면 크기 측정기인 iso align 장치상에 조사면 크기가 정확한지를 측정한다. 측정기구인 iso align 장치가 없을 경우 동일한 조건하에서 필름에 방사선을 조사하여 측정한다.

② 허용오차는 경계면의 폭과 넓이 오차가 2mm 미만이다.

(5) Collimator의 회전에 따른 중심 십자선(cross hair line) 위치의 안정성

① 광학적으로 투영된 중심 십자선이 조사면 내 중심에 정확히 위치하는지를 iso align device를 이용하여 검사한 후 collimator를 180°까지 회전시켜 검사 시 변동이 없는지를 측정한다.

② 허용오차는 반경 1mm 이하이다.

(6) 등중심축(Isocenter)상 laser의 정렬

① Front pointer를 장착한 후 gantry를 수직으로 위치시켜, 양 옆에 위치한 laser 지시기의 위치가 정확한지를 확인하며, 이후 gantry를 90° 회전시켜 천장에 위치한 laser 지시기의 위치의 정확성을 검사한다(그림 참조).

② 각각의 laser 지시기의 오차는 오차가 2mm 미만이 되도록 조종해야 한다.

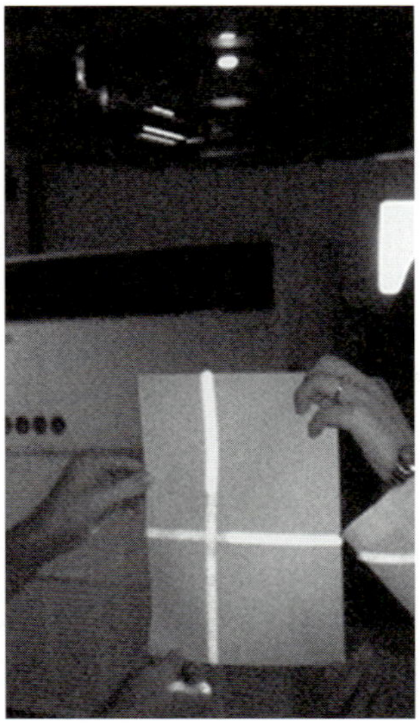

그림 14-5 Laser 정열 검사

(7) 치료용 테이블(Treatment couch)의 위치 지시기

① 치료용 테이블을 0°, 90°, 270°로 회전시켜 디지털 지시기와 기계적 지시기가 일치하는지를 검사한다.

② 수동 또는 pendant를 이용해 치료용 테이블이 수직 및 수평, 측방향으로 부드럽게 이동하는지와 테이블 고정장치는 작동하는지를 검사한다.

③ 평가는 고정장치의 기능 여부로 지시기의 오차는 1° 이하이어야 한다.

(8) 회전중심축 검사

① Collimator 회전: Gantry를 수직으로 놓은 후 phantom 내에 측정용 필름을 삽입하여 조사선속 중심축에 수평으로 놓는다. 다음에 collimator의 Y축은 최소한으로 좁히고 X축은 적당히 넓힌 후 collimator를 회전시키며 동일한 필름에 방사선을 조사한다(그림 14-6). Collimator가 한 점을 중심으로 회전할 경우 사진상에는 중심점을 기준으로 별 모양의 3개의 가는 선이 형성된다(그림 14-6).

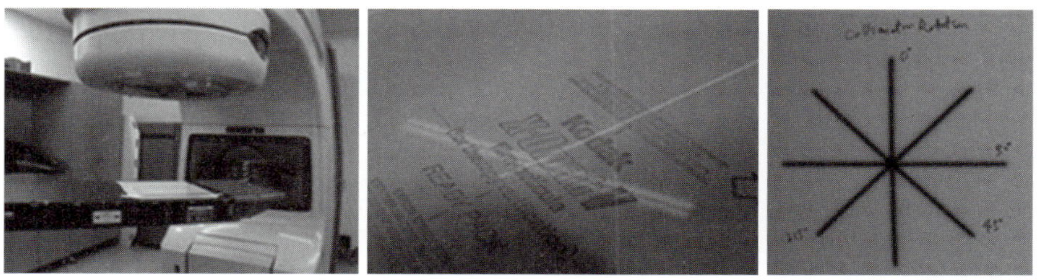

그림 14-6 Collimator 회전 중심축 검사

② Gantry 회전: Gantry를 수직으로 놓은 후 phantom 내에 측정용 필름을 삽입하여 중심축(isocenter)과 gantry 회전 중심축(gantry rotation axis)에 수직으로 위치시킨다. 다음으로 사진상에 가는 선이 나타낼 수 있도록 collimator를 적당히 조절한 후 gantry를 회전시키면서 조사한다.

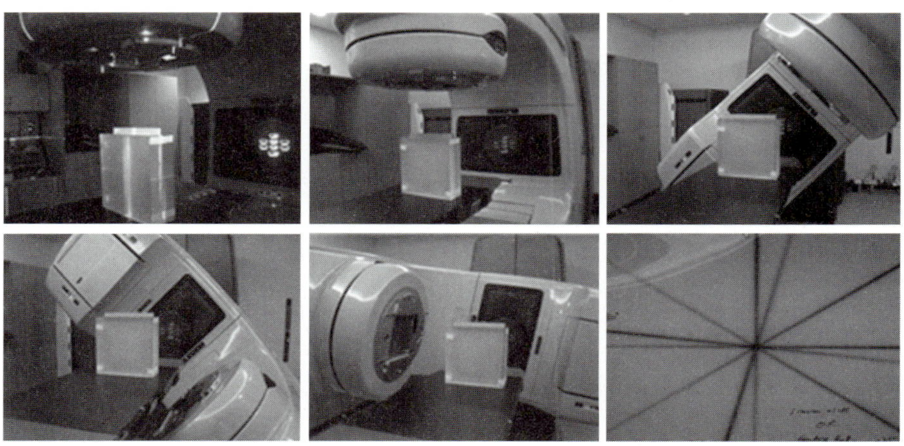

그림 14-7 Gantry 회전 중심축 검사

③ 치료 테이블 회전(Treatment table rotation): Gantry를 수직으로 위치시킨 후 조사선속의 중심축에 수평으로 필름이 위치하도록 한다. 치료용 테이블을 회전시키면서 조사한다.

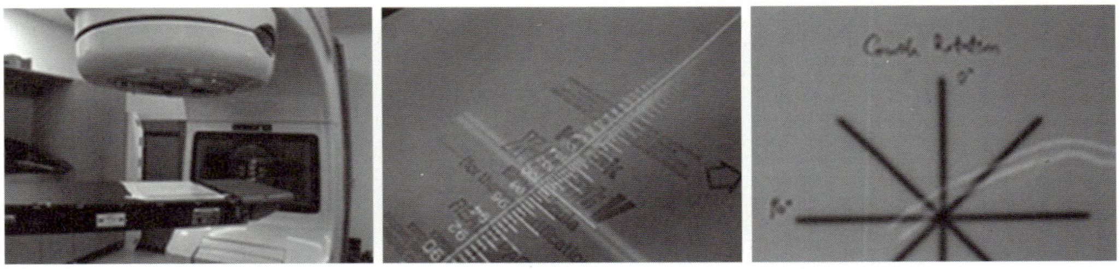

그림 14-8 치료 테이블 회전 중심축 검사

④ 각각의 회전 조사 결과는 중심축을 중심으로 1° 미만으로 측정되어야 한다.

(9) 광 조사면과 방사선 조사면(light/radiation field)의 일치 시험

① 측정 시 조사면 크기는 $5\times5cm^2$, $10\times10cm^2$, $15\times15cm^2$으로 실시한다. 이때 조사면 크기 지시기의 오차는 1mm 미만으로 조정되어야 한다.

② Iso align 장치에 필름을 삽입한 후 조사면 크기를 변화하면서 조사한다. 또는 조사면 내 중심 십자선의 위치에 바늘 등을 이용하여 작은 구멍을 뚫고 조사면을 확인할 수 있도록 표시 후 방사선을 조사하여 측정한다(그림 참조).

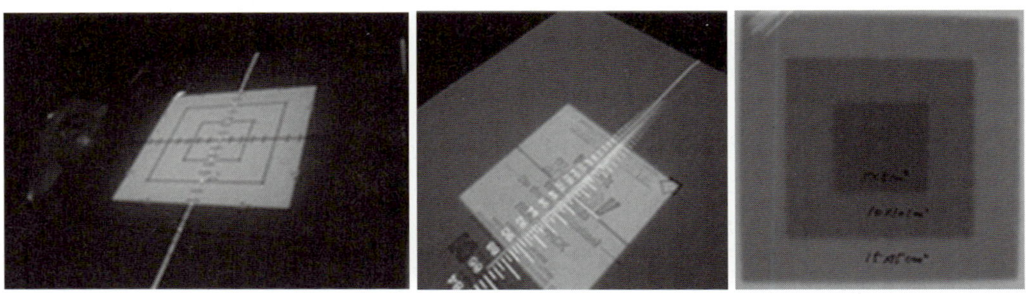

그림 14-9 광조사면과 방사선조사면 일치

(10) Jaw의 대칭 시험

① Jaw의 대칭 시험을 위해 조사면 크기를 $10\times10cm^2$으로 조정하며, 중심 십자선을 필름상의 중앙에 위치시킨다. 필름상에는 조사면 경계면을 확인할 수 있는 물질을 위치시킨다.

② Gantry를 0°과 180°로 회전하여 대향 2문 조사하여 비교하며, 다시 gantry를 90° 회전 후 같은 검사를 반복한다.

③ 만일 필름상 촬영된 상이 측면으로 불일치 시 Jaw의 비대칭이 원인이며, 장축으로 불일치 시는 gantry 지지대나 치료용 테이블이 휘어 있거나 Collimator 장치가 느슨해진 것을 원인으로 볼 수 있다.

(11) Independent jaw junction 시험

① Gantry를 수직으로 놓은 후 phantom 내에 측정용 필름을 삽입하여 중심축(isocenter)과 gantry 회전 중심축(gantry rotation axis)에 couch에 수평으로 위치시킨다.

② X축 jaw junction을 보기 위해 Y collimator를 10cm으로 하고, X1 jaw를 10cm, X2를 0cm으로 1번째 조사한 후, Y collimator를 20cm으로 하고, X1 Jaw를 0cm, X2를 10cm으로 2번째 조사한다.

③ Y축 jaw junction을 보기 위해 X collimator를 10cm으로 하고, Y1 jaw를 10cm, Y2를 0cm으로 1번째 조사한 후, X collimator를 20cm으로 하고, Y1 jaw를 0cm, Y2를 10cm으로 2번째 조사한다.

④ Junction의 넓이를 확인한다(그림 14-10).

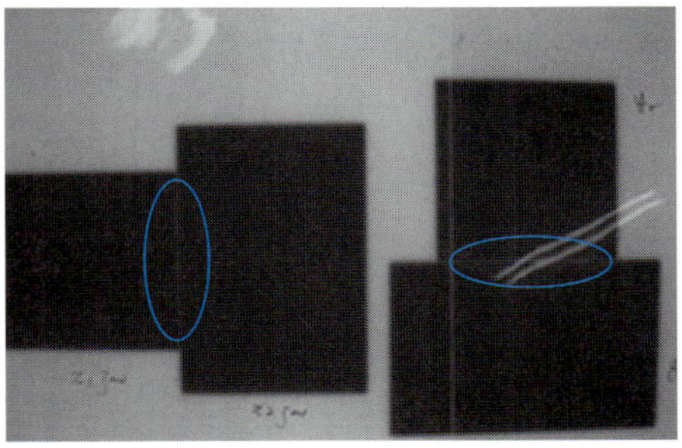

그림 14-10 Independent jaw junction test

2) 방사선 선량의 정확성(Dosimetry accuracy)

(1) X선 출력선량 일치(Output constancy) 측정

① 출력선량을 측정하기 위해 gantry를 수직으로 위치시키고, 조사면을 $10 \times 10cm^2$으로 조정한 후, 중심 십자선의 조사면의 중앙에 놓은 뒤 선원-피부 간 거리(SSD)가 100cm가 되도록 조정한 후 측정한다(그림 참조).

② 출력선량의 측정은 최대선량 깊이 또는 측정하고자 하는 깊이에서 측정하며, 이때 측정 오차를 최소화하기 위해 정확한 위치 조정이 필요하다. 이온 전리함의 유효 측정점은 IAEA TRS 277에 의해서 6MV 이하에서는 물 표면에서 5cm 깊이, 10MV 이상에서는 물 표면에서 10cm 깊이에 위치하고, 유효 측정점은 0.75r 앞쪽에 위치한다(그림 14-11).

③ 선량 측정기는 가능한 한 수치를 0이 되도록 조정하고, 치료실 문을 닫은 후 조사한다. 단, 출력선량 측정은 비밀봉된 이온 전리함(chamber)를 사용했을 경우에는 다음 전리함의 기준 조건과 보정이 이루어져야 한다.

- 미소전류계(electrometer)에 이온전리함을 연결시킨 후에 이온 전리함에 전압을 가한다. 그리고 이온 전리함이 열평형을 유지하고, 전기적으로 안정한 상태로 만들기 위해서 충분한 시간 동안 예열한 후에 사용해야 한다.

- 이온 전리함은 온도와 기압에 따라 선량치가 변하기 때문에 온도와 기압 보정을 해야 한다. 표준선량계로 교정하였을 때의 온도를 T_o=22℃, 기압을 P_o=760mmHg(1,013mb)라 하고, 이 선량계를 이용하여 측정할 때의 온도를 T(℃), 기압을 P(mmHg)라 할 때, 온도 · 기압의 변화에 따른 선량계 지시값에 대한 보정계수를 수식으로 나타내면 아래와 같다.

$$C_{T,P} = \frac{[(273.2+T)P_0]}{[(273.2+T_0)P]}$$

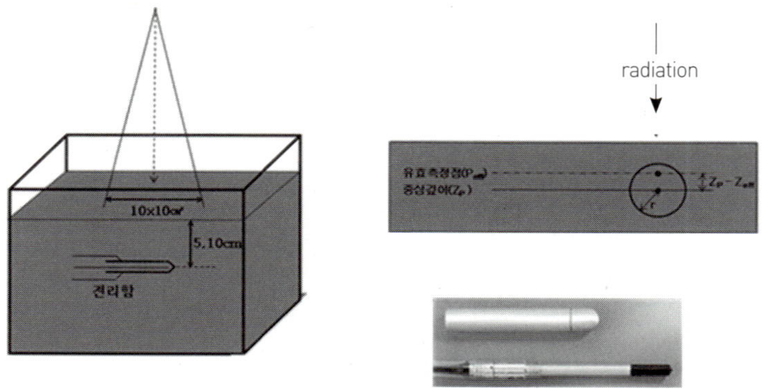

그림 14-11 출력선량 측정 위치와 유효 측정점 위치 및 절대선량 측정용 지두형 전리함

(2) 전자선 출력선량의 일치 측정

① 전자선을 측정하는 데 적합한 측정기구(예: parallel plate chamber 등)를 선택한다.

② X선 출력 선량측정과 같은 과정으로 반복적으로 측정한다.

③ 전자선의 교정 깊이는 Dmax이고, 원통형 전리함을 사용할 경우 유효 측정점은 0.5r 앞쪽에 위치한다.

(3) 조사면 내 선량의 대칭도(Symmetry)

① 조사면의 크기를 $10\times10\text{cm}^2$으로 연 뒤 조사면 내 중심축을 중심으로 X, Y축 양옆 수평선상에 등거리 지점에 기준점을 지정하고, 선량을 측정하여, 두 지점의 측정값을 비교하며, 이 점을 기준으로 수직 이동해 측정 선량값이 가장 큰 두 지점의 선량을 측정하고, 평균값을 비교하며, 측정값과 기준값의 차이를 비교한다.

(4) 조사면 내 선량의 평탄도(Flatness)

① 조사면의 크기를 $10\times10\text{cm}^2$으로 연 뒤 조사면 내 중심축을 중심으로 X, Y축 양옆 수평선상에 등거리 지점에 기준점을 지정하고 선량을 측정하여, 조사면 내 중심축에서 조사면 면적의 80%지점 내에 가장 높은 선량측정 지점과 가장 낮은 지점을 조사하여, 이 두 지점에서의 측정 선량의 차이의 비를 기준값과 비교한다(그림 참조).

(5) 심부선량백분율(Percent depth dose; PDD)

① 조사면의 크기를 $10 \times 10\text{cm}^2$으로 연 뒤 조사면 내 중심축을 중심으로 Z축으로 아래에서 위쪽으로 전리함을 이동하면서 측정한다. 명목 에너지 기준치인 TPR_{10}^{20} 값을 측정하여 비교 평가한다.

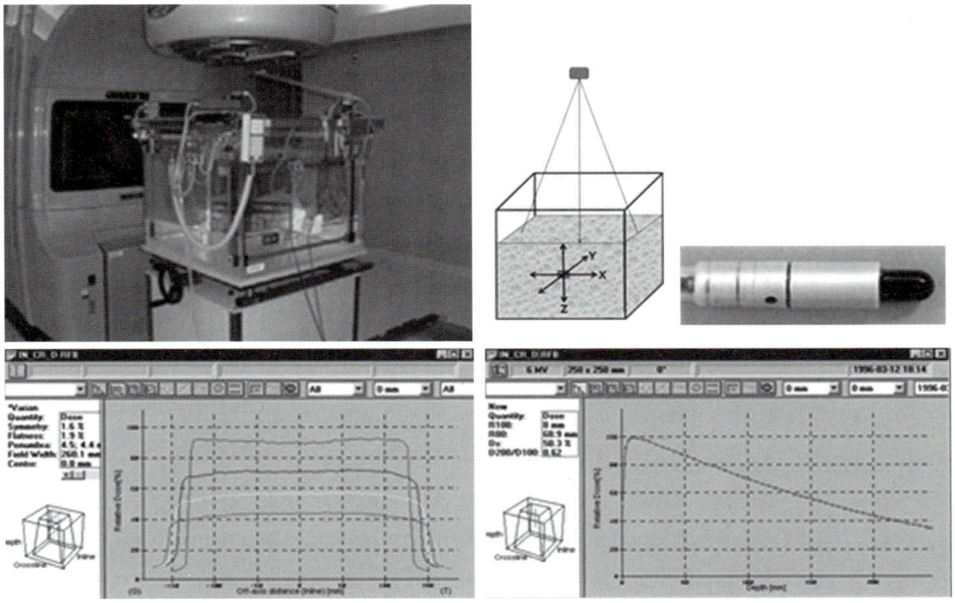

그림 14-12 조사면 내 선량분포 측정을 위한 원통형 전리함을 이용한 평탄도, 대칭도, 심부선량 백분율 측정

표 14-4 선형가속기 일간 점검사항(TG 142)

검사항목	Machine-type 허용오차		
	non-IMRT	IMRT	SRS/SBRT
Dosimetry			
X선 출력선량 항상성(all energy)			
전자선 출력선량 항상성		3%	
Mechanical			
레이저 정확성	2mm	1.5mm	1mm
광학거리지시(ODI) 정확성	2mm	2mm	2mm
조사면 크기 정확성	2mm	2mm	1mm
Safety			
Door interlock		functional	
Door closing safety		functional	
환자 모니터링		functional	
Beam on indicator		functional	

표 14-5 선형가속기 월간 점검사항(TG 142)

검사항목	Machine-type 허용오차		
	non-IMRT	IMRT	SRS/SBRT
Dosimetry			
X선 출력선량 항상성(all energy)			
전자선 출력선량 항상성		2%	
선량율 출력 항상성	N/A	2%(IMRT 선량률)	2%(stereo 선량률, MU)
광자선 선량분포 항상성		1%	
전자선 선량분포 항상성		1%	
전자선 에너지 항상성		2%/2mm	
Mechanical			
광조사면 방사선조사면 일치		2mm or 1% on a side	
광조사면 방사선조사면 일치(asymmetric)		2mm or 1% on a side	
거리, 레이저 검사(front pointer)		1mm	
Gantry, collimator 지시 정확성		1°	
Accessory trays(port film graticle tray)		2mm	
Jaw 위치 표시기(symmetric)		2mm	
Jaw 위치 표시기(asymmetric)		1mm	
Cross-hair centering		1mm	
Couch 위치 표시기	2mm/1°	2mm/1°	1mm/0.5°
쐐기필터 위치 정확성		2mm	
보상체 위치 정확성		1mm	
레이저 위치 확인	±2mm	±21	<±1mm
Respiratory gation			
출력 항상성		2%	
Phase, amplitude beam control		functional	
In-room respiratory monitoring system		functional	
Gating interlock		functional	

3) 다엽 콜리메이터(Multileaf Collimator; MLC)

(1) MLC 투과율

① 고체 팬텀에 필름을 Dmax 위치에 삽입하고, couch 위에 평행하게 올려놓는다.

② SSD 100cm, 조사면을 $10\times10\text{cm}^2$으로 맞춘 후, 다엽 콜리메이터를 닫는다.

③ 각 에너지별로 interleaf, midleaf 투과율을 측정한다(그림 참조).

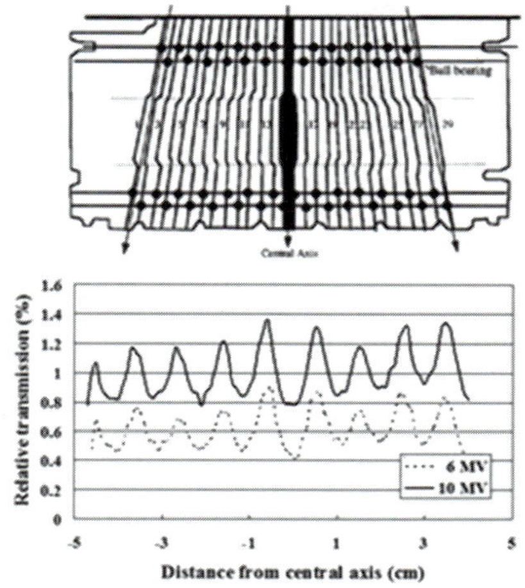

그림 14-13 Interleaf, midleaf transmissions

(2) Leaf 위치 정확성

① 고체 팬텀에 필름을 Dmax 위치에 삽입하고, couch 위에 평행하게 올려놓는다.

② X1 다엽 콜리메이터와 X2 다엽 콜리메이터 사이를 5cm 간격으로 유지하면서 5cm을 유지하면서 움직이면서 조사한다.

③ 필름을 스캔해서 profile을 분석한다(그림 참조).

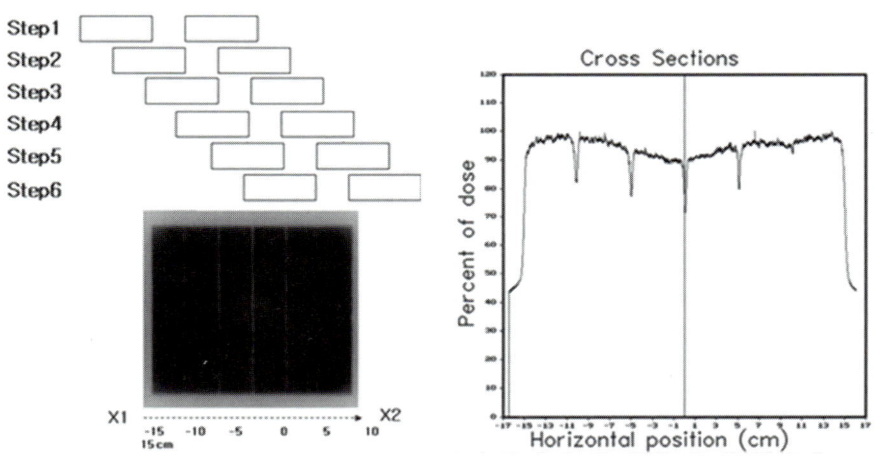

그림 14-14 MLC leaf 위치 정확성 평가

표 14-6 다엽 콜리메이터 정도관리 항목(TG 142)

검사항목	허용오차
Monthly	
Setting vs radiation field for two patterns non-IMRT	2mm
Travel speed IMRT	Loss of leaf speed >0.5cm/s
Leaf position accuracy IMRT	1mm for leaf positions of an IMRT field for four cardinal gantry angles
Annually	
MLC transmission average of leaf and interleaf transmission, all energies	0.5% from baseline
Leaf position repeatability	±1mm
Coincidence of light field and x-ray field all energies	±2mm
Segmental IMRT step and shoottest	< 0.35cm max. error RMS, 95% of error counts < 0.35cm

2. 세기 조절 방사선치료(Intensity modulated radiation therapy; IMRT)

1) 절대선량 검증

(1) IMRT 정도관리 팬텀을 CT 모의치료 후 치료계획 장치를 이용하여 치료계획을 한다.

(2) 치료계획 선량분포 내에서 고선량, 저경사도 지점의 절대선량값을 측정한다.

(3) 지두형 전리함을 치료계획 측정된 지점에 삽입한 후 치료계획에서 계획된 조사방향으로 조사한 후 절대선량값을 비교 평가한다(그림 참조).

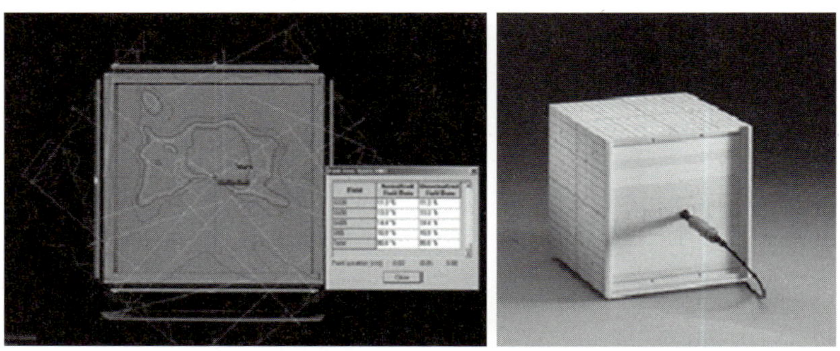

(a) (b)

그림 14-15 (a) 치료계획상 절대선량과 (b) 전리함을 이용한 절대선량의 검증

2) 선량분포 검증

(1) IMRT 정도관리 팬텀을 CT 모의치료 후 치료계획 장치를 이용하여 치료계획을 한다.

(2) 세기 조절 방사선치료를 시행할 환자의 치료계획대로 팬텀에 치료계획을 한다.

(3) 치료계획된 선량분포 데이터를 비교 평가할 수 있는 소프트웨어 장치로 보낸다.

(4) 필름을 IMRT 정도관리 팬텀에 삽입한 후 세기 조절 방사선치료 계획에서 계획된대로 방사선을 조사한다.

(5) 조사된 필름을 스캔해서 선량분포 비교 소프트웨어 장치에서 치료계획된 선량분포와 비교 평가한다(그림 14-16).

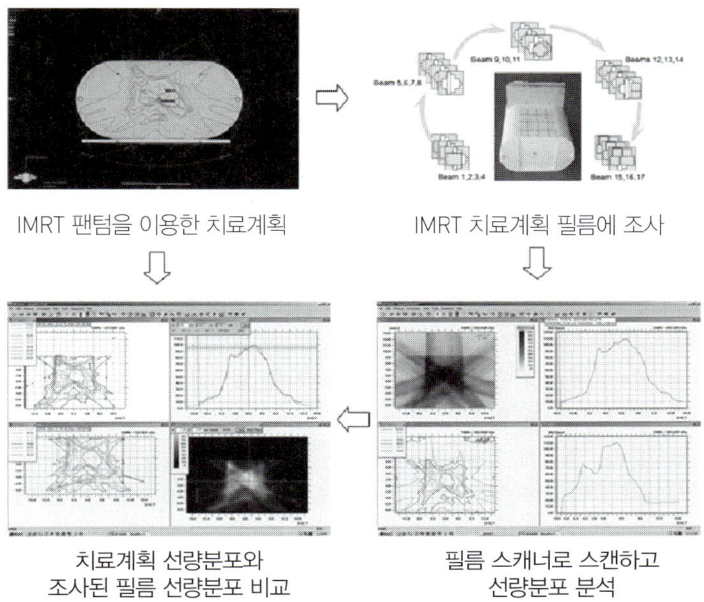

그림 14-16 필름을 이용한 세기조절 방사선치료 선량분포 검증

필름을 사용하지 않고 선량분포를 2차원 분포로 비교 평가할 경우는 선량분포 검출기를 사용해서 각 조사면에 대한 선량분포를 비교 분석한다(그림 참조). 선량분포 검출기는 선량분포를 적절히 표현할 수 있는 검출기를 사용한다.

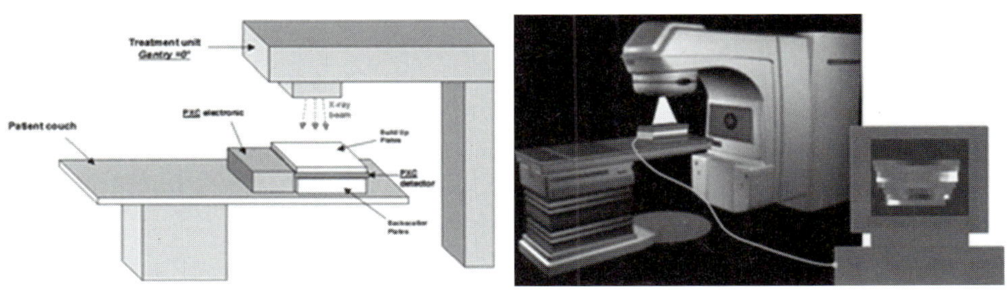

그림 14-17 선량분포 검출기를 이용한 실시간 선량분포 분석

3. 근접치료기(Brachy therapy)

근접치료는 조직 내 조사 또는 강 내 조사와 유사한 의미로 사용된다. 즉 근접조사는 방사성 동위원소를 종양에 근접한 강(cavity) 내나 조직(tissue) 내에 가까이 삽입하여 치료하는 것이다.

근접치료에서 적정관리는 적당한 선원의 에너지와 종양 내에서의 선원의 공간적 분포, 조사시간 등과 같은 기본적인 지침이 만들어져야만 수행할 수 있다.

근접치료에서 정도관리의 목표도 외부조사에서의 적정관리 목표와 크게 다르지 않다. 즉 각각의 환자에게 제공되는 진료에 있어서 정확성이나 안정성 등이 이미 만들어진 기준에 부합되도록 제공하는 것이다. 근접치료는 종양 내에 적절한 선량을 조사하기 위한 정확한 기하학적인 위치판단이 요구된다는 점에서 외부 치료와 차이가 있다.

근접치료장치의 정도관리 프로그램은 아래 도표와 같으며, remote afterloading 장비의 정도관리 프로그램에는 선원 위치의 정확성과 재현성, 장비의 안전한 사용, 조사 타이머의 정확한 기능과 같은 항목이 반드시 포함되어야 한다.

표 14-7 근접치료기 정도관리 항목

검사항목	검사주기	허용오차
치료기구		
강내 조사기구		
선원의 위치	최초 사용 시 및 고장 수리 시	문서상 게시된 값
모의선원/방사선원간 일치	최초 사용 시	1mm
차폐 부위 확인	최초 사용 시	문서상 제시된 값
조직내 조사 기구		
모의선원/방사선원간 일치	최초 사용 시 및 고장 수리 시	1mm
방사 선원		
기술적항목		
물리/화학적 성상	최초 구입 시	문서상 제시된 값
선원의 밀봉	최초 구입 시	문서상 제시된 값
방사핵종의 분포 및 선원의 균등성	최초 구입 시	문서상 제시된 값
측정 항목		
선원의 평균선량	최초 구입 시	3%
평균선량에서의 편차	최초 구입 시	5% 또는 문서상 제시된 값
측정값의 확인	매 사용 시	측정기로 측정
원격 근접치료 장치		
선원의 위치	매주	1mm
선원의 강도($cGy.m^2.h^{-1}$)	매일	2%
조사시간	매 4일/선원 교체 시	1%
방사선 안전장치	매일	기능 여부
선원 가이드 튜브	매일	꼬임 여부

실험보고서

❶ 실험 제목

❷ 실험 조건

❸ 실험 결과

❹ 평 가

Chapter 15

핵의학 장치에서의 정도관리

01 감마 카메라의 성능평가

1. 목적

항상 가장 양호한 영상을 얻기 위해서는 그 카메라가 갖고 있는 최고의 성능과 정도를 유지하지 않으면 안된다(quality control; QC). 기기의 관리가 충분하지 않을 경우 허상(artifact)을 일으켜 오진이 되는 경우도 있다. 또한 검사 시 환자에게 콜리메이터(collimator)가 떨어지거나 환자가 굴러 떨어지는 등 안전성을 확보하기 위해서도 화질관리와 마찬가지로 검사기기의 관리는 반드시 필요하다.

2. 이론

감마 카메라(Gamma camera)의 성능 관리는 여러 가지 인자에 대한 상호관계를 생각해야 한다. 전력의 공급형태, 온도(적당한 온도 21℃)와 습도(적당한 습도 50%) 그리고 공기 오염 정도와 백그라운드(background; BKG) 방사선 등에 대한 영향을 받을 수 있다. 즉 부적당한 전력의 공급은 장치의 충분한 기능을 발휘할 수 없게 하는 주요인이 되며 갑작스런 실내온도의 변화는 신틸레이터 크리스탈(crystal)의 파손을 초래할 수 있다. 그러므로 실내의 온도와 습도는 항상 일정하게 유지할 수 있도록 해야 한다. 이와 같은 요인들이 영상에 많은 영향을 주며 분해능과 감도 등을 저해하는 요인이 되기도 한다.

감마 카메라의 관리항목은 다음과 같다.

(1) 분해능

(2) 시야 균일성

(3) 화상 왜곡(시야 직선성)

(4) 감도

(5) 계수율 특성

(6) 에너지 분해능

(7) 유효시야

표 15-1 Calibration source의 종류

방사성핵종명	에너지	반감기	방사능(SI단위)
^{57}Co	122keV	271일	5mCi(185MBq)
^{133}Ba	81/356keV	10.7일	250μCi(9.3MBq)
^{137}Cs	662keV	30년	200μCi(7.4MBq)
^{60}Co	1,173/1,332keV	5.3년	50μCi(1.9MBq)

각 phantom은 루사이트(lucite)에 납줄(lead bar)가 함몰되어 있거나 납(Pb)판에 구멍이 뚫어져 있는 방식으로 이루어져 있으며, 이것을 이용할 경우 카메라의 검출기와 source 사이에 놓고 영상을 기록한다.

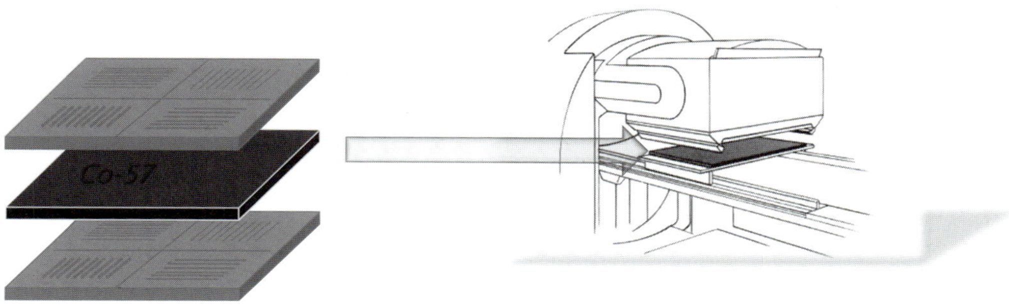

그림 15-2 감마 카메라 적용의 예

1) 공간 분해능(Spatial resolution) 측정

공간 분해능 측정에서 가장 흔하게 이용되는 것은 four-quadrant bar phantom이다. 그러나 최신의 고분해능을 가진 카메라에서는 four-quadrant bar pattern으로는 적합한 분해능 측정이 어렵다. 현재 이용되는 카메라 중 반치폭(FWHM)이 3mm 이하의 경우 phantom의 bar간 거리는 1.5mm 이하이어야만 한다. 그러나 실제로 이와 같은 작은 공간을 균형 있고 정확하게 제조한다는 것은 매우 어려운 일이다.

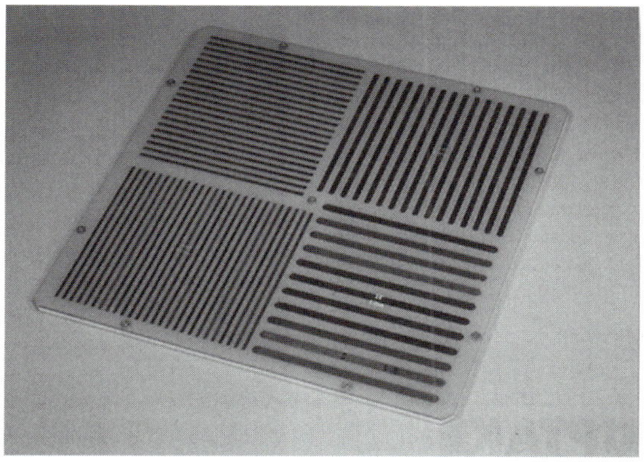

그림 15-3 Four-quadrant bar phantom

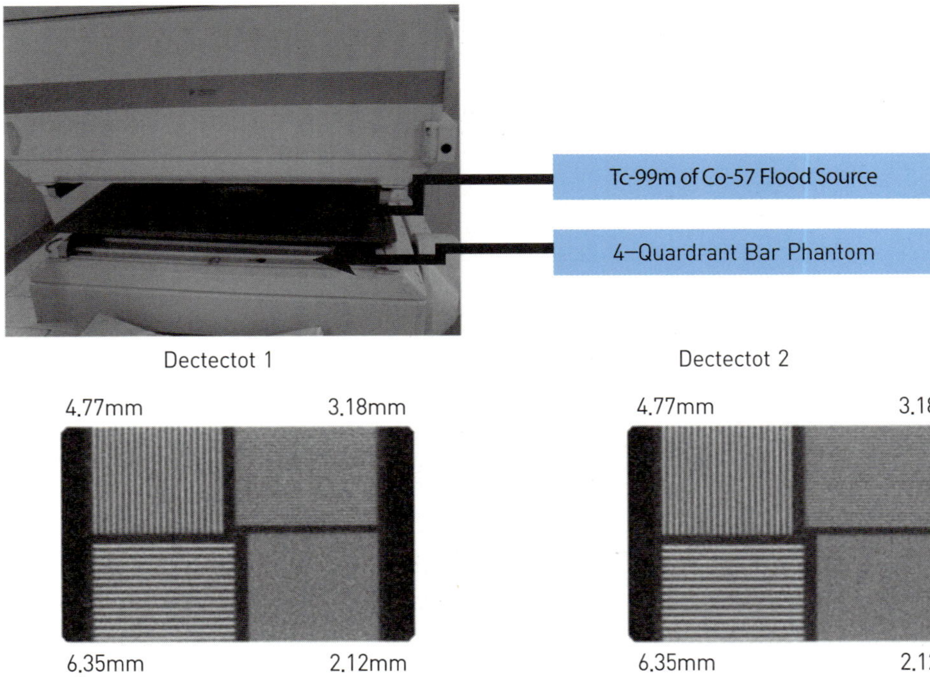

그림 15-4 고유 분해능을 측정하는 방법의 예

Four-quadrant bar phantom의 또 다른 문제점은 한번의 영상기록으로 유효시야(UFOV)나 중앙 부위에 대한 공간 분해능 평가가 불충분하다는 점이다. 전반적인 시야에 대한 평가를 위해 4개의 image를 기록할 필요가 있다. 그러나 이것은 X 또는 Y의 한 방향에 평가되므로 완전한 평가를 위해 8개의 영상이 필요하다.

PLES phantom의 경우는 bar 간의 간격이 한 방향으로 일정하기 때문에 2개의 영상만으로도 카메라의 분해능이 각기 다를 경우 그 분해능을 측정하기 위해 여러 개(2~3개)의 bar의 간격이 서로 다른 PLES pattern의 phantom을 사용하여야 한다는 단점도 있다.

X와 Y방향으로의 분해능을 측정하기 위해 두 방향의 image를 해야 하는 번거로움을 없애기 위해서 orthogonal hole phantom을 이용하기도 한다. 이것은 field 전면에 대하여 한 번의 영상을 기록함으로써 분해능을 측정할 수 있다. 다음은 카메라의 고유 분해능을 측정하는 방법의 예와 그에 따른 결과 영상이다.

2) 영상의 직선성(Linearity)

직선성 검사는 평행으로 놓인 lead bar를 영상으로 기록하며 그 lead bar의 직선상태를 점검하는 검사방법이다.

Non-linearity가 있는 카메라의 경우 직선으로 된 lead line이 곡선으로 나타나게 된다. 즉 직선의 모양이 중심으로 굽어서 나타난 영상은 'pin cushion' distortion이라 하고 외부로 굽어진 것을 'barrel cushion' distortion라고 한다.

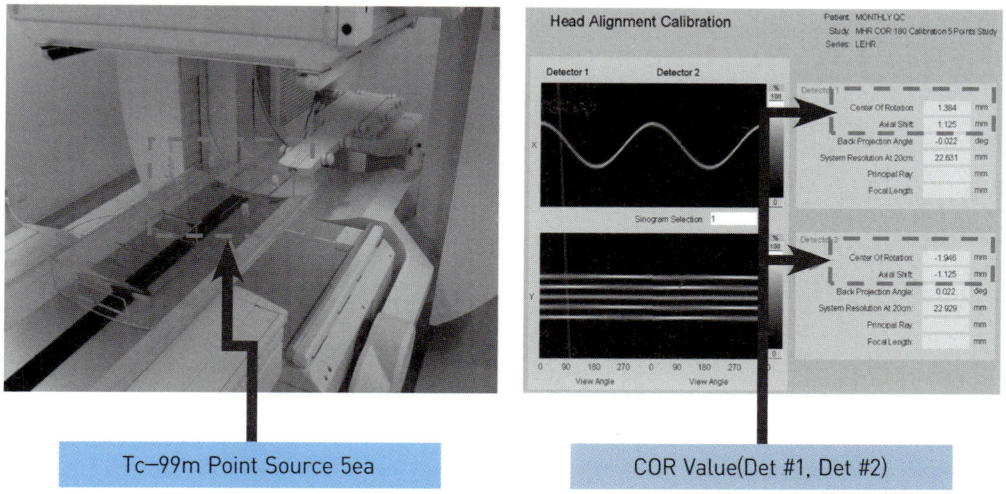

그림 15−5 영상의 직선성 평가를 위한 방법 및 결과

3) 균등도(Field uniformity)

Flood−field image로 평가하는 방법으로 매일 측정하여 카메라의 영상을 기록하는 두 가지 방법을 보면, 우선 point source를 이용하는 방법으로 collimator를 제거하고 검출기로부터 point source를 1~2m 거리에서 영상을 기록하여 카메라 고유의 uniformity를 알 수 있다.

이와 같은 방법은 소량의 방사능량(200~400μCi)으로도 가능하며 피폭선량을 감소시킬 수 있고, 사용되는 방사선원(Source)도 ^{57}Co, ^{99}mTc 외에 ^{201}Tl의 사용도 가능하다.

그러나 point source를 이용한 고유 uniformity 측정법의 몇 가지 단점은 다음과 같다.

(1) Collimator를 반드시 제거해야 하며 방사선 검출시야를 제한시켜 줘야 한다.

(2) Collimator에 대한 검사를 할 수 없다.

(3) Uniformity correction 회로가 요구된다.

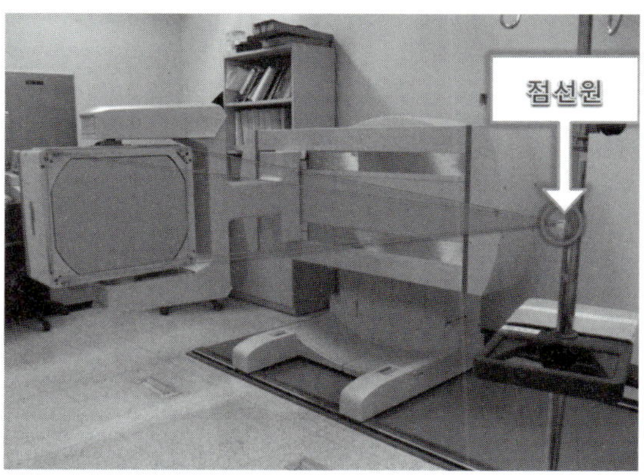

그림 15−6 Collimator를 제거한 상태의 균일도 측정법: Intrinsic method

(4) Collimator를 제거한 상태로 이용하기 때문에 검출기의 기계적 손상의 우려가 있고 BKG에 의한 confusing artifact가 나타날 우려가 있다.

다른 한 가지 측정법은 collimator를 부착한 상태로 측정하는 방법으로, 외적 인자에 의한 uniformity 측정방법이 있으며 이 방법의 특징은 다음과 같다.

① 적어도 5mCi의 방사능이 이용되어야 한다. 방사성핵종을 phantom 내로 주입하거나 희석하는 동안 검사자의 피폭이 point source를 이용할 때보다 증가될 수 있다.

① 사용되는 방사성핵종에 제한 사항이 있다. 즉 ^{99m}Tc-sulfur colloid와 같은 것은 phantom의 plastic 벽에 부착되기 때문에 사용하면 안 된다.

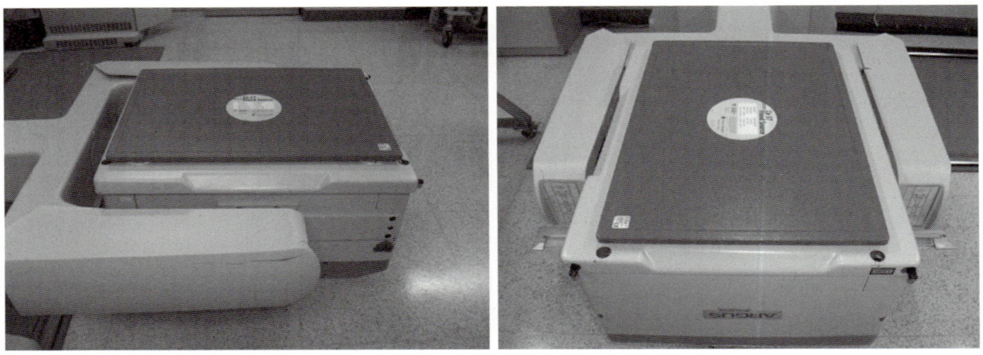

그림 15-7 Collimator를 장착한 상태의 균일도 측정법: Extrinsic method

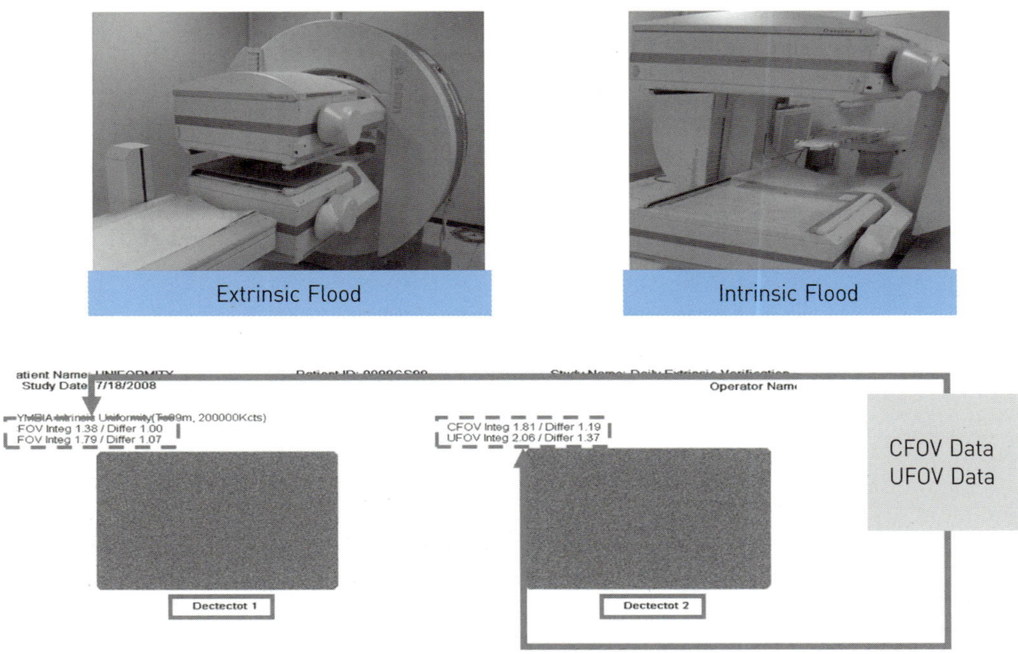

그림 15-8 균일도 측정방법 및 결과 평가

4) 감도(Sensitivity)

감도의 측정은 point source를 이용한 균등도(field uniformity) 측정 시 측정값으로 감도를 측정할 수 있으며 이때 source의 방사능을 정확하게 계측해야 한다. 그리고 source와 검출기간의 거리는 일정하게 고정시켜야 한다. 그리고 BKG를 계측하여 net count를 산출한다.

5) 보정(Correction)

(1) 균등도 보정방법의 예

불균등도의 정도는 여러 방향으로부터 정보를 검출하여 기록하는 단층영상에서(SPECT) 더욱 문제가 된다. SPECT 진단은 물론 일반 camera image에서 나타날 수 있는 균등도와 직선성의 저하는 다음의 보정방법에 의해 충분히 방지할 수 있다.

① Matrix multiplication

Computer를 이용한 영상기록에 있어 그 보정인자는 matrix에서부터 처리할 수 있다. 전형적인 computer uniformity 보정은 다음과 같이 시행된다.

가. Collimator가 없는 상태로는 point source 그리고 collimator가 있는 경우면 선원을 이용하여 150~200만 count로 flood image를 저장하도록 한다. SPECT 영상일 경우에는 4,000~6,000만 count를 계수해야 하며 SPECT 영상에서 collimator에 의한 artifact가 나타날 우려가 있어도 반드시 collimator를 이용해야 한다.

나. Flood 영상을 관찰하며 유효시야의 주변으로부터 높거나 낮은 값에 의하여 시야 중앙의 보정인자에 영향을 받지 않도록 해야 한다.

다. 유효시야 내에서 각 pixel로부터의 계수의 평균값을 산출한다(computer에 의함).

라. Matrix 보정인자를 computer에 입력하고 평균 pixel당 계수 값을 각각의 pixel 계수로 동일하게 보정인자로 저장시킨다. 이를 수학적으로 표시하면 64×64 matrix

마. SPECT와 같은 경우 단면 영상은 저장된 모든 영상에서 모든 pixel에 대한 보정인자를 적용함으로써 보정된다.

이와 같은 방법을 균등도 교정법의 'matrix multiplication' 또는 'renormalization' 방법이라고 한다. Collimator에 의한 효과를 측정하기 위해서는 각 collimator의 flood 영상을 각각 기록해야 한다. 또한 collimator나 환자의 조직으로부터 방출되는 산란선의 분포도 non uniformity에 많은 영향을 미친다. Matrix multiplication 방법은 analog image에 응용할 수 없다는 문제점이 있다.

② 계수의 보정(Count skimming)

이 방법을 이용하기 위해서 64×64 matrix를 이용하여 flood image를 저장한다. 저장된 영상에서의 중심시야(central field of view)에 최소 pixel count와의 비(ratio)를 구함으로써 결정한다.

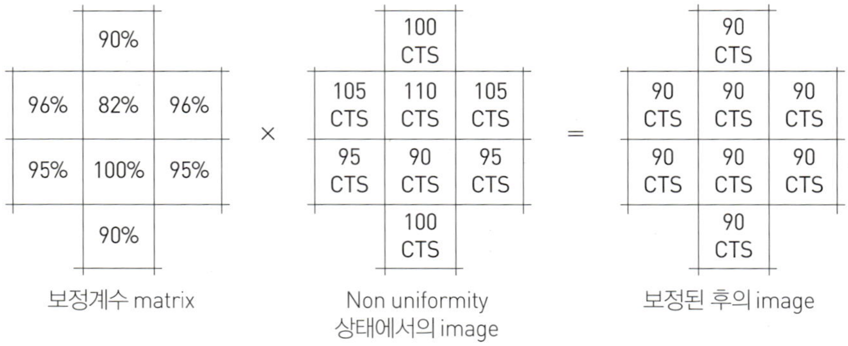

그림 15-9 계수 보정 방법

③ 에너지의 보정

만약 신틸레이터 유효시야에 대한 여러 부위의 부분적 감도를 측정한다면 그 부분적 감도가 모두 일정하지 않을 수 있다. 이때 각각 측정할 때마다 측정하기 전에 파고 분석기의 window를 재조절하여 측정한다면 그 계수 값의 다양성을 최소로 하여 균등도를 향상시킬 수 있다. 이와 같은 계수밀도의 불균등성은 photocathode의 감도 photo tube의 gain, preamp의 gain 신틸레이터의 빛 전환율 그리고 light pipe의 빛 통과효율과 photocathode와 light pipe, crystal, light pipe 사이에서의 광학적 matching 정도 등에 의하여 영향을 받는다.

만약, energy window의 재조절 없이 국소 부위의 감도를 측정한다면 총계수율의 변화가 나타나게 될 것이다. 1977년 Picker사에서는 Micro-Z라고 불리는 energy window의 위치를 photo peak의 위치에 조절할 수 있도록 장비를 개발하였다.

Photo peak의 위치는 각 pixel에서의 spectrum에 의해 결정되며 보정인자(ΔZ)는 microprocessor에 저장되며 window의 position이 조절된다. 이때 각 계수율은 30K~35K count/second로 적당해지며 calibration time은 30~35분이 걸리게 된다.

X와 Y의 위치로부터 계수가 입력되는 동안 신호(signal)가 형성되고 Micro-Z processor는 pixel에 대

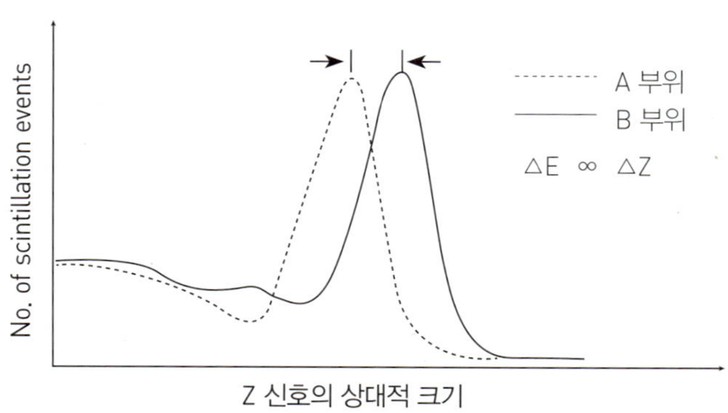

그림 15-10 Window 폭조절

한 energy peak의 위치를 인지하게 되고 window가 그 energy peak에 조정되게 된다. Window가 조정되면 동일한 pulse height의 Z방향의 신호도 검출되게 된다. 이와 같은 에너지 보정방법에서는 작은 각도의 산란선을 제거하기 위하여 비대칭적으로 window 폭을 조절하기도 한다.

(2) 직선성의 보정

형광 카메라의 계수밀도가 일정하지 않을 경우 그 근본 원인을 보정해야 한다. 계수밀도가 다양하게 나타나는 카메라에서 작은 disk 형태의 source를 이용하여 검출기의 유효시야 내의 여러 곳에서 영상을 각각 기록할 때 그 영상에서 source의 직경을 각각 측정하면 각각 영상에서 직경이 일정하지 않게 나타나는 경우가 있다. 부분적인 non linearity는 영상으로 나타낼 수 있으며 보정계수들을 X, Y 방향으로 재조절함으로써 직선성을 보정할 수 있다. 다음 그림은 non linearity와 보정계수의 결정을 나타내고 있다. 보정계수들은 grid pattern이 교차하는 평행선과 비직선성의 정도를 쉽게 알 수 있다. 즉 ^{99m}Tc source의 사각형 grid를 사용하여 불균등도에 따라 X, Y축의 변위 ΔX와 ΔY(보정계수)를 산출하여 X+ΔX와 Y+ΔY의 보정 신호를 만들어서 직선성을 보정하게 된다.

6) 영상평가 예시

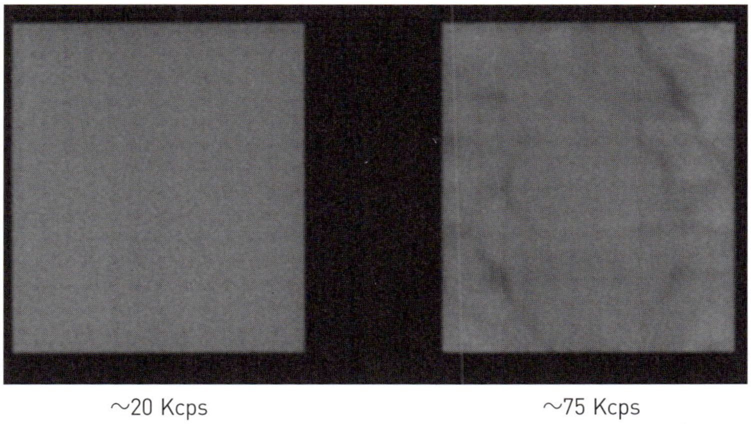

그림 15-11 High count rate artifacts

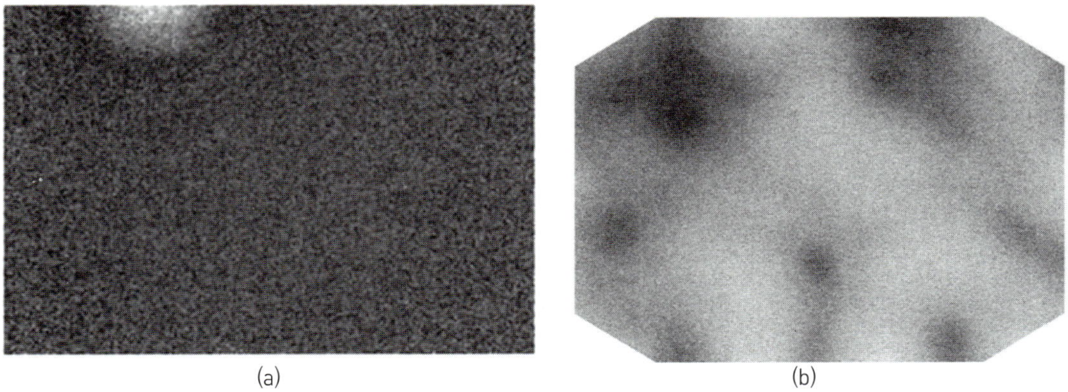

그림 15-12 Uniformity error: (a) PM tube, (b) Crystal

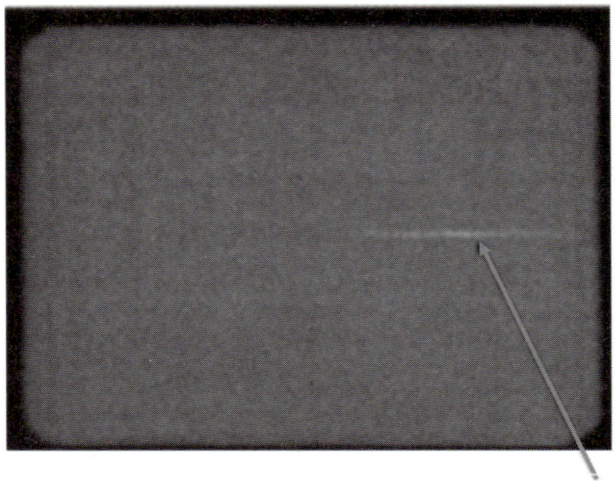

그림 15-13 System uniformity collimator defect

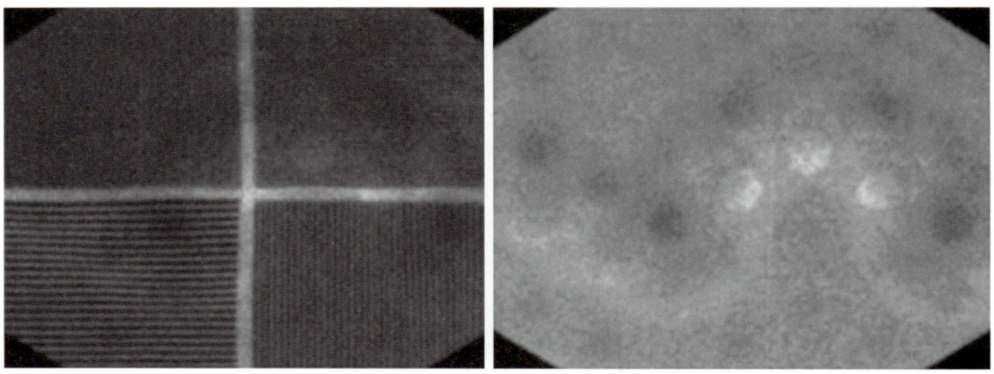

그림 15-14 Spatial non-linearities and bar phantoms

02 SPECT의 성능평가

1. 목적

SPECT의 성능은 SPECT 장치를 구성하는 카메라 고유의 성능과 영상을 재구성하는 컴퓨터의 소프트웨어에 의해 좌우되는데, 데이터 수집조건에 의해서도 다르기 때문에 성능평가를 하는 경우에는 각 기종에 따라 가장 좋은 성능을 발휘할 수 있도록 검사조건을 검사대상에 따라 정하여 놓는 것이 필요하다.

SPECT 장치로 정확한 단층상을 얻기 위해서는 형광 카메라와 마찬가지로 정기적으로 점검하여 조정한다. 신티 카메라를 회전시키는 SPECT 장치의 경우 각 신티 카메라의 점검과 조정을 시행함과 동시에 균일성과 회전중심의 보정이 중요하다.

2. 이론

균일성 보정에 있어서 SPECT에서 수집한 투영 데이터는 형광 카메라 본체(특히 광전자 증배관)와 콜리메이터의 감도얼룩에 의한 불균일 성분이 포함되어 있다. 이와 같은 불균일 성분이 재구성 영상의 ring artifact 등의 원인이 되기 때문에 재구성을 시행하기 전에 투영 데이터에 대하여 균일 보정을 시행한다. 균일 보정방법은 균일한 면 선원 용기를 SPECT 수집의 회전 중심에 놓고 검출기를 실제 SPECT 검사와 같은 정도로 회전반경에 맞추고 콜리메이터마다 균일성 데이터를 수집한다. 이 균일성 데이터를 반전한 데이터를 균일성 보정 데이터로 이용하여 투영 데이터를 보정한다.

회전중심 보정은 검출기 회전형 형광 카메라를 이용하여 SPECT를 시행한 경우 그 콜리메이터 검출부(Camera head)의 무게에 의해 회전중심이 벗어나는 경우가 있다. 이 차이가 재구성 영상의 왜곡의 원인이 된다.

회전중심의 보정방법은 회전중심에 놓은 점 선원으로부터의 방사능을 SPECT 수집하여 구성한 투영 데이터로부터 각각 각도에 있어 중심회전과의 차이를 구하여 회전중심 보정 데이터를 작성한다. 이 보정 데이터를 사용하여 실제로 구한 투영 데이터의 회전중심을 보정한다.

1) 공간 분해능(Spatial resolution)

영상의 공간 분해능 평가방법에는 점(point) 또는 선(line) 응답함수(PSF, LSF), 또는 이것을 fourier 변환하여 얻을 수 있는 변조전달함수(modulation transfer function; MTF)가 이용되나, 일반적으로 PSF(LSF)의 반치폭(full width at half maximum; FWHM, mm)으로 나타내는 것이 간편하다. 또한 검사결과 판독과 직접관계가 있는 방법으로서 시간적으로 여러 크기의 cold 또는 hot spot의 검출능을 보거나, 각종 특수한 팬텀을 이용하여 평가하는 방법도 있다.

(1) PSF의 측정

선선원의 횡단 SPECT 영상을 얻어서 그 PSF의 반치폭(FWHM)으로 표시한다. 측정은 두께가 기록된 1cm 이하의 아크릴수지, 또는 이것과 동일한 흡수계수를 가진 물질로 만들며, 원통형으로 내부 직경 20cm, 측방향의 길이 20cm의 팬텀(cylindrical phantom)을 사용한다. 이 원통형 팬텀 속에 내부 직경 1mm 이하의 비닐관으로 된 두 개의 선원(^{99m}Tc, 370MBq: 10mCi/mL)을 축에 평행으로 배열하여, 선선원을 일직선으로 배열하면 SPECT에서 선상의 artifact가 발생하기 쉽기 때문에 선선원은 임의로 배열한다.

측정은 검출기의 회전중심과 팬텀의 중심축을 일치시켜 설치하고, 검출기를 팬텀 주위로 1 회전시켜 각 방향에서의 데이터를 수집한다. 분해능은 검출기로부터 거리(깊이)에 따라 다르기 때문에 여러 점에 대하여 측정하든가 또는 검출기의 회전반경을 변경하여 측정하고 각 FWHM을 산출한다. 또한 동시에 방향성(radial, tangential)도 측정할 필요가 있다.

분해능은 SPECT 카메라 자체의 분해능이나 보정계수의 특성에도 의존하며, SPECT 데이터의 수집 간격이나 검출기로부터의 거리, 사용하는 콜리메이터의 종류에 따라서도 다르다. 현재 사용되고 있는 대부분의 회전형 신틸레이션 카메라의 유효시야는 직경이 약 40cm이고, 컴퓨터에 수집된 화상의

matrix가 64×64이기 때문에 SPECT의 분해능은 12mm 이하로 하는 것은 곤란하며, 회전반경 25cm에서 17~19mm 정도이나, 회전반경의 길이에 따라 분해능의 영향은 분명히 차이가 있다. 분해능을 좋게 하기 위하여는 검출기와 피사체와의 거리를 짧게 하며, 현재 검출기를 될 수 있는 한 체표면 가까이에서 회전되도록 고안한 각종 회전형 카메라가 만들어지고 있다. 또한 심부 분해능이 좋은 콜리메이터를 사용하는 방법도 있으며 각각 콜리메이터에 따라 분해능은 다르지만 감도관계에서 충분한 목적을 달성시키는 콜리메이터는 없다.

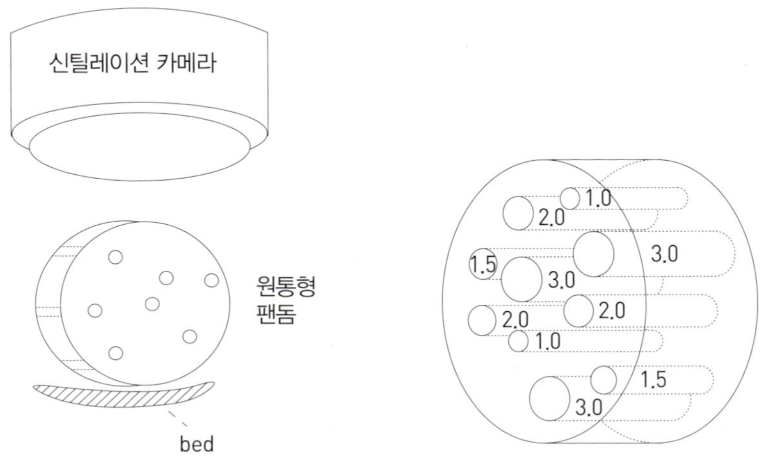

그림 15-15 PSF 측정을 위한 팬텀의 적용

(2) 냉결절(Cold spot)의 검출능

측정은 원통형 팬텀 속에 37kBq(1μCi)/ml의 ^{99m}Tc 수용액을 가득 채우고 그 속에 직경 1.9, 1.5, 2.0, 3.0cm의 syringe 등으로 만든 water column을 cold spot으로서 임의로 배열한 것을 이용한다.

이 팬텀의 SPECT상을 얻어서 각 크기의 cold spot의 검출능을 시각적으로 평가한다. 이때 cut off level을 기록할 필요가 있다. 또한 시각적 평가만으로는 개인차가 있을 가능성이 있기 때문에 cold spot의 중심에서 절단한 profile의 FWHM도 측정하여야 한다.

Cold spot의 검출도 PSF 측정과 마찬가지고 SPECT 카메라 자체의 분해능 등이 크게 관여하며, 또한 검출기와 피사체와의 거리, 즉 회전반경의 길이에 따라 검출능도 다르다. 또한 콜리메이터의 종류에 따라 cold spot의 검출능도 다르나, 일반적으로 사용되고 있는 장치에서는 회전반경 25cm에서 직경 1.5cm까지 검출이 가능하다. 이 경우도 데이터 처리조건에 따라 다르다.

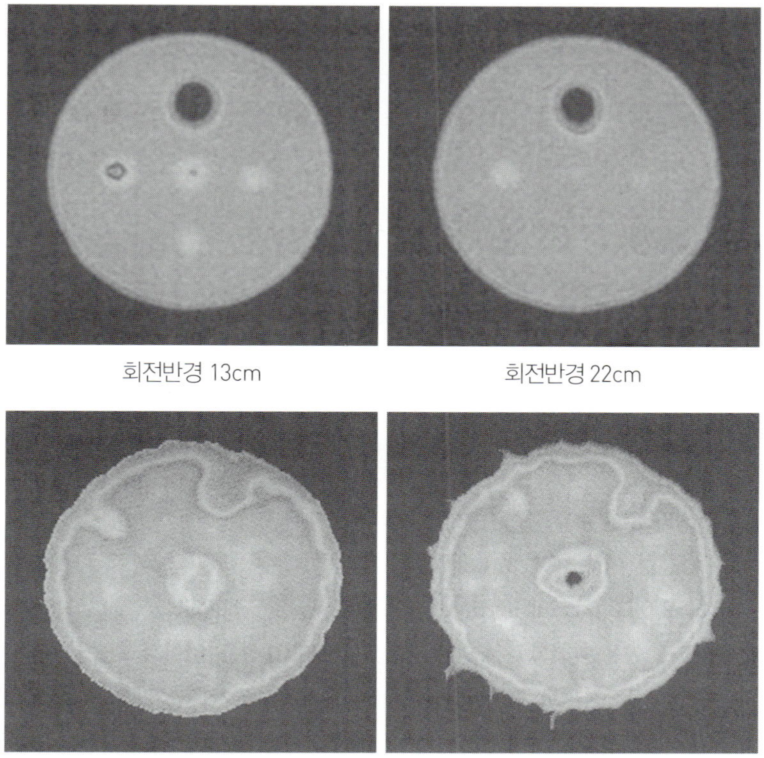

회전반경 13cm　　회전반경 22cm

고감도 collimator　　고분해능 collima 색

그림 15-16 검출능 측정의 예

2) 단면 두께(Slice thickness)

측정은 원통형 팬텀에 물을 가득 채우고 그 속에 축방향에 대하여 각도(θ)를 가진 ^{99m}Tc 선선원(370MBq: 10mCi/mL)을 놓은 것을 이용한다. 즉 선선원은 팬텀의 중앙 및 주변부에 배치한다. 이것을 이용하여 얻은 SPECT 영상에서 FWHM을 구하고 다음 식에 의하여 slice 두께를 구한다.

$$\text{Slice thickness} = \text{FWHM}/\tan\theta(\text{cm})$$

Slice 두께는 검출기의 분해능이 거리가 멀어짐에 따라 저하하기 때문에 재구성된 단층상의 slice 두께는 실제보다도 두껍다.

3) 불균등도(Non uniformity)

원통형 팬텀 속에 잘 혼합된 ^{99m}Tc 수용액(37kBq: 1μCi/mL)을 가득 채우고 이것을 이용하여 SPECT 상을 얻는다. 이 SPECT상이 중앙부 및 주변부 여러 곳에 5×5cm(약 8×8 pixel) 정도의 면적을 설정하여, 그 각각의 SPECT값 X의 표준편차 S.D. 및 변동계수 C.V를 다음 식에 의해 구한다.

균일성은 카메라 자체의 감도 균일성에 의하여 좌우되며, 감도의 불균일성은 SPECT상의 ring artifact의 원인이 되기 때문에 먼저 신틸레이션 카메라의 상대적 불균일도를 3% 이내로 하는 것이 바람직하다. 또한 회전형 신티 카메라에서는 검출기의 위치에 따라 지구 자기의 영향, 기타의 원인으로 불균일성이 일어날 경우가 있으나, 현재 사용되고 있는 대부분의 회전형 신티 카메라는 지구 자기의 영향을 제거한 장치로 만들어져 있다. 조정이 충분히 이루어져 있는 기기에서는 감도 불균일에 의한 artifact는 볼 수 없는 것이 보통이나 영상 재구성에 있어서 데이터를 균일하게 보정하는 쪽이 양호한 화질을 얻을 수 있다.

4) 잡음(Noise)

SPECT 영상의 화질은 데이터 수집법, 데이터의 계수치, 농도 분해능, 공간 분해능, 산란선의 영향, 화상 재구성법 등에 의존하기 때문에 잡음의 평가는 어렵다. 간단한 평가방법으로는 앞에서의 불균일성과 마찬가지로 팬텀의 SPECT 영상의 중앙부 및 주변부에 일정한 면적을 설정하여 그 영역의 SPECT값의 표준편차 S.D로 표시한다.

S/N 비(신호 대 잡음비)는 투영 데이터의 count 수가 많으면 개선되며, 공간 분해능도 향상된다. Budinger 등은 S/N비와 계수의 관계를 아래와 같이 나타냈으며, S/N 비는 total count 수의 평방근에 비례한다.

이론적으로 투영 데이터의 count 수를 많이 할수록 S/N 비는 좋아지는데, 일상 검사에서 count 수에 전념할 수 없기 때문에, 일상 검사조건에서의 잡음 정도를 알아 둘 필요가 있으나 성능평가로서 일정한 의미는 기대하기 어렵다.

잡음의 일종인 artifact가 일어나는 것은 SPECT상에 있어서 어느 정도는 해결할 방법이 없다. Artifact는 중첩적분법에 의한 방사상과 fourier 변환법에 의한 원형이 있는데, ring artifact는 검출기의 감도 불균일성에 의해 일어나며, 약 3%의 감도 불균일성에 의해서도 ring artifact가 나타난다.

5) 방사능 농도 분해능과 직선성

측정은 원통형 팬텀 속에 37kBq(1μCi)/mL의 ^{99m}Tc 수용액을 넣어서 그 안에 여러 농도(74~370 kBq: 2~10μCi/mL)의 ^{99m}Tc 수용액을 넣은 동일 직경(약 3cm)의 주사기를 임의로 배치한 것을 사용한다. 이 팬텀의 SPECT상을 촬영하여 농도 분해능을 시각적으로 평가하고 주사기 내의 식별 가능 농도를 관찰한다.

농도 직선성은 각 주사기의 방사능 농도와 구한 SPECT 값을 이용하여 기울기 A와 절편 B를 구한다.

$$\text{PECT 값} = Aa + B$$

농도 직선성은 상관계수 0.99로 양호하다. 시각적인 농도 분해능에 대하여는 개인차가 어느 정도 있기 때문에 일정한 계수비는 얻을 수 없는 경우가 있으나 일상검사에서 참고할 수 있도록 데이터는 필요하다.

6) 위치 의존성

측정은 원통형 팬텀을 검출기 회전중심으로부터 X축 및 Y축 방향으로 몇 cm씩 중심에서 벗어나도

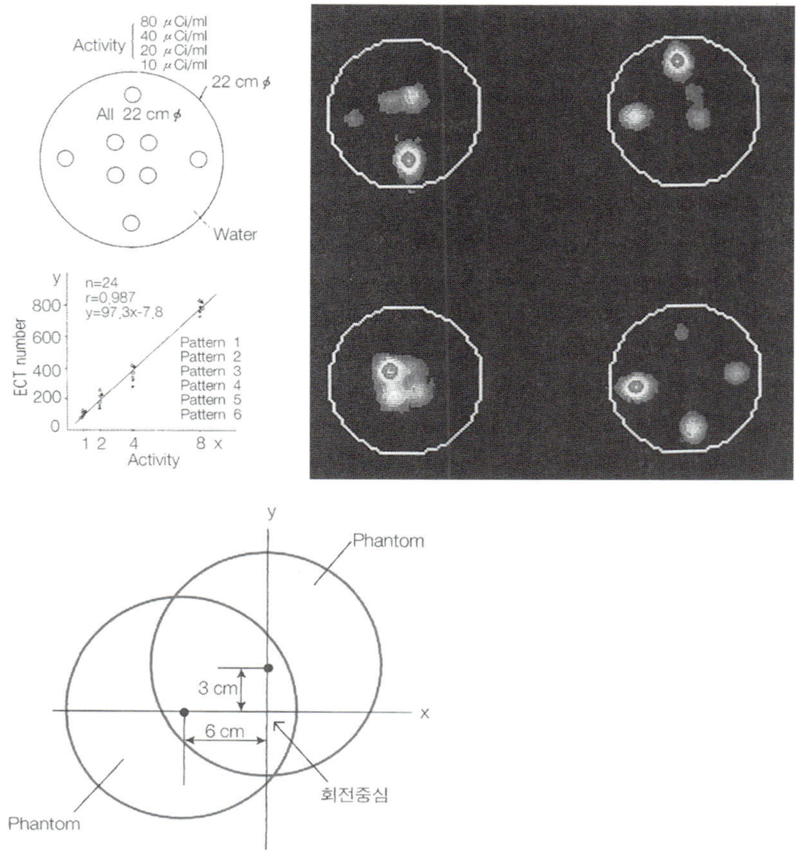

그림 15-17 위치 의존성 측정의 예

록(예: 0, 3, 6, 9cm) 설치하고 SPECT상을 얻는다. 이 데이터로부터 공간 분해능, slice 두께, 불균일성, 잡음, 농도 분해능에 대하여 검토하고, 중심에서 벗어난 화질의 변화를 관찰한다.

SPECT상의 화질은 피사체의 중심점과 검출기 회전중심점과의 차이에 의해 영향을 받는다고 할 수 있으나, 화상 재구성에 이용되는 흡수보정법에 의해서도 다르다. Sorenson의 흡수보정법을 이용할 경우에는 피사체의 중심점과 검출기 회전중심점의 차이는 될 수 있는 한 적은 것이 바람직하나, Tanaka나 Chang의 흡수보정법을 이용할 경우에는 그다지 이 점에 관한 엄밀한 요구는 하지 않는다.

SPECT 검사에서 화질을 좋게 하기 위하여는 검출기의 회전반경을 될 수 있는 한 작게 하는 것이 바람직하기 때문에, 이 점에서는 일상검사에서는 자연히 몸의 중심점과 검출 기회전중심과는 일치하게 되는데, 차이가 있는 경우에는 이에 의한 방사능의 저하를 고려할 필요가 있다.

7) 크기(Size) 의존성

측정은 내부직경 20cm과 30cm의 원통형 팬텀을 이용하여 공간 분해능, slice 두께, 불균일성, 잡음, 농도 분해능 등에 대하여 측정한다.

피사체의 크기가 클수록 검출기의 회전반경도 그에 따라 증가하기 때문에 화질은 저하한다.

8) 데이터 수집에 의한 변화

SPECT 검사는 피사체 주위를 검출기가 회전하여 각 각도로부터 피사체의 360° 방향에서 데이터 수집을 시행하는 방법과 180° 방향에서 시행하는 방법이 있다. 180°의 경우에는 반대방향에서의 데이터가 없기 때문에 화상에서 왜곡이 생겨 화질이 저하한다. 그러나 검출해야 할 cold spot가 검출기 회전축에 있으면 그 검출능은 높다. 또한 360°에서는 영상의 왜곡은 보정되지만 반대측의 투영데이터가 가산되기 때문에 cold spot의 검출능은 저하한다.

이 점에서 심근에 관한 SPECT 검사는 180° 쪽이 허혈 부위를 묘출하기 쉽고, 간과 같은 큰 장기에서는 cold spot의 검출능은 어느 정도 저하하여도 충분한 데이터에 의한 화상 재구성이 필요하므로 360°가 좋다.

9) 재구성 필터에 의한 변화

SPECT상의 화질은 화상 재구성 방법에 따라 크게 좌우되는데, 현재는 재현 정밀도가 좋고 계산시간이 빠르다는 등으로 중첩적분법이 많이 이용되고 있다. 중첩적분법을 이용한 경우에는 사용하는 필터의 특성을 잘 이해하여 그 종류를 선택하지 않으면 안 된다.

또한 수집 데이터에 평활화의 여부도 화질에 영향을 미친다.

10) 검출기 대향형에 의한 SPECT

두 대의 검출기를 대향 배치하여 SPECT 촬영시간을 반으로 단축하기 위한 장치이다. 두 대의 검출기로 동시에 데이터를 수집하여 이 데이터를 합하여 화상대 구성을 하기 때문에 이 두대의 검출기는 감도, 유효시야의 크기와 확대 또는 축소율, 균일성이 동일한 것이 요구되며, 이 점에 관한 점검이 필요하다. 또한 검사 시행에 있어서 양 검출기의 회전중심이 일치할 것과 피사체에 대한 검출기의 각도가 동일할 것에 주의하지 않으면 안 된다. 통상 SPECT 검사에서는 한 방향에 대하여 5초 이상 데이터 수집시간이 필요하며, 한 대의 검출기를 사용한 경우에는 검사시간이 길기 때문에 환자의 고정을 충분히 고려하여야만 하는데, 대향형에서는 검사시간이 반으로 단축되는 것이 장점이다.

11) SPECT 카메라의 성능관리

SPECT의 성능은 신틸레이션 카메라 고유의 성능에 크게 좌우되기 때문에 항상 가능한 카메라의 최고의 성능을 발휘할 수 있도록 관리를 하여야 한다. 특히 오래된 장치일수록 정기점검을 충분히 할 필요가 있다. 신틸레이션 카메라 자체의 관리에 대하여는 anger형 신틸레이션 카메라의 성능 시험조건, 신틸레이션 카메라의 정기점검에 관한 권고 및 NEMA(National Electrical Manufactures Association)의 권고 등을 참고로 하는 것이 좋다.

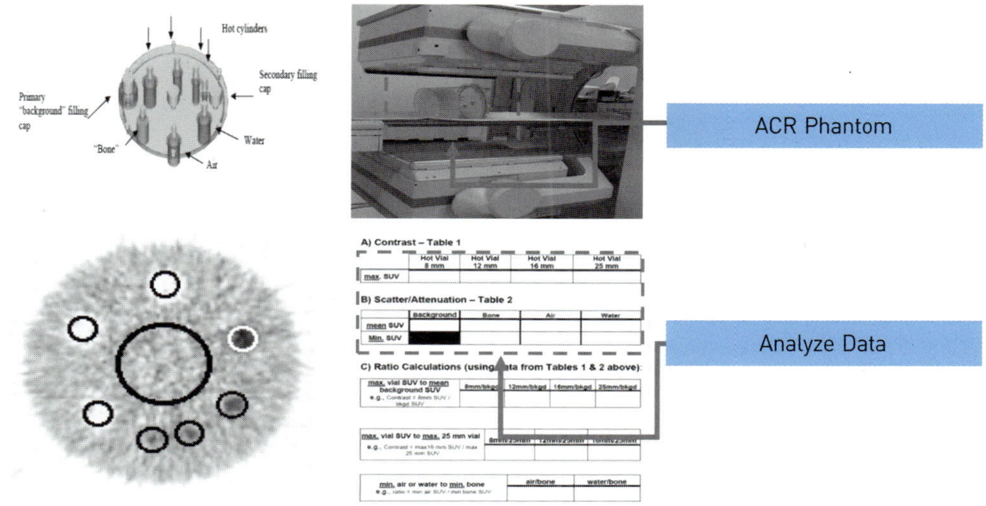

그림 15-18 SPECT 성능관리를 위한 팬텀의 적용 및 결과평가

12) 감마 카메라를 SPECT 장치로 사용할 경우의 품질관리

(1) 검출기의 감도 측정

신틸레이션 카메라의 시스템 감도는 신틸레이터의 두께, 에너지 분해능, 에너지 폭, 콜리메이터 특성 등에 따라 다르다. 이 중 콜리메이터의 종류와 감도의 관계에 대하여도 측정해 놓을 필요가 있다.

측정방법은 원통형 팬텀 속에 잘 혼합된 ^{99m}Tc 수용액을 채워서 팬텀의 축 중심과 검출기의 회전중심을 일치시켜 설치하고 검출기의 회전반경을 25cm으로 하여 카메라 자체의 계수율 특성에 의해 영향 받지 않을 정도의 계수율로 측정한다.

평가는 팬텀의 거의 중앙부의 slice에서 계수율을 cps/μCi/mL/slice의 단위로 구한다. 이 점검은 카메라 구입 시와 대략 1년마다 실시한다.

(2) 감도의 불균일성

SPECT에서는 검출기의 공간적 감도 불균일성은 ring artifact의 원인이 되기 때문에 보정하지 않으면 안 된다.

측정은 평판인 아크릴수지로 만든 한 변의 길이가 50cm, 내부 두께는 약 1.0cm의 용기에 잘 혼합된 ^{99m}Tc 수용액을 채운 평판선원을 이용한다. 측정법은 평판선원을 콜리메이터에 밀착시켜 고정하고, 화소수 64×64에 대하여 3,000kcount를 수집한다. 또한 검출기의 위치 등의 원인으로 균일성이 다른 경우가 있기 때문에 각도를 바꾸어 여러 각도에서 불균일성을 보정한다. 최근 회전형 신틸레이션 카메라는 이와 같은 보정을 하는 것이 있는데, 불균일성인 확인된 경우에는 전문가에게 의뢰할 필요가 있다.

신틸레이션 카메라를 SPECT로 사용할 때에는 상대적 불균일도를 3% 이내로 하는 것이 바람직하다.

평판선원에 의하여 감도 불균일성을 보정한 후 원통형 팬텀을 이용하여 SPECT 영상의 주변과 중심부에 대하여 이미 기술한 불균일성을 검토하는데, 원통형 팬텀을 이용한 결과에 대한 보정은 화상 재구성법과의 관계도 있다.

감도의 불균일성의 검토는 원칙적으로 1개월을 초과하지 않는 기간 내에 시행해야 한다.

(3) 검출기 회전중심의 차이

검출기 회전형 신틸레이션 카메라에서 회전중심이 벗어나면 재구성된 SPECT 영상에 왜곡이 일어난다. 측정은 신틸레이션 카메라의 시야 내 거의 y=0의 위치에 점섬원을 고정하여 서로 반대방향(0° 대 180°)에서 측정하여 계산기의 image matrix 내에 수집된 점의 X 좌표에서 화소 번호 P_0 및 P_π를 읽어 $P_0 + P_\pi = n+1$임을 확인할 수 있다(단, n은 화소 번호). 이것을 90°로 변경하여 $P'_0 + P'_\pi = n+1$임을 확인할 수 있다. 또한 y=0의 위치에 설치된 점선원을 미소한 각도로 측정하여 X좌표상의 화소 번호를 산출하여 그래프(sinogram)을 작성하고, 실제 sine 곡선과의 차이를 본다. 이 측정 데이터 Y 좌표상의 화소 번호를 계산하여 그래프를 작성하고, 평균치와의 차이를 구함으로써 검출기의 회전축과 콜리메이터 표면의 평행성을 알 수 있다.

이러한 오차가 거리에서 0.5 pixel 이상이면 회전기구계의 조절이 필요하다. 또한 약간의 중심점의 차이는 보정할 수 있는 소프트웨어가 최근 컴퓨터에는 부착되어 있다. 그러나 검출기 회전중심의 차이는 SPECT 영상에 커다란 영향을 주기 때문에 매월 점검할 필요가 있다.

- Detector 1 & Detector 2를 마주 보도록 회전
- COR Phantom를 Detector의 위치에 맞추어 고정
- ^{99m}TC Point Source 1mCi 5ea를 COR Phantom에 고정
- Acquisition Parameter
  - 1mCi 5ea
  - First view by count: 50kcounts
  - 128 × 128
  - CW
  - Starting angle: 0
  - Degrees of Rotation: 360
  - Number of view: 120(3degrees/View)

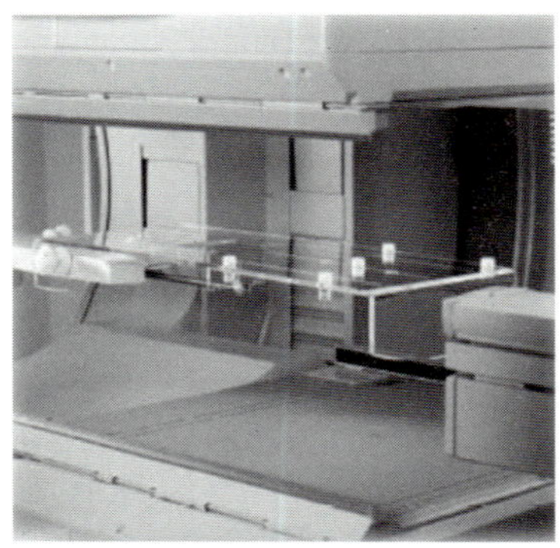

그림 15-19 COR calibration 방법

(4) ADC의 위치신호 레벨 조절

ADC의 위치신호 레벨의 조정이 차이가 있으면 신틸레이션 카메라에 의해 검출된 영상이 컴퓨터 내의 image matrix에 정확히 수집되지 않기 때문에 좋은 질의 재구성 영상을 얻을 수 있다.

① gain의 측정과 조절

측정법은 신틸레이션 카메라에서 콜리메이터를 제거하고 신틸레이터 축상으로부터 1.5m 이상 떨어진 위치에서 점선원으로 신틸레이터면을 노출하여 검출된 시야와 image matrix 크기를 비교한다. 만일, 크기가 일치하지 않을 경우에는 ADC의 x, y 위치신호의 gain을 조절한다.

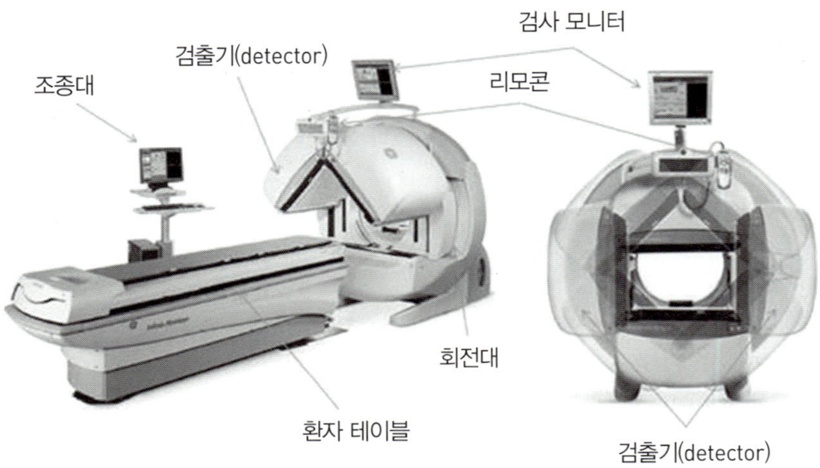

그림 15-1 감마 카메라의 구조

(8) 모니터 화면의 휘도 및 콘트라스트

(9) 화상 축소율

(10) 검사기기의 동작 확인

(11) 에너지 Window

위와 같은 항목을 정기적으로 점검하여 조정하여야 한다. 이러한 점검 · 조정은 시간과 노력이 필요하지만 검사의 신뢰성을 유지하기 위해서는 대단히 중요하다.

이에 따른 주요한 성능평가 항목은 다음과 같다.

(1) 공간 분해능(spatial resolution) 측정

(2) 영상의 직선성과 왜곡(linearity)

(3) 균등도(field uniformity)

(4) 감도(sensitivity)

측정하기 위한 방사선원(source)은 solid disc type이나 flood source type의 형태로 표 15-1과 같이 에너지별로 구분할 수 있다.

감마 카메라의 성능 평가에 주로 이용되고 있는 방사성핵종은 ^{99m}Tc, ^{57}Co이며, ^{99m}Tc은 가격이 싸고 구하기 쉬운 장점이 있다. 그러나 매일 제조해야 한다는 번거로운 점도 있으며, 제조 시 순도가 좋지 못할 경우 flood phantom의 경우 균일도(uniformity)가 좋지 못하게 나타날 수도 있는 단점도 있다.

^{57}Co은 가격이 비싼 단점이 있으나 에너지가 카메라에 적당하고 매일 제조할 필요가 없이 간편하게 이용될 수 있는 장점도 있다. ^{57}Co source를 사용할 경우 그 방사능량은 보통 120만 cpm이 초과되지 않는 범위에서 측정해야 한다.

공간 분해능 및 직선성, 왜곡도를 측정하기 위해서 몇 개의 팬텀(phantom)이 사용된다.

② x, y 신호의 원점측정과 조절

신틸레이션 카메라에서의 x, y 신호를 earth에 연결하고, ①과 같은 방법으로 측정한다. Image matrix에 저장된 점이 X축의 중심화소(n/2+0.5)에 위치하는가를 확인하고, Y축에 대해서도 같은 방법으로 시행한다.

Image matrix에 저장된 점이 중심화소와 일치하지 않을 경우에는 ADC의 x, 중심을 조절한다. 이 점검도 매월 하는 것이 좋다.

03 PET 장치의 성능

1. 목적

PET 영상이 감마 카메라나 SPECT 영상에 비해 우수한 점은 측정치에 대한 재현성이 있으며 PET 값과 방사능 농도의 사이에 비례관계가 성립한다는 데 있다. 이 측정치의 재현성과 방사능 농도와의 비례관계는 PET 장치의 검출감도, 해상력, 정량성에 의해 좌우된다.

2. 이론

1) 검출감도

PET 장치의 검출감도는 직경 20cm의 원통형 팬텀의 단위 방사능 농도당 동시 계수율(CPS/MBq/mL)로 나타내며, 이것은 검출기의 수에 비례하고, 검출효율 및 단면 두께의 2승에 비례하고, 검출기 ring의 직경에 반비례한다.

검출감도를 증가시키기 위하여 단면 두께를 크게 하면 우발동시계수나 산란동시계수가 증가하고 그로 인해 산란성분이 증가하여 재구성 영상의 화질 저하를 초래하게 된다. 따라서 검출감도와 화질과의 균형을 고려하여 이용하는 것이 중요하다.

2) 분해능

BGO 신틸레이터를 사용한 PET 장치의 분해능은 4~12mm 정도이며, 그 분해능을 좌우하는 인자는 다음과 같다.

(1) 검출기의 크기

BGO 신틸레이터가 작을수록 재구성 영상의 분해능은 좋아지며, 이 분해능은 신틸레이터 폭의 1/2로 알려져 있다. 그러나 PET 장치 전체의 분해능은 신틸레이터의 분해능을 나쁘게 하는 인자가 추가되기 때문에 신틸레이터 폭의 1/2보다 커진다.

(2) sampling 간격

데이터 수집을 위한 검출기의 회전각을 말하며 이 간격이 좁을수록 고분해능의 재구성 영상을 얻을 수 있으며 일반적으로 측정 중 검출기 ring을 회전시켜 이 사이에 어느 점에서 데이터를 수집하는 방법을 취한다.

(3) 양전자의 비정

체내에서 양전자 방출 핵종으로부터 방출한 양전자가 전자와 충돌하여 소멸하기까지 조직 내를 이동한다. 따라서 양전자 방출 핵종의 위치는 소멸 방사선을 검출한 2개의 검출기를 연결한 선상으로부터 약간의 차이가 있다. 따라서 그 거리만큼 양전자 방출 핵종 분포의 재구성 영상에 blurring이 생긴다. 그 평균 이동 거리는 방사되는 양전자의 에너지에 의존하며 18F는 0.6mm, 82Rb은 5mm 정도이다.

(4) 소멸 방사선의 각도 요동

양전자 방출 핵종으로부터 방출된 양전자는 어느 정도 크기의 에너지를 소유하고 있기 때문에 속도를 지니고 이동한다. 따라서 이 양전자가 전자와 출동하여 방사된 소멸방사선도 정확히 180° 반대 방향으로 방출되지 않고 양전자의 이동 방향으로 이동하며 그 차이는 0.3~0.5° 정도이다. 이 때 소멸 방사선을 발생한 위치검출기의 차이는 검출기 ring 직경이 클수록 증가하며 그 때문에 분해능의 저하를 초래한다. 일반적으로는 소멸 방사선의 각도요동에 의한 분해능의 저하는 직경 100cm 크기의 ring에서 약 2mm, 60cm는 1.3mm 정도로 알려졌다.

(5) 소멸 방사선의 산란

소멸방사선이 검출기에 도달하기까지 체내에서 산란된다. 즉 소멸 방사선의 진행각도가 변화하여 180°에서 검출되지 않고 이것이 noise의 원인이 되어 분해능을 저하시킨다.

(6) 영상 재구성 시 필터함수 및 평활 처리

영상 재구성 시 재구성 영상의 통계 잡음을 적게 하기 위하여 필터함수 및 평활 처리를 시행한다. 이것은 일정한 크기 이하의 구조를 제거하도록 설정되어 있으나 cut off 이하의 정보도 잃게 되어 분해능을 저하시킨다.

(7) 시야중심으로부터 거리의 증가에 따른 저하

시야중심에서 발생한 소멸 방사선은 검출기가 ring 형으로 배열되어 있어 검출기에 대하여 수직으로 입사한다. 그러나 시야중심으로부터 떨어진 곳에서 발생한 소멸 방사선은 검출기에 대하여 경사지게 입사되어 이것이 결정을 투과하여 인접된 결정에서 흡수할 경우 발생한다. 이때 소멸이 일어난 위치는 이동하여 분해능을 저하시킨다.

이 외에 검사 중에 환자의 동요도 분해능을 저하시키는 원인이 되므로 환자의 고정에 충분한 주의를 기울어야 한다.

분해능 측정법은 양전자 방출 핵종에서 충분히 가느다란 선상선원(line source)을 이용하여 촬영하고, PET 영상에서 hot spot 상을 작성하여 이 상의 중심을 통과하는 직선상의 profile 곡선을 작성한다.

따라서 이 곡선의 반치폭(FWHM)을 분해능으로 표시한다.

3) 정량성

PET 장치로 구한 방사능 영상은 국소 방사능 분포에 비례하는 영상이므로 투여량의 몇 %가 장기 국소에 섭취되는가를 계산하거나, 동맥혈로 운반된 방사능의 몇 %가 섭취되었는가를 평가하여 뇌혈류나 대사율의 절대량을 계산하는 것이 가능하다. 따라서 미리 PET 값과 방사능과의 환산 값을 팬텀을 이용하여 구해둘 필요가 있다. 이 관계의 교정상수를 cross calibration factor라고 한다.

이때 원통형 팬텀에 방사능 농도를 알고 있는 방사능 용액을 봉입하고 PET로 투영하여 1PET 값이 몇 Bq/mL에 상당하는가를 구한다. 측정된 cross calibration factor는 PET 부속 컴퓨터에 입력해 놓으면 영상 재구성 시 자동적으로 보정이 이루어져 방사능 영상이 Bq/mL의 단위로 작성된다.

4) 일일점검

각 장비 특성에 따라 일일점검 사항은 차이가 발생하며, 장비회사별 일일 점검 특성을 기술한다.

(1) GE PET/CT

표 15-2 PET 장비의 일일 점검항목

Calibration	Calculation performed
Coincidence	Shows the number of coincidence events associated with each crystal element. This is directly related to sensitivity that will be see in a patient acquisition.
PET coincidence mean	Average of coincidences for all crystals.
PET coincidence variance	Standard Deviation of coincidences for all crystals.
Singles	Shows the number of individual events seen in each crystal.
PET singles mean	Average of singles for all crystals.
PET singles variance	Standard Deviation of singles for all crystals.
Deadtime	Shows the fraction of time that each detector block is busy. It can be useful for identifying noise issues.
PET mean deadtime	Average deadtime of all blocks.
Timing	Shows the calculated timing error for each crystal. Large area patterns can indicate a defect.
PET timing mean	Average timing adjustment of all crystals.
Energy	Shows the peak energy spectrum for each crystal.
PET energy shift	Average difference in energy peak location of the current reading from the baseline.

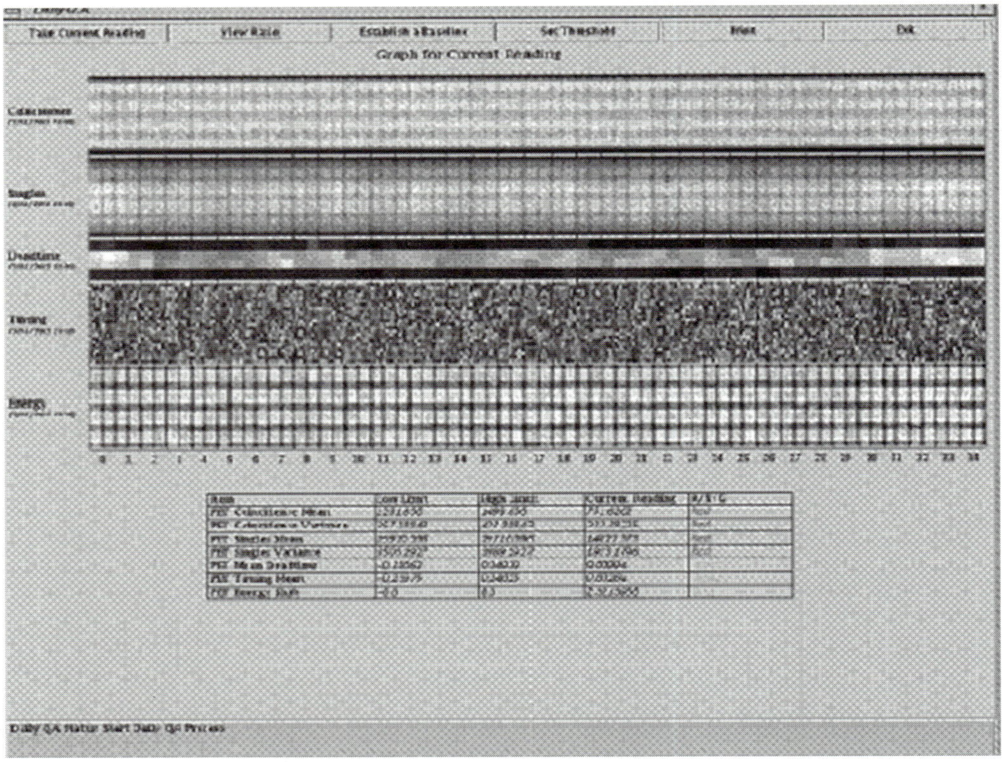

그림 15-20 PET 장비 일일점검에 따른 결과의 예

(2) Philips PET/CT

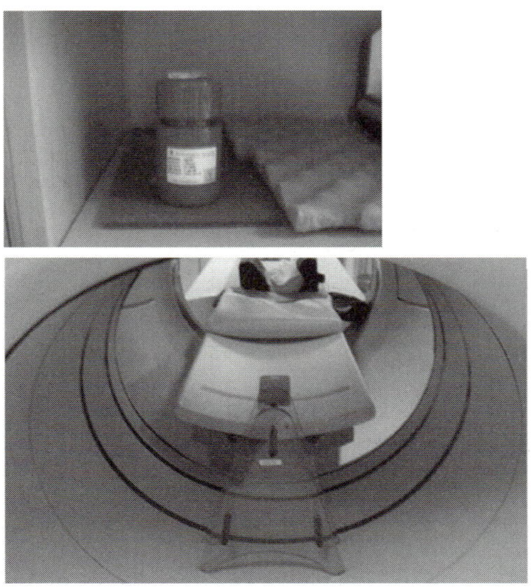

1. ^{22}Na(1.277MeV, 2.60Y) point source를 holder에 장착
2. PET Gantry FOV 중앙에 위치시킴
3. Acquisition Workstation PC에서 Home → PET Daily QC 선택
4. PET QC Start
    - a. Full System Initialization
    - b. Baseline Collection

    a와 b 항목은 Daily Auto QC (AM 06:00)

    - c. Energy Test and Analysis
    - d. PMT Gain Test
    - e. Transmission Collection and Analysis
5. 종료 시 Pass, Warning, Fail Message 표시됨

그림 15-21 Philips PET 일일점검 방법

(3) Siemens PET/CT

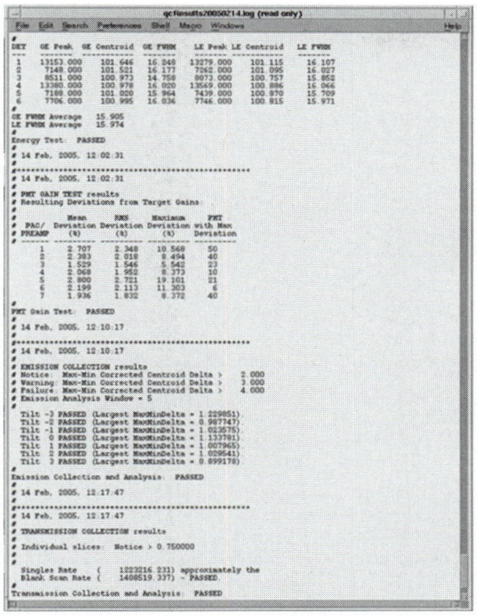

```
qcResults20050214.log (read only)
File  Edit  Search  Preferences  Shell  Macro  Windows                    Help
#
DET   GE Peak  GE Centroid  GE FWHM    LE Peak  LE Centroid   LE FWHM
---   -------  -----------  -------    -------  -----------   -------
 1   13153.000    101.646    16.248  13279.000    101.115     16.107
 2    7148.000    101.521    16.177   7262.000    101.095     16.027
 3    8511.000    100.973    14.758   8073.000    100.757     15.852
 4   13380.000    100.978    16.020  13569.000    100.886     16.066
 5    7188.000    101.020    15.964   7439.000    100.870     15.709
 6    7706.000    100.995    16.036   7746.000    100.815     15.971
#
GE FWHM Average   15.905
LE FWHM Average   15.974
#
Energy Test:  PASSED
#
# 14 Feb, 2005, 12:02:31
#
#*************************************************
# 14 Feb, 2005, 12:02:31
#
# PMT GAIN TEST results
# Resulting Deviations from Target Gains:
#
#           Mean      RMS     Maximum    PMT
#  PAC/  Deviation Deviation Deviation with Max
# PREAMP    (%)       (%)       (%)    Deviation
# ------ --------- --------- --------- ---------
      1    2.707     2.348    10.568     50
      2    2.383     2.018     8.494     40
      3    1.529     1.546     5.542     23
      4    2.068     1.952     8.373     10
      5    2.800     2.721    19.101     21
      6    2.199     2.113    11.303      6
      7    1.936     1.832     8.372     40
#
PMT Gain Test:  PASSED
#
# 14 Feb, 2005, 12:10:17
#
#*************************************************
# 14 Feb, 2005, 12:10:17
#
# EMISSION COLLECTION results
# Notice:  Max-Min Corrected Centroid Delta >    2.000
# Warning: Max-Min Corrected Centroid Delta >    3.000
# Failure: Max-Min Corrected Centroid Delta >    4.000
# Emission Analysis Window = 5
#
  Tilt -3 PASSED (Largest MaxMinDelta = 1.229851).
  Tilt -2 PASSED (Largest MaxMinDelta = 0.987747).
  Tilt -1 PASSED (Largest MaxMinDelta = 1.023575).
  Tilt  0 PASSED (Largest MaxMinDelta = 1.133781).
  Tilt  1 PASSED (Largest MaxMinDelta = 1.007965).
  Tilt  2 PASSED (Largest MaxMinDelta = 1.029541).
  Tilt  3 PASSED (Largest MaxMinDelta = 0.899178).
#
Emission Collection and Analysis:  PASSED
#
# 14 Feb, 2005, 12:17:47
#
#*************************************************
# 14 Feb, 2005, 12:17:47
#
# TRANSMISSION COLLECTION results
#
# Individual slices:  Notice > 0.750000
#
#
  Singles Rate    (    1223216.231) approximately the
  Blank Scan Rate (    1408519.337) - PASSED.
#
Transmission Collection and Analysis:  PASSED
```

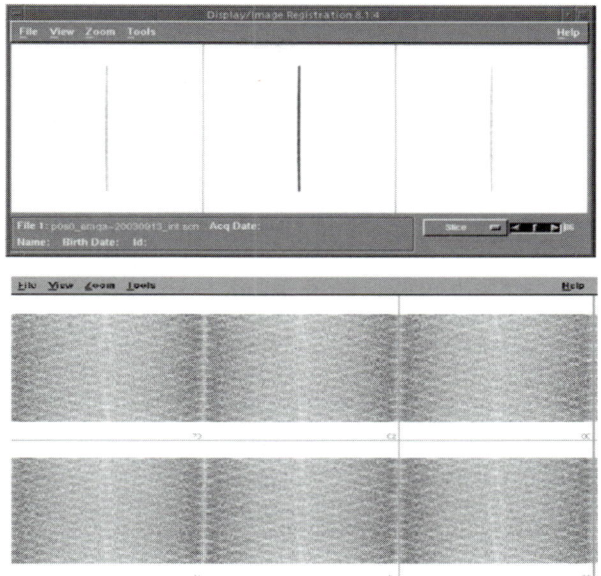

그림 15–22 Philips PET 일일점검 결과

- DQA
  - Reboot(10min)
  - 1.CT: Warm up
    Quality test (10min)
  - 2.PET: (10~15min)
  - Total time: 30/35min

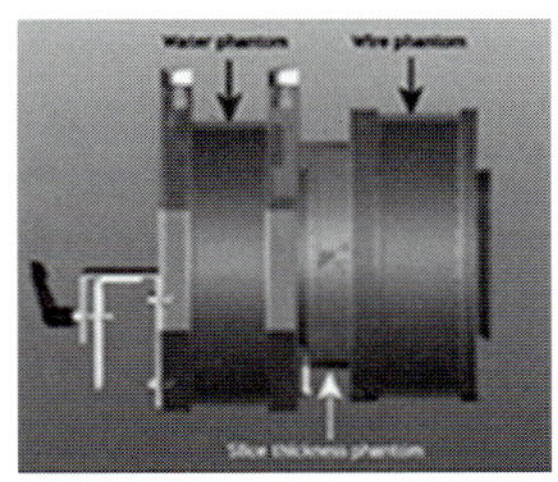

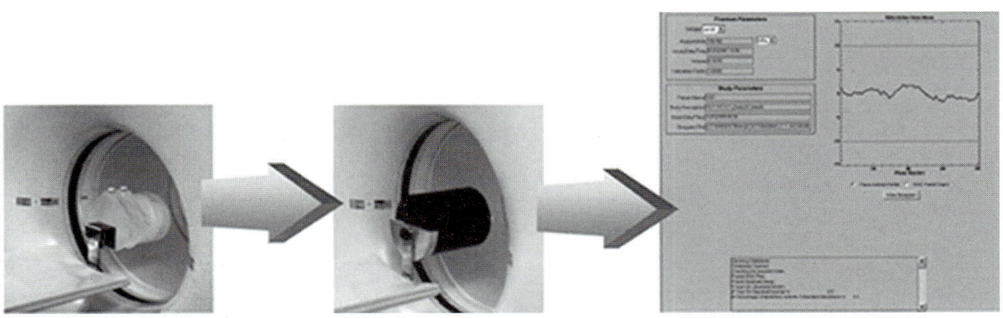

그림 15–23 Siemens PET/CT 장비의 일일점검 방법 및 결과

실험보고서

① 실험 제목

② 실험 조건

❸ 실험 결과

❹ 평 가

Chapter 16

치과용장치의 정도관리

01 치과용장치의 정의 및 분류

치과용 엑스선장치의 경우 구강내 엑스선장치(intraoral radiography) 및 구강외 엑스선장치(extraoral radiography)로 구분할 수 있다.

치과용 엑스선장치는 엑스선관, 고전압 발생장치, 엑스선 제어부, 엑스선 조사야 제한기구, 지지대, 엑스선 검출기, 컴퓨터, 소프트웨어 등으로 구성된다. 엑스선관에 고전압을 인가하면 음극에서 발생하는 전자들이 양극에 부딪히면서 엑스선이 발생하며, 발생된 엑스선을 사람의 구강에 조사하여 영상을 획득한다. 획득한 영상은 디지털 장비의 경우 컴퓨터를 영상처리과정을 거쳐 2차원으로 재구성되며, 아날로그 장비의 경우 필름으로 해당 영상을 나타낸다.

치과용 엑스선촬영장치는 크게 2D 아날로그, 2D 디지털, 3D 디지털로 분류된다. 디텍터 타입에 따라 필름을 사용하는 아날로그 방식과 디지털 방식으로 분류되며, 디지털 방식은 CR(Computed Radiography), DR(Digital Radiography)로 재분류 된다. 오늘날 필름을 통하여 엑스선을 검출하는 아날로그 방식은 필름저장 및 현상에 소요되는 시간과 품질의 한계 및 피폭량이 높다는 단점 때문에 주로 디지털방식의 엑스선촬영장치가 개발되고 있다. 디지털 방식에서도 CR과 DR로 나뉘는데 CR은

표 16-1 치과용장치의 정의

장치 분류	장치 정의
치과진단용 포터블엑스선촬영장치	필름 또는 반도체 등을 이용하며, 진단을 위하여 엑스선을 발생시켜 제어하는 기구로서 다른 장소로 쉽게 이동 할 수 있는 구조로 되어 있다.
치과진단용 구강내엑스선촬영장치	진단을 목적으로 엑스선을 이용하여 구강내에 필름 또는 검출기를 위치시켜 치아, 턱 등을 촬영하는 기구.
치과진단용 구강외엑스선촬영장치	진단을 목적으로 엑스선을 이용하여 구강외에 필름 또는 검출기를 위치시켜 치아,턱 등을 촬영하는 기구.
치과진단용 파노라마엑스선촬영장치	진단을 목적으로 엑스선을 이용하여 치아, 턱 등을 촬영하는 기구. 치아, 턱 및 구강구조의 파노라마(넓은 시계)화상을 촬영하도록 설계 되어 있다.
치과용전산화단층촬영 엑스선장치	진단을 목적으로 반도체 등을 이용하여 엑스선 투사 신호를 디지털로 전환하여 치아, 턱 등의 단층면 영상을 얻는 기구로서 치아, 턱 및 구강구조의 파노라마 화상을 촬영하도록 설계되어 있다.

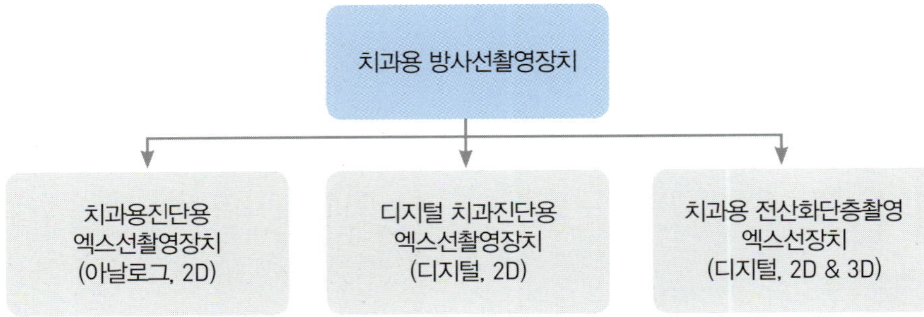

그림 16-1 치과용 엑스선장치의 분류

기존의 아날로그에서 사용하던 필름을 형광물질이 도포된 IP(Imaging Plate)로 대체한 방식이다. 다만 여전히 IP에서 레이저리더기로 영상정보를 읽어내는 과정이 필요하기 때문에 시간이 소요되며, 영상 품질의 한계 및 상대적으로 피폭량이 높다는 단점들이 있다. 이러한 단점을 해결하기 위해 개발된 촬영방식인 DR은 반도체 센서(ex: TFT, CMOS 등)을 사용하여 엑스선을 검출한다. 3가지 방법 중 비용이 가장 높지만, 기존의 방식들이 가지고 있던 단점들을 모두 해소했다는 장점이 있다.

02 구강내 엑스선장치

구강내 엑스선장치는 필름 혹은 디지털 센서, 영상판(image plate) 등의 엑스선 검출기를 구강내에 위치시키고 외부의 엑스선발생장치에서 엑스선을 조사하여 영상을 획득하며, 주로 치아 및 치아주위 조직의 구조(뼈, 잇몸), 치주질환 등 진단에 사용한다.

치과용 구강내 엑스선 영상 촬영 방법에는 크게 치근단촬영법(Periapical Radiography)과 교익촬영법(Bitewing Radiography)이 있다.

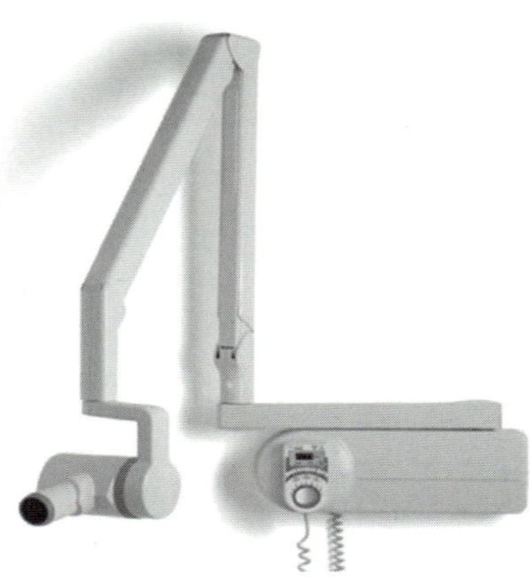

그림 16-2 치과용 구강내 촬영장치

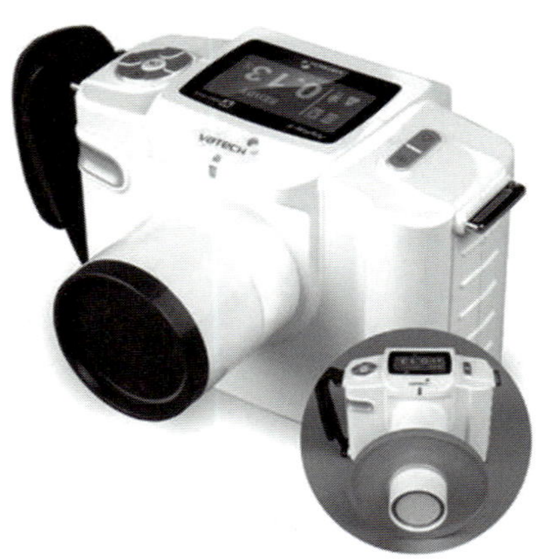

그림 16-3 치과용 포터블 촬영장치

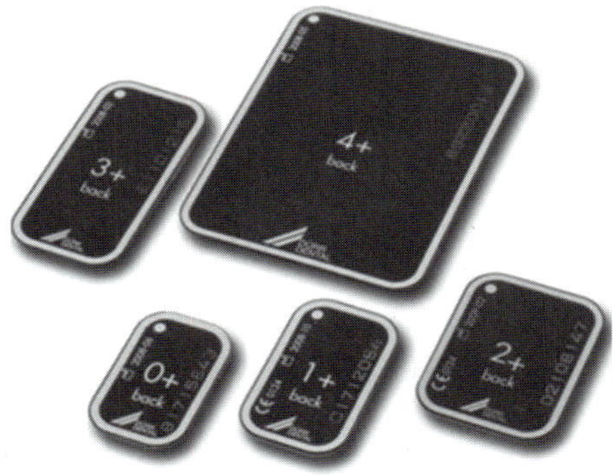

그림 16-4 치과용 영상판(IP)

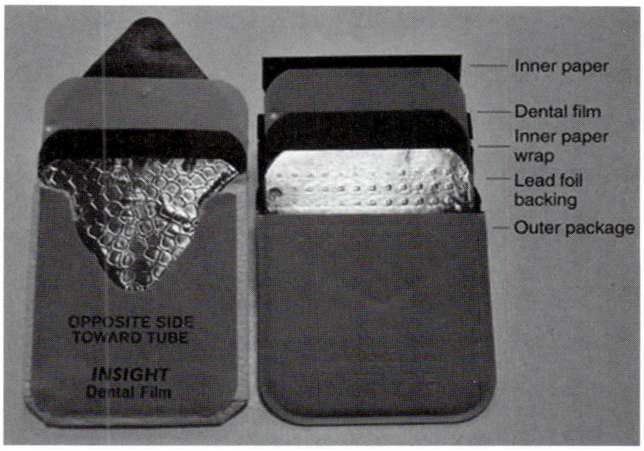

그림 16-5 치과용 필름

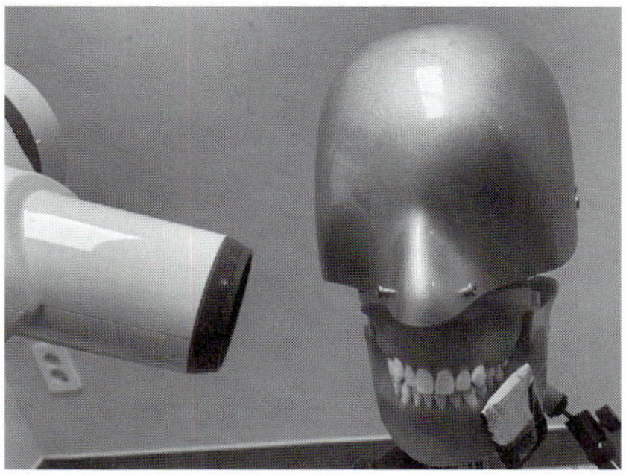

그림 16-6 치근단촬영법

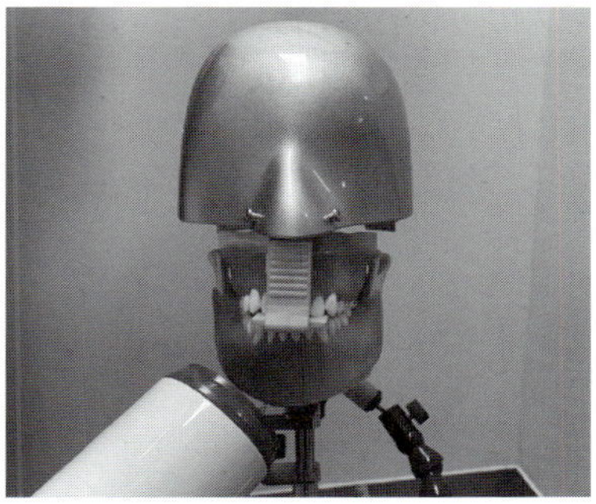

그림 16-7 교익촬영법

치근단촬영법은 필름 또는 센서를 치아에 평행하게 위치시킨 뒤 구강 외부의 엑스선발생장치로 엑스선을 조사하여 촬영한다. 대개 한번에 2개에서 4개의 치아를 촬영할 수 있으며, 개별 치아와 치아뿌리끝 주변조직에 대한 상세한 정보를 제공한다.

교익촬영법은 환자가 구강내 필름 또는 센서에 부착된 작은 날개모양의 고정용구를 문 상태에서 엑스선을 조사하여 검사하는 촬영법이다. 교익촬영을 통해 한 쪽 턱의 작은 어금니와 큰 어금니의 치아머리를 촬영할 수 있으며, 임상적으로 치아부식증 및 수복된 치아의 상태를 평가할 때 사용한다.

03 구강내 엑스선장치 성능평가

진단용 방사선발생장치의 검사기준에 따라 치과진단용 엑스선발생장치의 외장누설시험, 조사선량 재현성시험, 관전압시험, 관전류시험, 반가층시험은 동일 시험방법 및 기준을 적용한다. 단 반가층시험에서 관전압 60kVp로 측정하였을 때 기준은 반가층의 두께는 1.5mmAl 이상이다.

이 책에서는 치과진단용 엑스선발생장치에서만 적용할 수 있는 정도관리 내용을 기술한다.

1. 제어판 표시등의 색

1) 목적

치과용구강내엑스선장치의 제어판 또는 표시기의 색상표시 상태를 시험한다.

2) 적합기준

엑스선 관련 상태의 표시는 부하상태 노란색, 준비상태 녹색을 적용해야 한다.

3) 시험방법

엑스선 관련 상태의 표시는 부하상태 노란색, 준비상태 녹색을 적용하고 있음을 육안 확인한다. 아래는 부하상태와 준비상태의 표시색상의 예다.

2. 구강내 엑스선장치 조사야시험

1) 목적

치과용구강내엑스선장치의 조사야제한기구의 출구조사야 크기를 평가한다.

2) 적합기준

치과잔단용 엑스선발생장치는 조사통선단에서 조사야의 지름이 7cm 이하이어야 한다.

3) 시험방법

버니아캘리퍼스 또는 자로 조사통선단에서 조사야의 지름을 측정한다. 또는 엑스선 필름에 엑스선을 조사하고 현상한 후 필름영상의 지름을 측정한다.

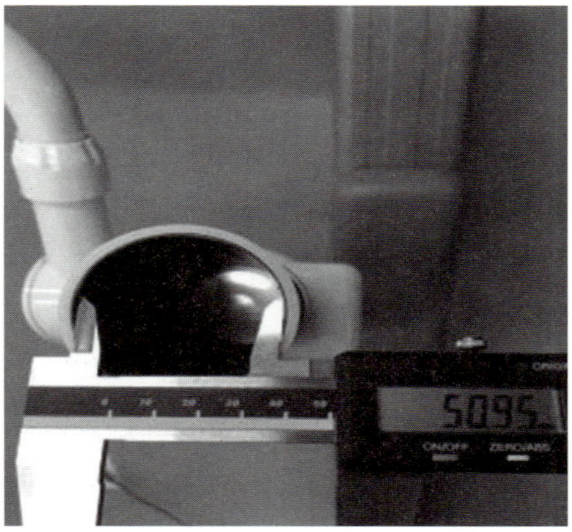

그림 16-8 캘리퍼스 조사야 측정

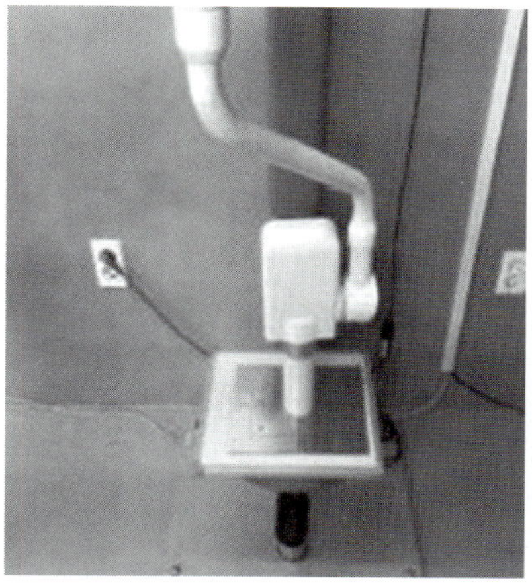

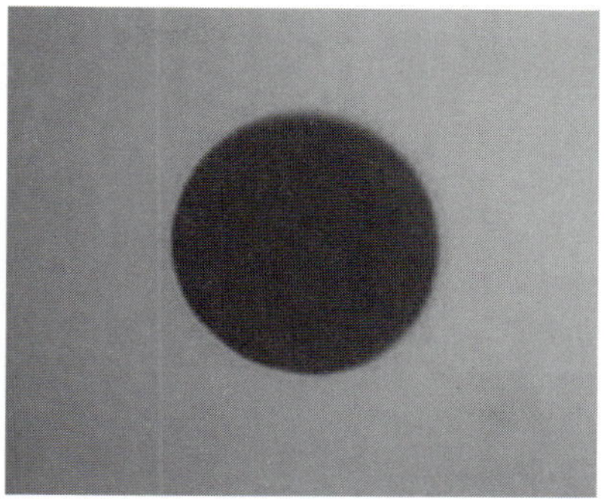

그림 16-9 필름을 이용한 조사야 측정

3. 선쌍 분해능 측정(Line pair resoution)

1) 목적

가까이 있는 미세한 구조를 구분할 수 있는 능력을 평가하기 위해 선쌍 분해능에 대하여 시험한다.

2) 적합기준

치과용 팬텀에 보이는 시험기구 영상을 산출하고, 측정한 선쌍 분해능을 제조원이 지정한 값과 비교한다.

3) 시험방법

(1) 선쌍 분해능 측정을 위해 X선 발생장치와 수상기 사이에 치과용 팬텀을 위치시킨다.

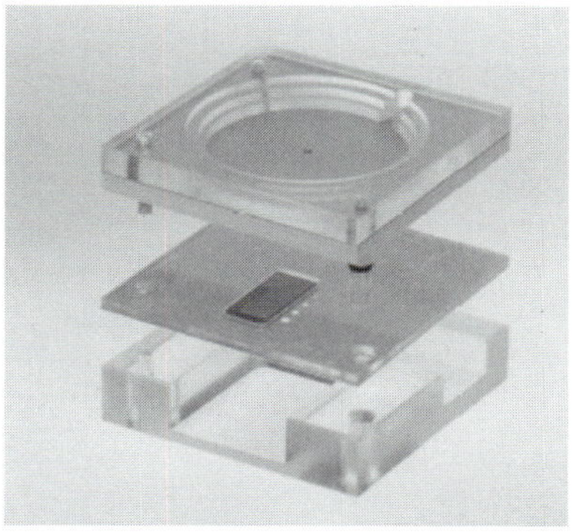

그림 16-10 치과용 정도관리팬텀

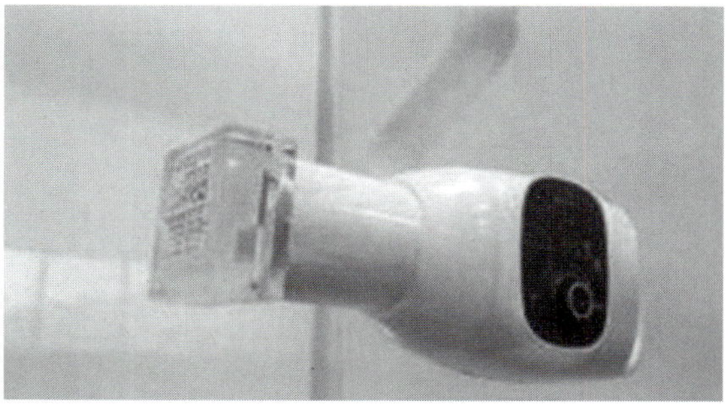

그림 16-11 해상력 및 대조도 시험방법

(2) 팬텀을 배치 한 후 X선을 조사한다.

(3) 조사한 영상을 통해 선과 수치를 통해서 분해능이 지정한 값 이상인지 확인한다.

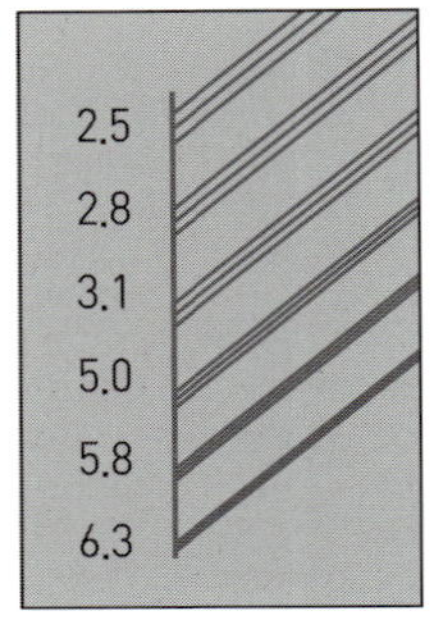

그림 16-12 선쌍 분해능 측정결과

4. 저대조도 분해능 측정(Low contrast resoution)

1) 목적

작은 영상 밀도 변화를 식별할 수 있는 능력을 평가하기 위해 저대조 분해능에 대하여 시험한다.

2) 적합기준

치과용 팬텀에 보이는 시험기구 영상을 산출하고, 선쌍 분해능 시험에서 만들어진 상에는 저대조 스텝이 포함된다. 배경과 구분되는 최저 대조 스텝값을 지정한 값과 비교한다.

결과는 제조원이 지정한 값 이상이어야 한다.

3) 시험방법

(1) 저대조 분해능 측정을 위해 X선 발생장치와 수상기 사이에 치과용 팬텀을 위치시킨다.

(2) 팬텀을 배치 한 후 X선을 조사한다.

(3) 조사한 영상을 통해 분해능이 지정한 값 이상인지 확인한다.

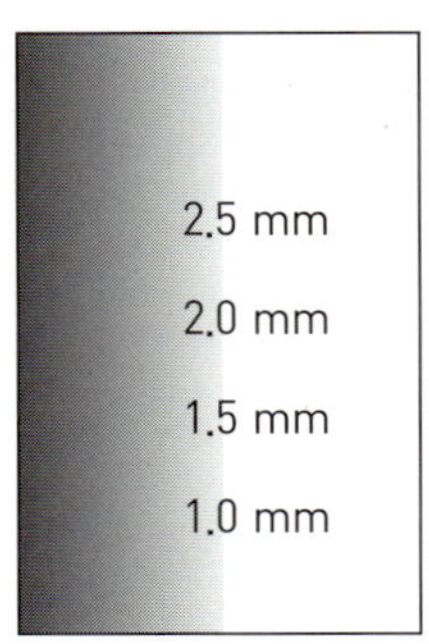

그림 16-13 저대조도 분해능 측정 결과

04 구강외 엑스선장치 성능평가

구강외 엑스선장치는 엑스선발생장치와 엑스선 검출기 모두 구강 외부에 위치하는 장비를 통틀어 말하며, 파노라마, 두부규격(Cephalometric) 엑스선장치 및 치과용전산화단층엑스선 촬영장치(CBCT)를 포함한다. 구강외 엑스선장치는 주로 구강내 엑스선장치로 촬영이 어려운 두개골이나 안면부위 전체를 관찰하는데 사용된다.

치과용 엑스선장치는 기존의 치아를 포함한 악골의 촬영에 초점이 맞추어졌다면, 점점 치조골을 포함한 상 · 하악골 영역의 촬영을 포함, 구강악안면 영역과 얼굴의 턱교정에 대한 적용 범위가 넓어짐 및 임상에서의 요구가 커져 두개골 전체를 촬영할 수 있는 장비에 대한 수요가 증가하고 있다.

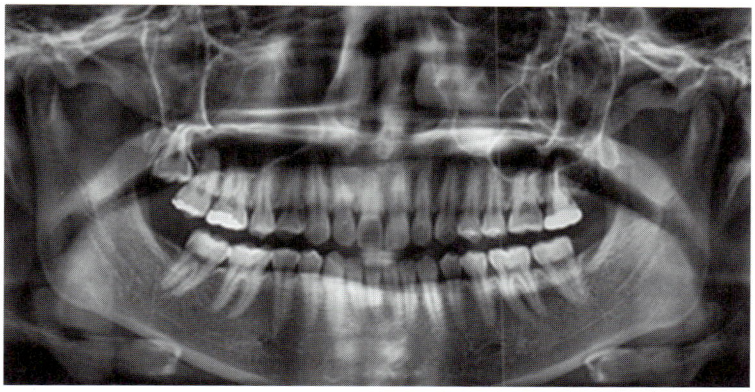

그림 16-14 치과 파노라마 영상

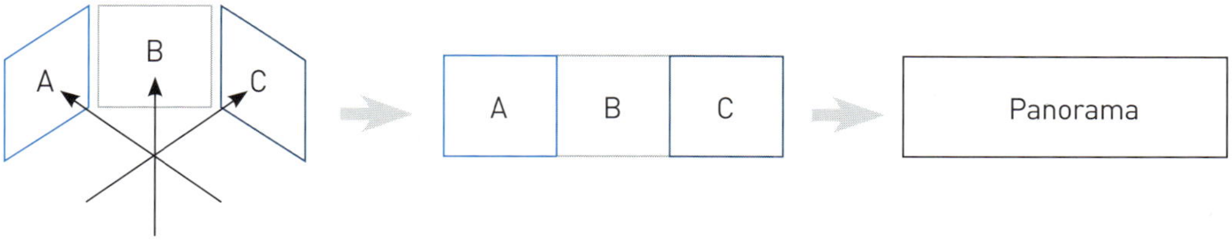

그림 16-15 파노라마 영상의 획득 원리

치아 교정의 방향성을 결정하기 위하여 두부규격 엑스선촬영을 시행 한 후 영상 분석을 시행한다.

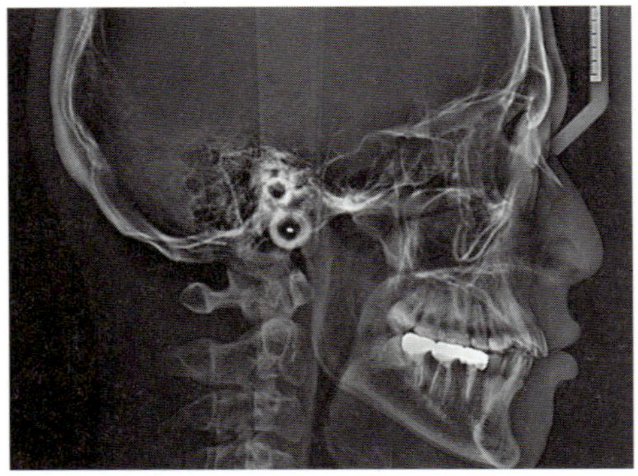

그림 16-16 치과 두부규격촬영 영상

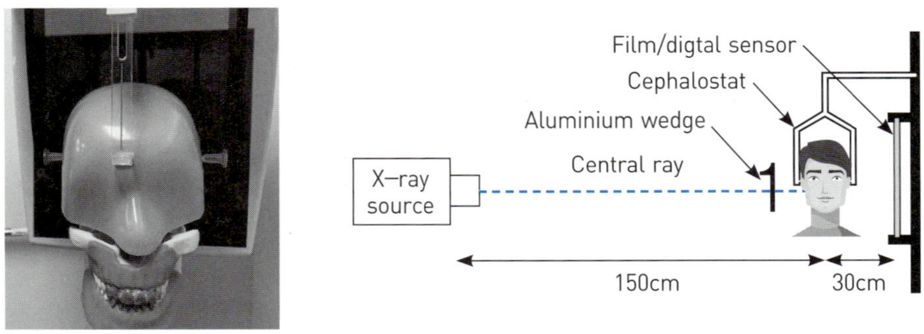

그림 16-17 치과 두부규격 영상의 획득

치과용 CBCT는 cone beam 구조의 엑스선을 사용해 구강의 내부구조를 단면상과 3차원 영상으로 재구성하여 영상을 제공하는 단층촬영 장치이다.

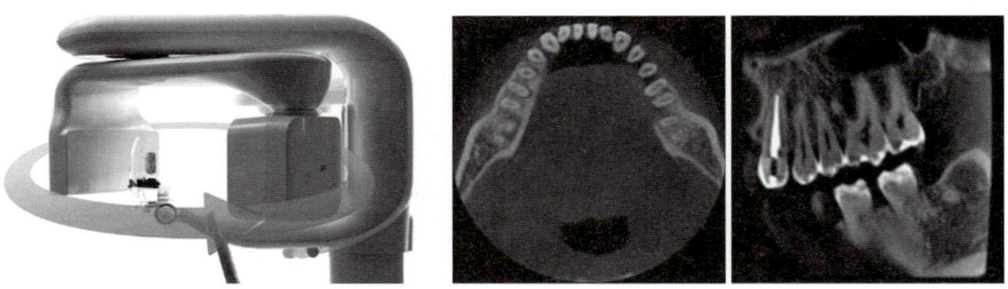

그림 16-18 치과용전산화단층엑스선 촬영장치(CBCT)

치과용 구강외 엑스선장치의 구조(두부규격엑스선촬영장치, 파노라마엑스선촬영장치, 치과용 전산화단층촬영장치)에 따라 6가지(선쌍분해능, 저대조분해능, 파노라마 층, 균질성, 재구성 공간분해능, 공간분해능) 성능 평가항목을 식품의약품안전청에서 가이드라인으로 제시하였다.

아직 치과용 구강외 엑스선장치의 성능관리 평가관련 국내 법적기준은 마련되지 않았으며, 장치 제조원에서 장비의 특성 및 구조에 따라 일부 성능관리 평가항목을 제시하고 있다.

표 16-2 치과용구강외 엑스선장치 성능평가 시험항목

구분	시험항목	관련 규격	시험기준
두부규격엑스선 촬영장치 (Cephalometric X-ray equipment)	선쌍 분해능 (line pair resolution)	IEC 61223-3-4	• 디지털 영상수집 또는 처리부가 있는 경우 • 제조원이 지정한 값 이상
	저대조 분해능 (low contrest resolution)	IEC 61223-3-4	• 디지털 영상수집 또는 처리부가 있는 경우 • 제조원이 지정한 값 이상
파노라마엑스선 촬영장치 (Panoramin X-ray equipment)	선쌍 분해능 (line pair resolution)	IEC 61223-3-4	• 디지털 영상수집 또는 처리부가 있는 경우 • 제조원이 지정한 값 이상
	저대조 분해능 (low contrast resolution)	IEC 61223-3-4	• 디지털 영상수집 또는 처리부가 있는 경우 • 제조원이 지정한 값 이상
	파노라마 층 (panoramic layer)	IEC 61223-3-4	• 제조원이 지정한 기준
치과용전산환단층 촬영장치 (Come Beam CT equipment)	균질성 (Homogenelty, Unitermity)	DIN 6868-161	• 균질성 지수(Homogeneity index) 5 이상
	재구성 공간 분해능 (Spatial resoluton of the neconstruction)	DIN 6868-161	• 제조원이 지정한 오차범위 이내
	공간 분해능 (Spatial resolutuon)	DIN 6868-161	• 분해능 지수 10은 Lpmm 이상 • 분해능 지수 50 및 변조전달함수(MTF)그래프를 부속문서에 기록

1. 선쌍 분해능 측정(Line pair resoution)

1) 목적

가까이 있는 미세한 구조를 구분할 수 있는 능력을 평가하기 위해 선쌍 분해능에 대하여 시험한다.

2) 적합기준

치과용 팬텀에 보이는 시험기구 영상을 산출하고, 측정한 선쌍 분해능을 제조원이 지정한 값과 비교한다.

3) 시험방법

(1) 선쌍 분해능 측정을 위해 X선 발생장치와 수상기 사이에 치과용 팬텀을 위치시킨다.

(2) 팬텀을 배치 한 후 X선을 조사한다.

(3) 조사한 영상을 통해 선과 수치를 통해서 분해능이 지정한 값 이상인지 확인한다.

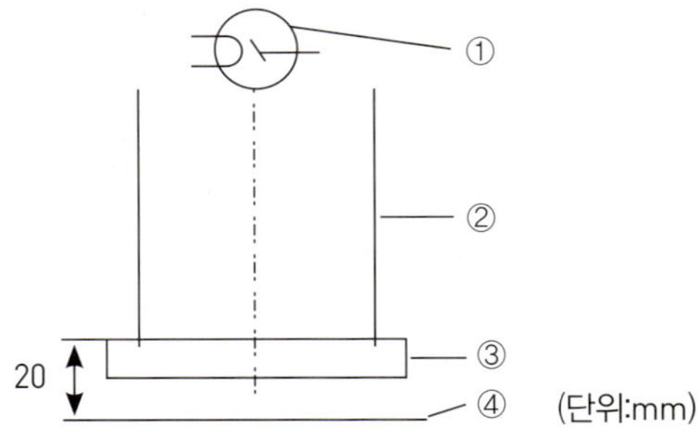

①: 엑스선관
②: 치과용 범 어플리케이터
③: 추가 흡수층(6mm알루미늄) 또는 치과용 팬덤
④: 엑스선 수상기

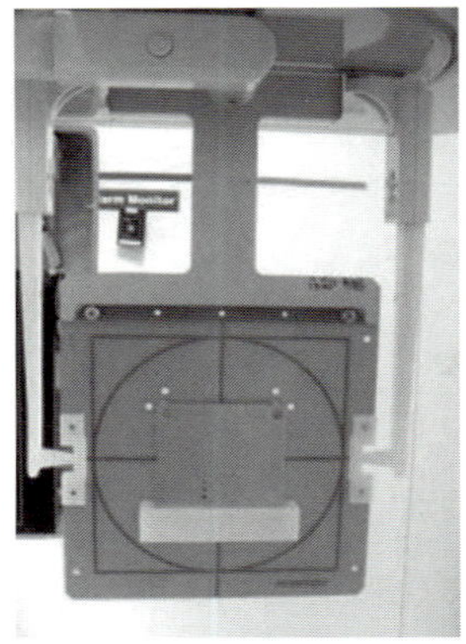

[팬텀 배치 예]

그림 16-19 두부규격 엑스선촬용장치 선쌍분해능 시험방법

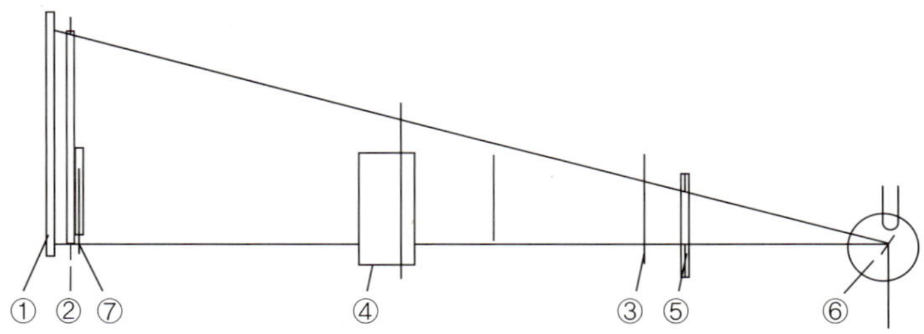

①: 디지털 센서
②: 2차 조리개
③: 추가 흡수층/팬덤(예: 0.8mm 구리)
④: 치과용 팬덤 또는 파노라마 층 시험기구
⑤: 1차 조리개
⑥: 엑스선관
⑦: 커마미터 검출기

그림 16-20 파노라마 엑스선촬용장치 선쌍분해능 시험방법

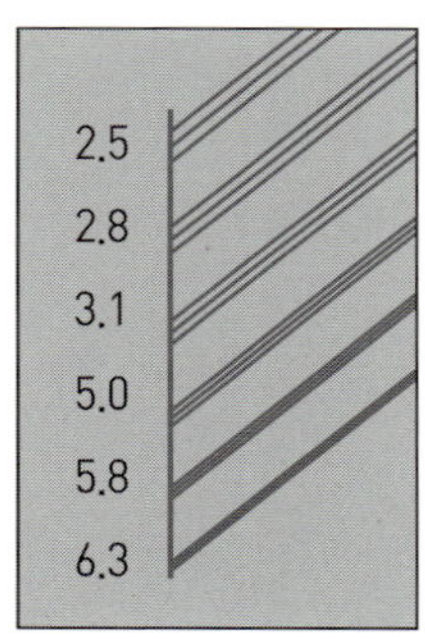

그림 16-21 선쌍 분해능 측정결과

2. 저대조도 분해능 측정(Low contrast resoution)

1) 목적

작은 영상 밀도 변화를 식별할 수 있는 능력을 평가하기 위해 저대조 분해능에 대하여 시험한다.

2) 적합기준

선쌍 분해능 시험에서 만들어진 상에는 저대조 스텝이 포함된다. 배경과 구분되는 최저 대조 스텝 값을 제조원이 지정한 값과 비교한다.

3) 시험방법

(1) 저대조도 분해능능 측정을 위해 X선 발생장치와 수상기 사이에 치과용 팬텀을 위치시킨다.

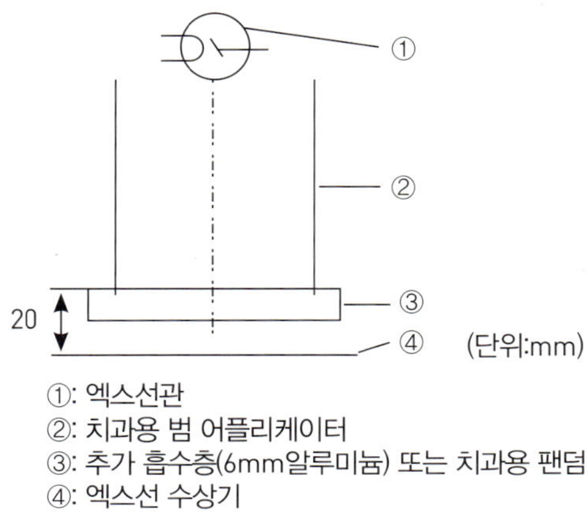

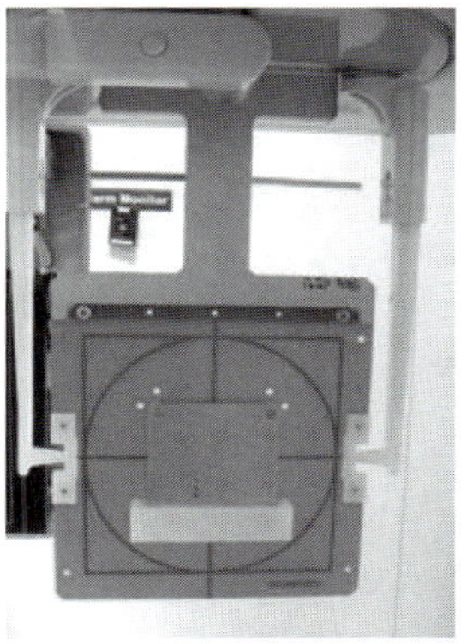

[팬텀 배치 예]

그림 16-22 두부규격 엑스선촬용장치 저대조도 분해능 시험방법

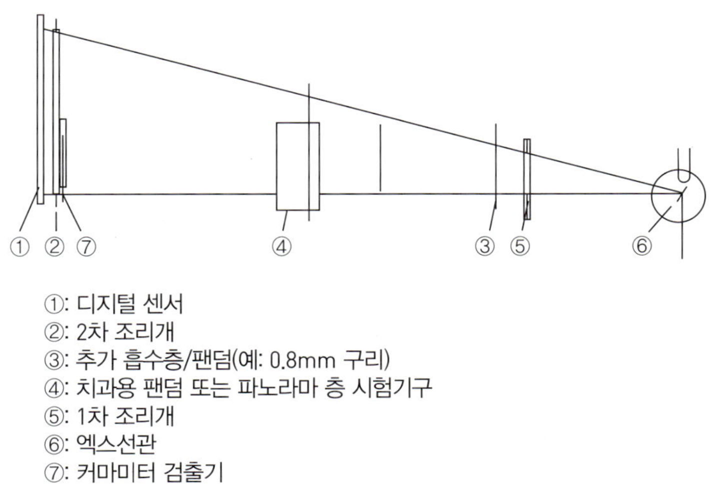

그림 16-23 파노라마 엑스선촬용장치 선쌍분해능 시험방법

(2) 팬텀을 배치 한 후 X선을 조사한다.

(3) 조사한 영상을 통해 선과 수치를 통해서 분해능이 지정한 값 이상인지 확인한다.

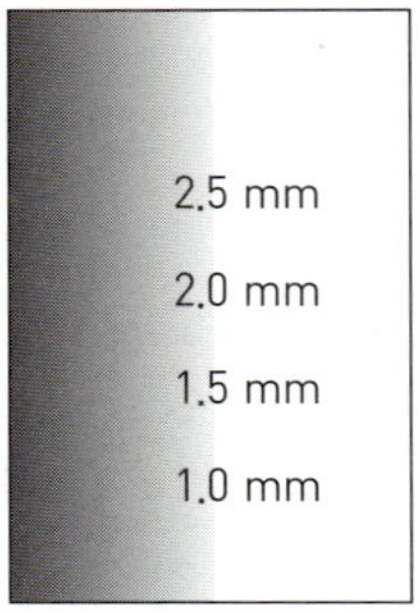

그림 16-24 저대조도 분해능 측정결과

3. 파노라마 층 측정(Panoramic layer)

1) 목적

치열궁의 모양과 크기는 어린이와 어른이 차이가 나기 때문에, 하나의 엑스선 상에서 서로 다른 곡선 면의 상을 만족스럽게 생성할 수 있는지에 관하여 장치의 기하학적 구조 및 유효성을 시험한다

2) 적합기준

제조원의 정보에 따른 파노라마 층(Panoramic layer) 팬텀 영상 촬영 후 영상의 중앙, 좌, 우대칭 확인 및 제조원이 지정한 기준, 방법에 따라 시험하여 제조원이 지정한 기준에 적합 한지 확인한다.

3) 시험방법

(1) 파노라마 층 측정을 위해 X선 발생장치와 수상기 사이의 환자 위치 부분에 제조원이 지정한 팬텀을 위치시킨다.

(2) 조사한 영상을 통해 영상의 대칭 및 제조원의 기준에 적합한지 확인한다.

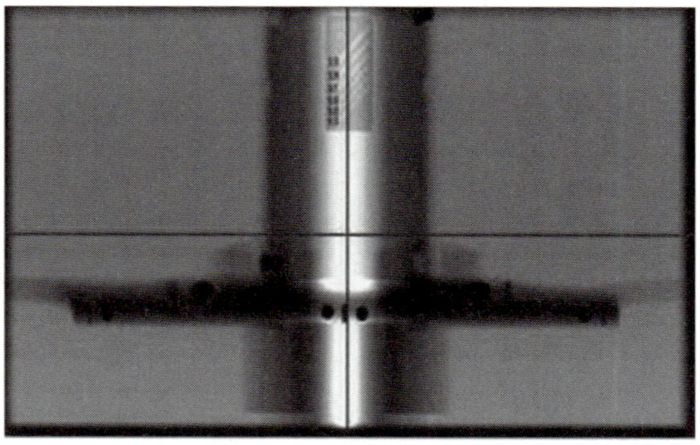

그림 16-25 파노라마 층 측정결과

치과용 CBCT 성능평가를 위해서는 전용 팬텀이 필요하다.

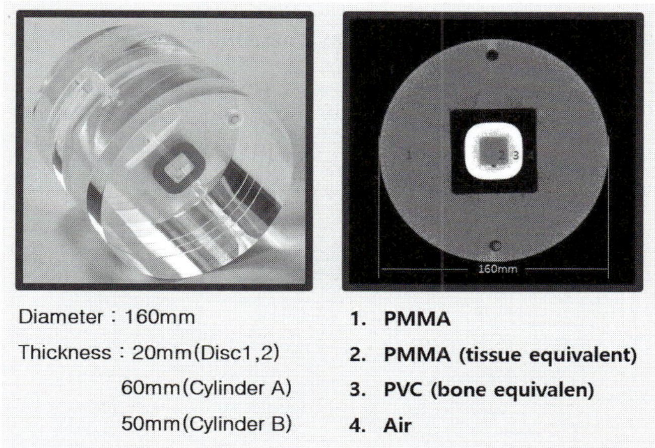

그림 16-26 Quart DVT 팬텀

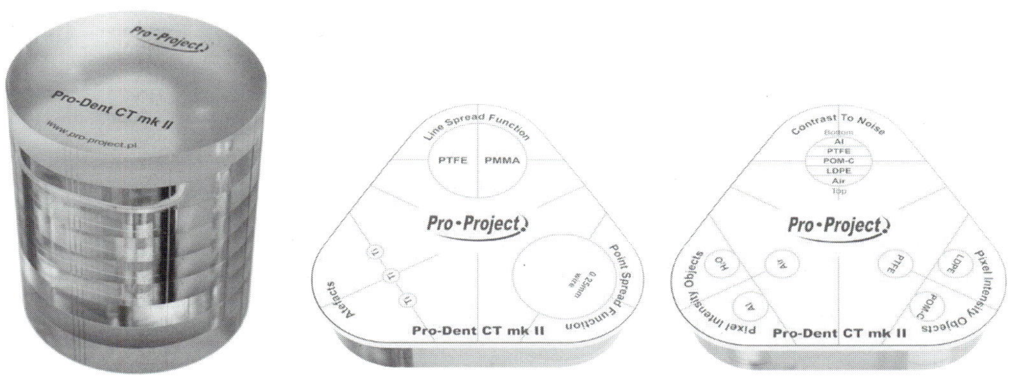

그림 16-27 Pro-Dent CT 팬텀

4. CBCT 균질성 평가(Homogeneity)

1) 목적

치과용구강외엑스선장치의 재구성 영상의 균질성에 대하여 시험한다.

2) 적합기준

균질성 지수(Homogeneity index) 값이 5 이상이어야 한다.

3) 시험방법

(1) 동일한 크기(각각 팬텀 표면 이미지의 약 2 ~ 3 %)의 다섯 방사선장(Hc(중앙), Hl(좌), Hr(우), Ht(상), Hb(하))들을 정의한다. 방사선장 1개는 팬텀 표면의 중앙에 위치해야 하며, 나머지 4개

는 팬텀 이미지 반경의 50% 이상의 균일한 간격으로 중앙에서 떨어져 있어야 한다. 방사선장 별 픽셀 값들의 산술 평균을 기록한다.

(2) 균질성 지수를 산출하기 위해, 아래의 방정식을 기준으로 방사선장(중앙, 좌, 우, 상, 하)에 대한 평균과 5개 방사선장 중간 값들의 평균(HM) 간의 최대 차이를 기본 대조와 비교한다.

(3) X선 발생장치와 수상기 사이의 환자 위치 부분에 제조원이 사용하는 시험장비를 위치 시킨다.

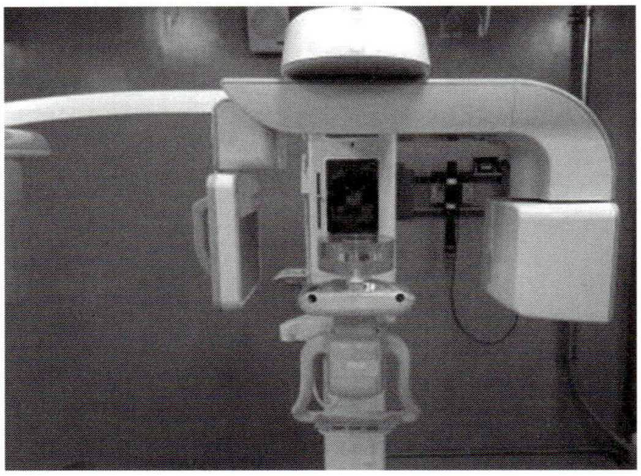

그림 16-28 CBCT 균질성 시험방법

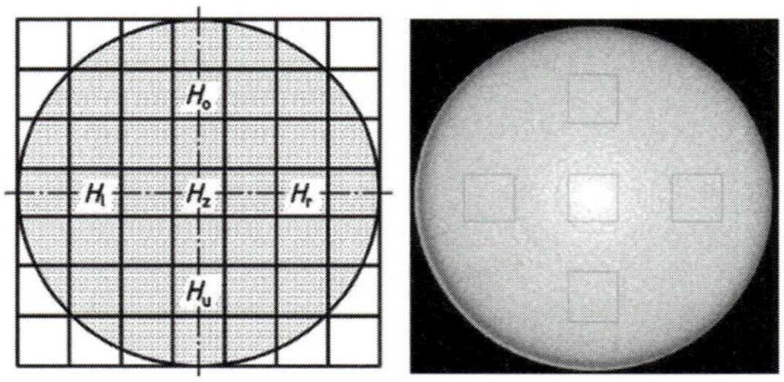

그림 16-29 CBCT 균질성 측정결과

5. 재구성 공간분해능 평가(Spatial resolution of the reconstruction)

1) 목적

팬텀 상은 시스템 별로 상이하게 이미지화 된다. 알려진 팬텀 내 상 치수를 기준으로, 재구성(reconstruction)에 국한된 공간 분해능을 확인하여 실제 길이와 재구성된 영상에서의 측정값의 오차를 비교한다.

2) 적합기준

제조원이 지정한 오차범위 이내이어야 한다.

Quart DVT 팬텀 : 초기 값 오차 5% 이하

3) 시험방법

(1) 지정된 팬텀으로 촬영 후 영상을 분석 한다.

(2) 팬텀 내 주요 픽셀 방향 중 5 mm 이상의 알려진 한 방향에서의 선형 치수 b와 b에 따른 픽셀 수 p를 확인한다. 재구성 공간분해능을 산출하는 방정식은 아래와 같다.

$$\text{재구성 공간분해능} = \text{선형치수 (b) / 필셀 수 (p)}$$

(3) 재구성 과정에서의 NYQUIST 주파수는 방정식은 아래와 같다.

$$\text{NYQUIST 주파수} = \frac{1}{2} \times \frac{p}{b}$$

(4) 팬텀을 이용하는 방법 이외에 실제 길이를 알고 있는 알루미늄 스텝웨지를 사용하여 실제 길이와 재구성된 영상에서의 오차를 확인한다.

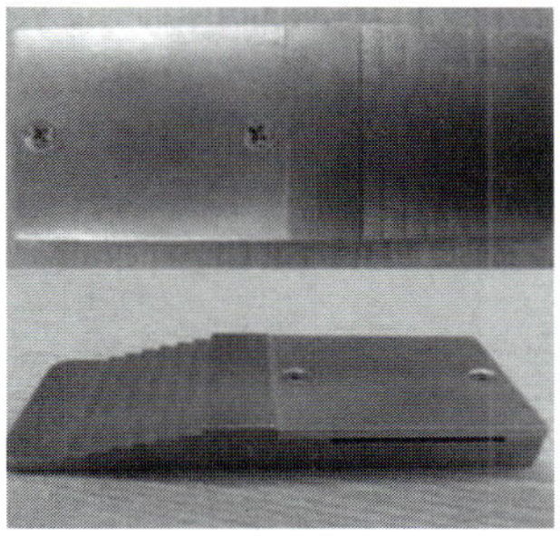

그림 16-30 알루미늄 스텝웨지를 이용한 재구성 공간분해능 시험방법

6. 공간분해능 평가(Spatial resolution)

1) 목적

치과용구강외엑스선장치의 공간분해능에 대하여 시험한다.

2) 적합기준

(1) 분해능 지수 10은 1 Lp/mm 이상이어야 한다.

(2) 분해능 지수 50 및 변조전달함수(MTF, MODULATION TRANSFER FUNCTION) 그래프를 기록한다.

3) 시험방법

(1) 지정된 팬텀으로 촬영 후 영상을 분석 한다.

(2) 공간분해능 측정을 위해 X선 발생장치와 수상기 사이의 환자 위치 부분에 제조원이 사용하는 시험장비를 위치시킨다.

(3) 제조원이 제시하는 평가방법으로 MTF 곡선의 10 %, 50 % 지점에서 공칭 값을 확인한다.

(4) 변조전달함수 그래프를 기록한다.

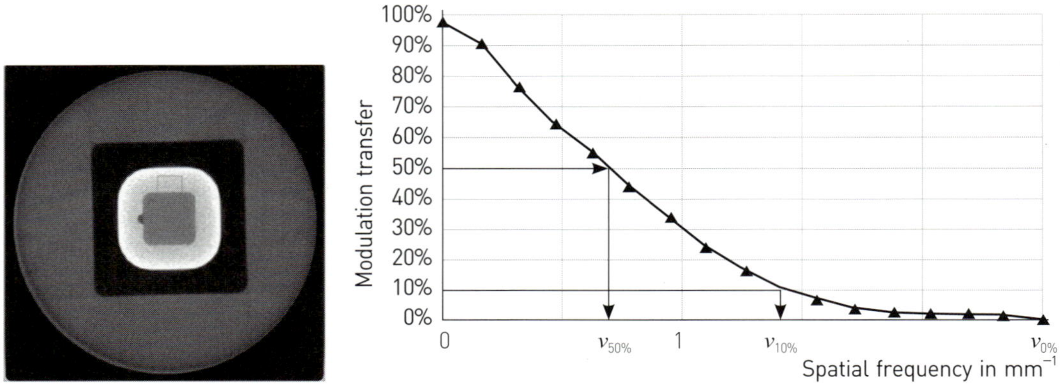

그림 16-31 CBCT 분해능 측정결과

실험보고서

❶ 실험 제목

❷ 실험 조건

❸ 실험 결과

❹ 평 가

부록

부록1 | 진단용 방사선 발생장치의 안전관리에 관한 규칙

진단용 방사선 발생장치의 안전관리에 관한 규칙

[시행 2013.3.23] [보건복지부령 제185호, 2013.3.23, 타법개정]

보건복지부(의료자원정책과) 044-202-2452

제1조(목적) 이 규칙은 「의료법」 제37조에 따라 의료기관에서 설치 · 운영하는 진단용 방사선 발생장치를 안전하게 관리함으로써 환자 및 방사선 관계 종사자가 방사선으로 인하여 위해(危害)를 입는 것을 방지하고 진료의 적정을 도모하기 위하여 필요한 사항을 규정함을 목적으로 한다.

제2조(정의) 이 규칙에서 사용하는 용어의 뜻은 다음과 같다. 〈개정 2011.6.27〉

1. "진단용 방사선 발생장치"란 방사선을 이용하여 질병을 진단하는 데에 사용하는 기기(器機)로서 다음 각 목의 어느 하나에 해당하는 장치를 말한다.
   가. 진단용 엑스선 장치
   나. 진단용 엑스선 발생기
   다. 치과진단용 엑스선 발생장치
   라. 전산화 단층 촬영장치(치과용 전산화 단층 촬영장치, 이비인후과용 전산화 단층 촬영장치 및 양전자방출 전산화 단층 촬영장치를 포함한다)
   마. 유방촬영용 장치 등 방사선을 발생시켜 질병의 진단에 사용하는 기기
2. "방사선 방어시설"이란 방사선의 피폭(피폭: 인체가 방사선에 노출되는 것)을 방지하기 위하여 진단용 방사선 발생장치를 설치한 장소에 있는 방사선 차폐시설과 방사선 장해 방어용기구를 말한다.
3. "방사선 관계 종사자"란 진단용 방사선 발생장치를 설치한 곳을 주된 근무지로 하는 자로서 진단용 방사선 발생장치의 관리 · 운영 · 조작 등 방사선 관련 업무에 종사하는 자를 말한다.
4. "안전관리"란 진단용 방사선 발생장치, 방사선 방어시설 및 암실, 현상기, 방사선필름 카세트, 산란엑스선 제거용 그리드, 엑스선사진 관찰대 등 진단 영상정보에 관한 설비의 관리와 방사선 관계 종사자에 대한 피폭관리를 말한다.
5. "방사선구역"이란 진단용 방사선 발생장치를 설치한 장소 중 외부방사선량이 주당(週當) 0.3mSv(30mrem) 이상인 곳으로서 벽, 방어칸막이 등의 구획물로 구획되어진 곳을 말한다.

제3조(신고) ① 「의료법」(이하 "법"이라 한다) 제37조제1항에 따라 의료기관(「지역보건법」 제7조 · 제8조 및 제10조에 따른 보건소 · 보건의료원 · 보건지소, 「병역법」 제11조에 따라 징병검사를 실시하는 지방병무청, 「국군의무사령부령」 제6조에 따른 군 병원과 각 군 및 직할기관의 모든 의료시설, 「학교보건법」 제3조에 따른 보건실, 「형의 집행 및 수용자의 처우에 관한 법률」 제2조제4호에

따른 교정시설을 포함한다. 이하 같다)의 개설자 또는 관리자는 진단용 방사선 발생장치를 설치하는 경우에는 사용일 3일 전까지, 사용을 중지한 경우에는 사용 중지일부터 3일 이내에, 사용 중지 후 다시 사용하려는 경우에는 사용일 3일 전까지, 양도 · 폐기 또는 이전[의료기관 소재지 시 · 군 · 구(자치구를 말한다)의 관할구역(이하 "관할구역"이라 한다) 안에서 의료기관을 이전함에 따른 이전의 경우는 제외한다]한 경우에는 그 사유가 발생한 날부터 45일 이내에 각각 별지 제1호서식 또는 별지 제2호서식에 따른 신고서에 다음 각 호의 구분에 따른 서류를 첨부하여 해당 의료기관의 소재지를 관할하는 시장 · 군수 · 구청장(자치구의 구청장을 말한다. 이하 같다)에게 제출하여야 한다. 〈개정 2010.1.22, 2011.6.27, 2012.11.15〉

1. 별지 제1호서식에 첨부하여야 하는 서류
   가. 진단용 방사선 발생장치 검사성적서 사본 1부
   나. 방사선 방어시설 검사성적서 사본 1부
   다. 별지 제6호서식에 따른 방사선 관계 종사자 신고서 1부
   라. 양도 또는 이전한 자의 별지 제3호서식에 따른 양도신고증명서 또는 이전신고증명서 원본 1부(양도받거나 이전하여 설치하는 경우에만 첨부한다)
   마. 특수의료장비 등록증명서 사본 1부(특수의료장비를 설치하는 경우에만 첨부한다)
   바. 별지 제3호서식에 따른 진단용 방사선 발생장치의 사용중지 신고증명서 원본(사용 중지 후 다시 사용하는 경우에만 첨부한다)
2. 별지 제2호서식에 첨부하여야 하는 서류
   가. 별지 제3호서식에 따른 신고증명서 원본
   나. 양도 · 양수를 확인할 수 있는 서류 1부(양도신고를 하는 경우에만 첨부한다)
   다. 폐기를 확인할 수 있는 서류 1부(폐기신고를 하는 경우에만 첨부한다)
   라. 이전을 확인할 수 있는 서류 1부(이전하는 경우에만 첨부한다)

② 제1항에 따라 신고받은 시장 · 군수 · 구청장은 별지 제3호서식에 따른 신고증명서를 발급하여야 한다.

③ 시장 · 군수 · 구청장은 제2항에 따라 신고증명서를 발급받은 자가 신고증명서의 훼손 또는 분실 등의 사유로 별지 제4호서식에 따라 재발급을 신청하면 그 증명서를 재발급하여야 한다.

④ 진단용 방사선 발생장치를 설치 · 운영하는 의료기관의 개설자 또는 관리자는 의료기관의 개설자 또는 의료기관의 명칭을 변경하려는 경우에는 미리, 관할구역 안에서 의료기관을 이전한 경우에는 진단용 방사선 발생장치의 사용일 3일 전까지 각각 별지 제5호서식에 따른 변경신고서에 다음 각 호의 서류를 첨부하여 시장 · 군수 · 구청장에게 제출하여야 한다. 〈개정 2011.6.27〉

1. 별지 제3호서식에 따른 신고증명서 원본
2. 의료기관 개설허가증 또는 의료기관 개설신고증명서 사본 1부
3. 진단용 방사선 발생장치 검사 성적서 사본 1부(관할구역 안에서 의료기관을 이전한 경우만 해당한다)

4. 방사선 방어시설 검사 성적서 사본 1부(관할구역 안에서 의료기관을 이전한 경우만 해당한다)
5. 이전을 확인할 수 있는 서류 1부(관할구역 안에서 의료기관을 이전한 경우만 해당한다)

⑤ 제4항에 따라 변경신고를 받은 시장 · 군수 · 구청장은 신고증명서의 해당 사항을 수정하거나 그 증명서를 재발급하여야 한다.

⑥ 의료기관의 개설자 또는 관리자는 소속 방사선 관계 종사자의 변동이 있으면 그 사유가 발생한 날부터 3개월 이내에 별지 제6호서식에 따른 신고서에 제13조에 따른 건강진단 결과서 사본(「원자력안전법」 제2조제21호에 따른 방사선작업종사자가 소속의 변동으로 진단용 방사선 관련 업무에 종사하게 되어 신고하는 경우에는 방사선종사자정보 중앙등록센터에서 발행하는 피폭기록확인서 사본을 포함한다)을 첨부하여 의료기관의 소재지를 관할하는 시장 · 군수 · 구청장에게 제출하여야 한다. 〈개정 2010.1.22, 2012.11.15〉

⑦ 시장 · 군수 · 구청장은 제6항에 따라 피폭기록확인서를 제출받은 경우에는 15일 이내에 질병관리본부장에게 그 사실을 통지하여야 한다. 〈신설 2010.1.22, 2013.3.23〉

⑧ 시장 · 군수 · 구청장은 별지 제7호서식의 진단용 방사선 관리대장을 작성하여 갖추어 두고 제1항 · 제4항 · 제6항 및 제10조제2항의 신고 사항을 적어야 한다. 〈개정 2010.1.22〉

제4조(검사 및 측정) ① 의료기관의 개설자 또는 관리자는 다음 각 호의 어느 하나에 해당하는 사유가 있으면 법 제37조제2항에 따라 해당 진단용 방사선 발생장치를 사용하기 전에 그 진단용 방사선 발생장치에 대하여 별표 1의 검사기준에 따라 제6조에 따른 검사기관의 검사를 받아야 한다. 다만, 「의료기기법 시행규칙」 제5조제1항 및 제18조제1항에 따라 의료기기 제조허가 또는 수입허가를 받을 때에 「의료기기법」 제27조에 따른 시험검사기관에서 별표 1의 검사항목이 포함된 시험검사를 받아 해당 시험성적서를 제출하는 경우에는 본문에 따른 검사를 받지 아니하고 사용할 수 있다. 〈개정 2009.5.29, 2010.1.22, 2011.11.25, 2012.11.15〉

1. 진단용 방사선 발생장치를 설치하거나 이전하여 설치하는 경우
2. 진단용 방사선 발생장치의 전원시설을 변경하는 경우
3. 제3조제1항에 따라 사용중지신고를 한 진단용 방사선 발생장치를 다시 사용하려는 경우
4. 진단용 방사선 발생장치의 안전에 영향을 줄 수 있는 고전압발생장치, X-선관 또는 제어장치를 수리하거나 X-선관을 교체하는 경우

② 의료기관의 개설자 또는 관리자는 제1항에 따라 검사받은 진단용 방사선 발생장치에 대하여는 검사를(제1항 단서의 경우에는 시험검사기관의 검사를 말한다) 받은 날부터 3년마다 제6조에 따른 검사기관의 검사를 받아야 한다. 이 경우 검사기간은 기간 만료일 전후 각각 31일로 한다. 〈개정 2011.6.27〉

③ 의료기관의 개설자 또는 관리자는 법 제37조제2항에 따라 방사선 방어시설에 대하여 별표 2의 방사선 방어시설 검사기준에 따라 해당 진단용 방사선 발생장치를 사용하기 전에 제6조에 따른 검사기관의 검사를 받아야 한다.

④ 의료기관의 개설자 또는 관리자는 제3항에 따라 검사받은 방사선 방어시설 중 방사선 차폐시설을 변경설치하거나 방사선 차폐시설을 설계할 때에 설정한 주당 최대 동작부하(動作負荷)를 초과한 경우에는 지체 없이 그 방사선 방어시설에 대하여 제6조에 따른 검사기관의 검사를 받아야 한다.

⑤ 의료기관의 개설자 또는 관리자는 법 제37조제2항에 따라 방사선 관계 종사자에게 티 · 엘배지를 사용하게 하는 경우에는 3개월마다 1회 이상 방사선 피폭선량(被曝線量) 측정을 받도록 하여야 하며, 필름배지를 사용하게 하는 경우에는 1개월마다 1회 이상 방사선 피폭선량 측정을 받도록 하여야 한다.

⑥ 제5항에 따른 방사선 관계 종사자의 방사선 피폭선량 측정에서 그 선량한도는 별표 3과 같다.

⑦ 질병관리본부장은 질병관리본부에 피폭선량 관리센터를 설치하여 방사선 관계 종사자개인피폭선량의 관리 업무를 하여야 하고, 그 센터의 운영에 필요한 세부 사항을 정하여 고시하여야 한다. 〈개정 2010.1.22, 2013.3.23〉

⑧ 질병관리본부장이 정하여 고시하는 의료방사선시설 품질인증기관의 지정 기준 및 절차에 따라 품질인증기관으로 지정받은 의료기관은 질병관리본부장이 정하여 고시하는 바에 따라 제1항부터 제4항까지의 규정에 따른 검사를 면제받을 수 있다. 〈신설 2010.1.22, 2012.11.15, 2013.3.23〉

제5조(검사 등의 시험방법) ① 제4조에 따른 검사 또는 측정(이하 "검사등"이라 한다)의 시험방법은 질병관리본부장의 승인을 받아 제6조에 따른 검사기관 또는 측정기관의 장이 정한다. 이 경우 승인절차 등 세부 사항에 대하여는 질병관리본부장이 따로 정하여 고시하는 바에 따른다. 〈개정 2010.1.22, 2012.11.15, 2013.3.23〉

② 검사등의 재검사를 할 때에는 제1항에서 정한 시험방법 외에 다음 각 호의 어느 하나에 해당하는 방법으로 시험할 수 있다. 〈개정 2010.1.22, 2012.11.15, 2013.3.23〉

1. 질병관리본부장이 고시한 시험방법
2. 제조업소에서 정한 시험방법
3. 국제전기기술위원회가 권고하는 시험방법(제1호나 제2호의 시험방법이 없는 경우에만 해당한다)

제6조(검사 · 측정기관) ① 제4조에 따른 진단용 방사선 발생장치 및 방사선 방어시설을 검사하는 업무 및 방사선 관계 종사자의 피폭선량을 측정하는 업무를 하려는 자는 질병관리본부장이 정하는 바에 따라 질병관리본부장에게 등록하여야 한다. 〈개정 2011.6.27, 2012.11.15, 2013.3.23〉

② 제1항에 따라 진단용 방사선 발생장치 및 방사선 방어시설을 검사하는 기관 또는 방사선 관계 종사자의 피폭선량을 측정하는 기관(이하 "검사 · 측정기관"이라 한다)으로 등록하려는 자는 별표 4의 기준에 적합하여야 한다. 〈신설 2011.6.27〉

③ 제1항에 따른 등록의 유효기간은 등록한 날부터 4년간으로 한다. 〈신설 2010.1.22, 2011.6.27〉

④ 제3항에 따른 유효기간이 만료되는 검사·측정기관이 다시 등록을 하려는 경우에는 유효기간이 만료되는 날부터 6개월 전에 재등록 신청을 하여야 한다. 다만, 질병관리본부장은 재등록 신청을 시작하는 날부터 2개월 전까지 검사·측정기관의 장에게 재등록절차 등을 휴대폰에 의한 문자전송, 전자메일, 팩스, 전화, 문서 등으로 미리 알려야 한다. 〈신설 2010.1.22, 2011.6.27, 2012.11.15, 2013.3.23〉

⑤ 질병관리본부장은 검사·측정기관이 다음 각 호의 어느 하나에 해당하는 경우에는 등록을 취소하거나 6개월 이내의 기간을 정하여 업무정지를 명하거나 시정명령 등 필요한 조치를 할 수 있다. 다만, 제1호부터 제3호까지의 어느 하나에 해당하는 경우에는 그 등록을 취소하여야 한다. 〈신설 2010.1.22, 2011.6.27, 2012.11.15, 2013.3.23〉

1. 거짓이나 그 밖의 부정한 방법으로 등록을 한 경우
2. 고의 또는 중대한 과실로 거짓의 진단용 방사선발생장치 등의 검사에 관한 성적서를 발급한 경우
3. 업무정지 처분기간 중에 검사·측정업무를 행하는 경우
4. 별표 4에 따른 검사·측정기관의 등록기준에 미달하는 경우
5. 질병관리본부장이 정하여 고시하는 검사·측정 업무에 관한 규정을 위반한 경우

⑥ 제1항에 따른 검사·측정기관의 등록절차 및 등록제도의 운영 등에 필요한 사항과 제5항에 따른 행정처분의 세부기준 등에 필요한 사항은 질병관리본부장이 따로 정하여 고시한다. 〈개정 2010.1.22, 2011.6.27, 2012.11.15, 2013.3.23〉

제7조(검사등의 신청 및 사전통보) ①검사등을 받으려는 자는 별지 제8호서식에 따른 진단용 방사선발생장치 검사신청서, 별지 제9호서식에 따른 방사선 방어시설 검사신청서 또는 별지 제10호서식에 따른 방사선 관계 종사자 피폭선량 측정신청서를 검사·측정기관의 장에게 제출하여야 한다. 제8조제4항에 따른 재검사의 경우에도 또한 같다. 〈개정 2010.1.22〉

② 시장·군수·구청장은 제4조제2항에 따라 진단용 방사선 발생장치에 대한 검사를 받아야 하는 관할 의료기관의 개설자 또는 관리자에 대하여는 검사일 2개월 전까지 검사를 받도록 알려야 한다. 〈신설 2010.1.22〉

제8조(검사 결과의 통지 등) ① 제7조에 따라 검사·측정기관의 장이 의료기관의 개설자 또는 관리자로부터 검사등의 신청을 받으면 검사등을 한 후 별지 제11호서식에 따른 진단용 방사선 발생장치 검사성적서, 별지 제12호서식에 따른 방사선 방어시설 검사성적서 또는 별지 제13호서식에따른 방사선 관계 종사자 피폭선량 측정성적서를 신청인에게 발급하여야 하며, 검사 또는 측정한 날부터 1개월 이내에 별지 제14호서식에 따른 검사 결과 또는 별지 제15호서식에 따른 측정 결과를 질병관리본부장에게 제출하여야 한다. 〈개정 2010.1.22, 2013.3.23〉

② 검사 · 측정기관의 장은 검사등의 결과가 별표 1, 별표 2 또는 별표 3의 기준에 적합한 것으로 판정되면 검사 또는 측정한 날부터 1개월 이내에 해당 의료기관의 소재지를 관할하는 시장 · 군수 · 구청장에게 통지하고, 부적합 한 것으로 판정되거나 재검사 후 적합한 것으로 판정되면 검사성적서 사본을 해당 의료기관의 소재지를 관할하는 시장 · 군수 · 구청장, 질병관리본부장, 건강보험심사평가원장 및 국민건강보험공단이사장에게 지체 없이 통지하며, 선량한도가 초과한 것으로 판정되면 측정성적서 사본을 지체 없이 질병관리본부장과 해당 의료기관의 소재지를 관할하는 시장 · 군수 · 구청장에게 통지하여야 한다. 〈개정 2010.1.22, 2013.3.23〉

③ 시장 · 군수 · 구청장은 제2항에 따라 부적합하거나 선량한도가 초과한 것으로 판정된 검사등의 결과를 통지받으면 통지를 받은 날부터 3일 이내에 법 제63조에 따라 의료기관의 개설자 또는 관리자에게 다음 각 호의 어느 하나의 명령을 하고, 그 사실을 질병관리본부장에게 통지하여야 한다. 〈개정 2010.1.22, 2013.3.23〉

1. 부적합 진단용 방사선 발생장치 또는 방사선 방어시설에 대한 사용 금지 및 수리 · 교정 후 재검사
2. 선량한도 초과자에 대한 건강진단 및 필요 시 안전조치(근무지의 변경 또는 근무시간의 단축 등을 말한다. 이하 같다)

④ 의료기관의 개설자 또는 관리자는 제3항에 따른 명령을 받으면 진단용 방사선 발생장치 또는 방사선 방어시설을 수리 · 교정하고 재검사를 신청하여야 하며, 선량한도 초과자에 대하여는 즉시 제13조에 따른 건강진단을 실시하고, 그 결과 이상징후가 있는 경우에는 안전조치를 취하여야 한다. 이 경우 안전조치를 실시한 후 6개월이 지나 실시하는 건강진단의 결과 이상징후가 나타나지 아니하면 해당 선량한도 초과자의 동의를 받아 관할 시장 · 군수 · 구청장에게 안전조치의 해제를 요구할 수 있다.

⑤ 시장 · 군수 · 구청장은 제2항에 따라 재검사 후 적합 판정 결과를 통보받거나 제4항에 따라 의료기관의 개설자 또는 관리자로부터 선량한도 초과자에 대하여 안전조치의 해제를 요구받으면 사용 금지 명령 또는 안전조치 명령을 해제하고 그 사실을 질병관리본부장에게 통지하여야 한다. 〈개정 2010.1.22, 2013.3.23〉

⑥ 검사등의 성적서를 재발급받으려는 자는 별지 제16호서식에 따른 검사등성적서 재발급신청서를 검사 · 측정기관의 장에게 제출하여야 한다.

제9조(방사선구역) ① 의료기관의 개설자 또는 관리자는 법 제37조제1항에 따라 진단용 방사선 발생장치를 설치하면 진단용 방사선의 안전관리를 위하여 방사선구역을 설정하고 일반인의 출입을 제한하는 등의 조치를 취하여야 한다.

② 방사선구역에는 별표 5의 방사선구역표시를 하여야 한다.

제10조(진단용 방사선의 안전관리책임자) ① 의료기관의 개설자 또는 관리자는 법 제37조제2항에 따라 진단용 방사선 발생장치의 안전관리와 적정한 사용을 위하여 별표 6의 진단용 방사선 안전

관리책임자 자격기준에 따라 해당 의료기관 소속 방사선 관계 종사자 중에서 진단용 방사선 안전관리책임자(이하 "안전관리책임자"라 한다)를 임명하여 진단용 방사선 안전관리업무(이하 “안전관리업무”라 한다)를 수행하도록 하여야 한다. 이 경우 같은 시 · 군 · 구에 있는 분원(分院) 또는 분소(分所)에 설치하는 진단용 방사선 발생장치의 안전관리업무는 해당 의료기관의 안전관리책임자에게 겸임하도록 할 수 있다.

② 의료기관의 개설자 또는 관리자는 안전관리책임자를 선임 · 해임하거나 겸임시키는 경우에는 1개월 이내에 별지 제6호서식에 따른 신고서에 안전관리책임자에 대한 다음 각 호의 서류를 첨부하여 해당 의료기관의 소재지를 관할하는 시장 · 군수 · 구청장에게 제출하여야 한다. 〈개정 2012.11.15〉

1. 최종 학교 졸업증명서(이공계 석사학위소지자만 제출한다) 또는 경력증명서 1부
2. 제13조에 따른 건강진단 결과서 사본 1부

③ 제2항에 따라 신고서를 제출받은 시장 · 군수 · 구청장은 신고 대상 안전관리책임자가 의료인인 경우 「전자정부법」 제36조제1항에 따른 행정정보의 공동이용을 통하여 안전관리책임자의 의료면허증을 확인하여야 한다. 다만, 의료인인 종사자가 이에 동의하지 아니하는 경우에는 그 사본을 첨부하도록 하여야 한다. 〈신설 2012.11.15〉

제11조(안전관리책임자의 직무) 제10조에 따른 안전관리책임자의 직무는 다음과 같다.

1. 안전관리업무의 계획 · 점검 및 평가
2. 소속 방사선 관계 종사자에 대한 자체교육훈련의 실시
3. 환자 및 방사선 관계 종사자에 대한 방사선피해로부터의 방어조치
4. 진단 영상정보 관련 설비의 안전관리
5. 피폭선량 측정에 영향을 미치는 방사선 관계 종사자의 소속 변동사실의 측정기관에의 통보
6. 방사선 관계 종사자의 피폭선량 측정에 영향을 미치는 피폭선량계의 파손 및 분실사실의 측정기관에의 통보
7. 제3조제1항 및 제4항에 따른 신고와 제4조에 따른 검사 또는 측정에 관한 사항
8. 제14조에 따른 진단용 방사선 발생장치, 방사선 관계 종사자 및 방사선 방어시설(이하 “진단용 방사선 발생장치등”이라 한다)에 관한 서류의 작성 · 비치 및 보존에 관한 사항

제12조(의료기관의 개설자 또는 관리자의 준수 사항) 법 제37조제1항에 따라 의료기관의 개설자 또는 관리자는 다음 각 호의 사항을 지켜야 한다. 〈개정 2010.1.22〉

1. 안전관리책임자가 그 직무수행에 필요한 사항을 요청하면 지체 없이 조치하고, 정당한 사유 없이 거부하지 아니할 것
2. 안전관리책임자가 안전관리업무를 성실히 수행하지 아니하면 지체 없이 그 직으로부터 해임하고 다른 직원을 안전관리책임자로 선임할 것
3. 진단용 방사선 발생장치에 대하여는 검사유효기간이 끝나기 전에 검사를 완료하고, 검사기관

이 검사를 할 때에는 안전관리책임자를 참여시킬 것

4. 방사선 관계 종사자가 진단용 방사선 발생장치의 운영 · 조작 · 관리 · 점검 및 검사 등 방사선 피폭 우려가 있는 업무를 할 때에는 필름배지 또는 티 · 엘배지 등 피폭선량계를 착용하게 하고, 방사선 관계 종사자의 피폭선량 측정을 신청할 때에는 측정 대상에 해당하는 자를 누락하지 아니할 것
5. 제8조제3항에 따라 시장 · 군수 · 구청장으로부터 진단용 방사선 발생장치 또는 방사선 방어시설의 사용 금지와 수리 · 교정 및 재검사명령을 받으면 지체 없이 이행할 것
6. 방사선 관계 종사자에 대한 피폭선량을 측정한 결과 별표 3의 방사선 관계 종사자의 선량한도를 초과한 자에 대하여는 지체 없이 건강진단 등 필요한 조치를 할 것
7. 방사선 관계 종사자 외에 방사선구역에 출입하는 자에 대한 방사선 피폭을 방지하기 위한 조치를 할 것
8. 적정한 진단 영상정보를 얻을 수 있도록 그 설비의 안전관리에 필요한 조치를 할 것

제13조(방사선 관계 종사자에 대한 건강진단) ① 법 제37조제2항에 따라 의료기관의 개설자 또는 관리자는 방사선 관계 종사자에 대하여 2년마다 별지 제19호서식의 건강진단표에 따라 건강진단을 실시하여야 한다. 다만, 방사선 관련업무에 처음 종사하는 방사선 관계 종사자에 대하여는 업무종사 전에 별지 제19호서식의 건강진단표에 따라 건강진단을 실시하여야 한다. 〈개정 2010.1.22〉

② 제1항에 따른 건강진단의 문진 사항 및 검사 항목은 다음 각 호와 같다.

1. 문진 사항
   가. 방사선 피폭 증상의 유무
   나. 방사선 피폭 증상이 있는 자는 그의 작업 장소, 작업 내용, 작업 기간, 피폭선량 및 방사선 장해 유무
   다. 그 밖에 방사선에 의한 피폭 증상
2. 검사 항목
   가. 말초혈액 중의 혈색소 양, 적혈구 수 및 백혈구 수
   나. 그 밖에 의사가 필요하다고 인정하는 검사

제14조(서류의 작성 · 비치 및 보존) 법 제37조제3항에 따라 의료기관의 개설자 또는 관리자, 검사 · 측정기관의 장 및 시장 · 군수 · 구청장은 별표 7의 진단용 방사선 발생장치등에 관한 서류를 작성 · 비치 및 보존하여야 한다.

제15조(안전관리책임자에 대한 교육) ① 법 제37조제2항에 따라 안전관리책임자로 선임된 자는 선임된 날부터 1년 이내에 질병관리본부장이 지정하는 방사선 분야 관련 단체(이하 "안전관리책임자 교육기관"이라 한다)가 실시하는 안전관리책임자 교육을 이수하여야한다. 다만, 안전관리

책임자 교육기관으로부터 안전관리책임자 교육을 받은 후 2년 이내에 안전관리책임자로 선임된 자의 경우에는 그러하지 아니하다. 〈개정 2011.6.27, 2012.11.15, 2013.3.23〉

② 제1항에 따른 안전관리책임자의 교육 및 안전관리책임자 교육기관의 지정에 관하여 필요한 사항은 질병관리본부장이 따로 정하여 고시한다. 〈개정 2010.1.22, 2011.6.27, 2013.3.23〉

제16조(지도 · 감독) ① 법 제37조제1항에 따라 시장 · 군수 · 구청장은 의료기관의 진단용 방사선 안전관리상태를 지도 · 점검하고 필요하면 의료기관의 개설자 또는 관리자에게 그 시정을 명할 수 있다.

② 질병관리본부장은 검사등의 공정성과 효율성을 확보하기 위하여 검사 · 측정기관에 대하여 필요한 지도와 감독을 할 수 있다. 〈개정 2010.1.22, 2012.11.15, 2013.3.23〉

③ 질병관리본부장 또는 시장 · 군수 · 구청장은 안전관리를 위하여 필요하면 의료기관의 개설자 또는 관리자나 검사 · 측정기관의 장에게 필요한 사항을 보고하게 하거나 자료를 제출하게 할 수 있다. 〈개정 2010.1.22, 2012.11.15, 2013.3.23〉

④ 시장 · 군수 · 구청장은 매년 3월 31일 현재의 진단용 방사선 발생장치 안전관리 현황 및 방사선 관계 종사자 관리 현황을 별지 제17호서식 및 별지 제18호서식에 따라 5월 31일까지 특별시장 · 광역시장 · 도지사 또는 특별자치도지사를 거쳐 질병관리본부장에게 제출하여야 한다. 〈개정 2010.1.22, 2013.3.23〉

제17조(적용의 배제) 진단용 방사선 발생장치 중 진단용 엑스선 발생기 또는 치과진단용 엑스선 발생장치(파노라마 및 세파로 촬영장치는 제외한다)만을 사용하면서 주당 최대 동작부하의 총량이 10밀리암페어 · 분 이하인 의료기관에 대하여는 제4조제5항, 제9조, 제10조 및 제13조를 적용하지 아니한다.

제18조 삭제 〈2009.4.29〉

부칙 〈제185호, 2013.3.23〉 (보건복지부와 그 소속기관 직제 시행규칙)

제1조(시행일) 이 규칙은 공포한 날부터 시행한다.

제2조부터 **제4조**까지 생략

제5조(다른 법령의 개정) ①부터 〈17〉까지 생략

〈18〉 진단용 방사선 발생장치의 안전관리에 관한 규칙 일부를 다음과 같이 개정한다.

제3조제7항 중 "식품의약품안전평가원장"을 "질병관리본부장"으로 한다.

제4조제7항 중 "식품의약품안전평가원장은 식품의약품안전평가원"을 "질병관리본부장은 질병관리본부"로 하고, 같은 조 제8항 중 "식품의약품안전청장"을 각각 "질병관리본부장"으로 한다.

제5조제1항 전단 · 후단, 같은 조 제2항제1호, 제6조제1항, 같은 조 제4항 단서, 같은 조 제5항 본문, 같은 항 제5호 및 같은 조 제6항 중 "식품의약품안전청장"을 각각 "질병관리본부장"으로 한다.

제8조제1항 · 제2항, 같은 조 제3항 각 호 외의 부분 및 같은 조 제5항 중 "식품의약품안전평가원장"을 각각 "질병관리본부장"으로 한다.

제15조제1항 본문, 같은 조 제2항 중 "식품의약품안전평가원장"을 각각 "질병관리본부장"으로 한다.

제16조제2항 중 "식품의약품안전청장"을 "질병관리본부장"으로 하고, 같은 조 제3항 중 "식품의약품안전청장, 식품의약품안전평가원장"을 "질병관리본부장"으로 하며, 같은 조 제4항 중 "식품의약품안전평가원장"을 "질병관리본부장"으로 한다.

별표 2 제3호 각 목 외의 부분 전단 중 "식품의약품안전청장"을 "질병관리본부장"으로 한다.

별표 4 제1호 각 목 외의 부분 단서, 같은 호 자목, 같은 표 제2호 각 목 외의 부분 단서 및 같은 호 사목 중 "식품의약품안전청장"을 각각 "질병관리본부장"으로 한다.

〈19〉부터 〈22〉까지 생략

[별표 1] 〈개정 2012.11.15〉

진단용 방사선 발생장치의 검사기준(제4조제1항 관련)

장치의 종류	시험항목	기준
1. 진단용 방사선 발생장치(진단용 엑스선 장치, 진단용 엑스선 발생기, 유방촬영용 장치)	가. 접지설비확인 시험	접지설비의 접지단자는 지식경제부장관이 따로 정하는 전기설비의 기술기준에 따라 제3종접지공사에 의한 접지선에 접지되어 있는가를 확인하여야 한다.
	나. 외장누설전류 시험	진단용 방사선 발생장치 또는 진단용 방사선 발생장치를 구성하는 각 단위기기 및 부품 중 사람이 접촉할 우려가 있는 도전성 부분으로부터 인체를 통하여 지면 또는 다른 접촉가능 도전성 부분에 흐르는 외장누설전류는 확실하게 접지한 상태에서 0.1mA 이하이어야 한다. 다만, 거치형 장치 외의 장치는 접지선을 뺀 상태에서 외장누설전류가 0.5mA 이하이어야 한다.
	다. 조사선량의 재현성 시험(자동노출제어기 포함)	진단용 방사선 발생장치의 성능 및 신뢰성을 평가하는 것으로서 조사선량에 대한 변동계수는 0.05 이하이어야 한다. 변동계수란 측정한 조사선량의 평균치에 대한 표준 편차를 말하며, 다음의 식으로 산정한다. $CV = \frac{S}{\overline{X}} = \frac{1}{\overline{X}} = [\sum_{i=1}^{11} \frac{(X_i - \overline{X})^2}{n-1}]^{1}$ 비고: CV = 변동계수 S = 조사선량 측정치 모집단에 대한 표준편차 $\overline{X}$ = 측정치의 평균치 X_i = i번째의 조사선량 측정치 n = 측정횟수(측정횟수는 5회 이상이어야 한다)
	라. 관전압 시험	관전압의 백분율 평균오차(PAE)는 설정치(지시치)에 대하여 ± 10% 이내이어야 한다. 이는 다음의 식으로 산정한다. $PAE = \frac{(Xp - \overline{X})}{Xp} \times 100\%$ 비고: PAE=백분율 평균오차 Xp = 설정치(지시치) $\overline{X}$ = 조사선량 측정치의 평균치
	마. 관전류 시험	단시간 정격에서는 백분율 평균오차가 지시치에 대하여 ±15% 이내이어야 한다.
	바. 엑스선조사야 시험 1) 조도시험	조사야 조절기구로부터 투광되는 광조사야의 조도는 엑스선관의 초점에서 수상면까지의 거리(이하 "SID"라 한다) 100cm에서 평균조도가 100Lux 이상이어야 한다.
	2) 엑스선조 사야와 광조사야의 차이 시험	엑스선 조사야의 중심과 광조사야 중심의 차이 및 각 주변의 차이는 이용선의 중심이 수직으로 입사하였을 때 SID의 ±2% 이내이어야 한다. 다만, 엑스선 조사방향이 일정할 때에는 SID의 ±1% 이내이어야 한다.

<table>
<tr><th>장치의 종류</th><th>시험항목</th><th>기준</th></tr>
<tr><td rowspan="8">1. 진단용 방사선 발생장치(진단용 엑스선 장치, 진단용 엑스선 발생기, 유방촬영용 장치)</td><td>사. 그 밖에 필요한 시험
1) 단층깊이표시 시험(단층촬영용만 해당한다)
2) mAs 시험</td><td>표시된 눈금에 대한 허용치는 ±1mm 이내이어야 한다.
(1) 변압기식인 경우: 통전시간이 0.1초 이상일 때에는 지시치에 대한 백분율 평균오차는 ±20%, 0.1초 미만일 때에는 지시치에 대한 백분율 평균오차는 ±20% 이내로 한다.
(2) 콘덴서식 엑스선 장치인 경우: 10mAs 미만의 경우에는 지시치에 대한 오차는 ±2mAs, 10mAs 이상인 경우에는 지시치에 대한 백분율 평균오차가 ±20% 이내이어야 한다.</td></tr>
<tr><td>3) 조사야 일치 시험(투시장치만 해당한다)</td><td>(1) SID를 최대로 할 때 최소 조사야는 5cm×5cm 이하로 조절될 수 있어야 한다.
(2) 엑스선 조사야는 투시 중 수상면의 유효면적을 넘어서는 아니 된다.
(3) 수상면의 중심과 엑스선 조사야의 중심의 오차는 SID의 ±2% 이내이어야 한다.</td></tr>
<tr><td>4) 흉벽측에서의 엑스선조사야 시험(유방촬영용 장치만 해당한다)</td><td>엑스선 조사야는 수상면의 전체를 포함하여야 하되, SID의 2%를 초과하여 흉벽쪽으로 엑스선조사야가 연장되어서는 아니 된다.</td></tr>
<tr><td>5) 압박대 크기 시험(유방촬영용 장치만 해당한다)</td><td>압박대의 흉벽방향의 길이는 유방지지대의 4.2cm 높이에서 수상면의 흉벽방향의 길이보다 SID의 1%를 초과하여서는 아니 된다.</td></tr>
<tr><td>6) 입사조사선량률 시험(투시장치만 해당한다)</td><td>피검자에 입사하는 이용선의 중심점에서 입사조사선량률은 자동노출제어기가 있는 경우 10R/min(2.58×10^{-3}C/kg · min), 자동노출제어기가 없는 경우 5R/min(1.29×10^{-3}C/kg · min) 이상으로 가져올 수 있는 관전압과 관전류의 어떠한 조합에서도 작동되지 아니하여야 한다.</td></tr>
<tr><td>7) 암류 엑스선 시험(콘덴서식 엑스선 장치만 해당한다)</td><td>사람이 접촉할 수 있는 표면으로부터 5cm거리에서 선량(률)계로 측정하여 2mR/hr(5.16×10^{-7}C/kg · hr)를 초과하여서는 아니 된다.</td></tr>
<tr><td>8) 타이머 시험(촬영용 장치만 해당한다)</td><td>타이머 조정에 의한 조사시간의 지시치에 대한 허용치는 다음 표에 나타난 값 이하이어야 한다.
<table><tr><th>정류방식</th><th>표시치</th><th>허용치</th></tr><tr><td>단상장치</td><td>T < 10 펄스
10 펄스≤T</td><td>±0 펄스(2)
±10%</td></tr><tr><td>다상정류장치
(1), (3)</td><td>T < 0.01초
0.01초 ≤ T < 0.04초
0.04초 ≤ T</td><td>−1.5msec ~ +6msec
±20%
±10%</td></tr><tr><td>인버터식 장치</td><td>T < 0.01초
0.01초≤T</td><td>±1msec
±10%</td></tr></table>(1) 각 장치의 투입방법에 따라 투입시기에서 정규운전에 이르기까지의 초기투입부분이 있는 장치의 경우에는 그 초기부분을 촬영시간에 포함하지 아니한다.
(2) 1펄스는 전원주파수의 1사이클의 1/2에 해당하는 시간을 말한다. 단상장치에 있어서는 유효펄스 전기각에서 45°~135°의 기간을 말한다. 최초의 1펄스 또는 최후의 1펄스에서 그 전기각 이상의 범위를 가진 것도 정규 펄스로 본다.
투입시기에 있어서 −45°~0° 이내의 초기 투입부분 및 종료 시 0°~45° 이내의 후속부분은 촬영시간에 포함하지 아니한다.</td></tr>
</table>

<table>
<tr><th>장치의 종류</th><th>시험항목</th><th>기준</th></tr>
<tr><td rowspan="2">1. 진단용 방사선 발생장치(진단용 엑스선 장치, 진단용 엑스선 발생기, 유방촬영용 장치)</td><td>9) 평균 유선선량 시험(유방촬영용 장치만 해당한다)</td><td>(3) 다상정류장치에서는 고압파형의 상승부 및 소정관전압치에 대한 각각의 87% 시기를 투사시점 및 차단점으로 하여 그 사이의 시간을 가지고 촬영시간으로 한다.
압박된 4.2cm 두께의 표준유방팬톰(표준유방 인체모형)을 촬영할 때의 조사조건에서 상하측 촬영법으로 표준 유방팬톰을 촬영한 때의 평균 유선선량은 3mGy(0.3rad) 이하이어야 한다.</td></tr>
<tr><td>10) 팬톰 영상평가 시험(유방촬영용 장치만 해당한다)
11) 반가층 시험</td><td>표준유방팬톰 영상에서 모조병소(模造病巢) 16개 중 섬유소 4개 이상, 반점 3개 이상, 종괴(腫塊) 3개 이상이 관찰되어야 한다.
<table>
<tr><th>구 분</th><th>측정관전압(kV)</th><th>최소 반가층
(mm Al)</th></tr>
<tr><td rowspan="2">진단용 엑스선 장치</td><td>60
(최고 관전압이 70 kV 이하인 장치)</td><td>1.3</td></tr>
<tr><td>80
(최고 관전압이 70 kV를 초과하는 장치)</td><td>2.3</td></tr>
<tr><td rowspan="3">유방촬영용 장치</td><td>20</td><td>0.20</td></tr>
<tr><td>25</td><td>0.25</td></tr>
<tr><td>30</td><td>0.30</td></tr>
</table>
측정관전압은 관전압 시험 후 오차를 보정하여 시험한다.</td></tr>
<tr><td rowspan="6">2. 치과진단용 엑스선 발생장치(파노라마와 세파로를 포함한다)</td><td>가. 외장누설전류 시험</td><td>진단용 방사선 발생장치의 시험 항목 “나”(외장누설전류 시험)와 같다.</td></tr>
<tr><td>나. 조사선량의 재현성 시험</td><td>진단용 방사선 발생장치의 시험 항목 “다”(조사선량의 재현성 시험)와 같다.</td></tr>
<tr><td>다. 관전압 시험</td><td>진단용 방사선 발생장치의 시험 항목 “라”(관전압 시험)와 같다.</td></tr>
<tr><td>라. 관전류 시험</td><td>진단용 방사선 발생장치의 시험 항목 “마”(관전류 시험)와 같다.</td></tr>
<tr><td>마. 조사야 시험</td><td>(1) 치과진단용 엑스선 발생장치는 조사통선단에서 조사야의 지름이 7cm 이하이어야 한다.
(2) 파노라마 촬영용인 치과진단용 엑스선 발생장치는 이용선의 중심이 필름쪽 슬릿 중심에 일치되도록 하여야 하며, 엑스선 조사야에 대하여 슬릿 폭의 차이가 ±2% 이내가 되어야 한다.</td></tr>
<tr><td>사. 반가층 시험</td><td>
<table>
<tr><th>측정관전압 kV)</th><th>최소 반가층 mm Al)</th></tr>
<tr><td>60
(최고 관전압이 70 kV 이하인 장치)</td><td>1.5</td></tr>
<tr><td>80
(최고 관전압이 70 kV를 초과하는 장치)</td><td>2.3</td></tr>
</table>
측정관전압은 관전압 시험 후 오차를 보정하여 시험한다.</td></tr>
</table>

장치의 종류	시험항목	기준
3. 전산화 단층 촬영장치	가. Artifacts 시험	Artifacts 화상이 눈에 띄게 나타나서는 아니 되며, 중심선 정렬이 잘 되어 있는가를 육안으로 확인한다.
	나. 슬라이스 두께 시험	슬라이스 두께 설정치와 측정치 간의 허용오차는 ±1mm 이내이어야 한다.
	다. 관전압시험	관전압의 백분율 평균오차는 지시치의 ±7% 이내이어야 한다.
	라. 환자피폭선량 측정 시험	제조업소 자가기준에 따른다.
	마. mAs 시험	(1) 변압기식 및 인버터식 엑스선 장치: 지시치에 대한 오차는 ±(10% + 0.2mAs) 이내이어야 한다. (2) 콘덴서식 엑스선 장치 가) 10mAs 미만: 지시치에 대한 오차는 ±2mAs 이내이어야 한다. 나) 10mAs 이상: 지시치에 대한 백분율 평균오차는 ±20% 이내이어야 한다.
	바. CT Number의 직선성시험	제조업소 자가기준에 따른다.
	사. 잡음 시험	제조업소 자가기준에 따른다.
	아. 고대조도 공간 분해능시험	제조업소 자가기준에 따른다.
	자. 분해능시험(PET에 한함)	제조업소 자가기준의 +20% 이하이어야 한다.
	차. 감도시험(PET에 한함)	제조업소 자가기준의 −20% 이상이어야 한다.
4. 그 밖의 기기	식품의약품안전평가원장이 정하는 시험	식품의약품안전평가원장이 정하는 기준, 제조업소에서 정한 기준 또는 국제적으로 권고하는 기준을 적용한다.

비 고

1. 「의료법」 제3조에 따른 의료기관(치과병원 · 치과의원은 제외한다), 「지역보건법」 제7조 · 제8조 및 제10조에 따른 보건소 · 보건의료원 · 보건지소에 설치된 전산화 단층 촬영장치 및 유방촬영용 장치에 대하여는 제1호사목10), 제3호가목 · 나목 · 사목 · 아목을 적용하지 아니한다. 다만, 양전자 방출 전산화 단층촬영장치에 대하여는 제3호가목부터 차목까지의 규정을 적용한다.
2. 다른 법령에서 제3호 자목 및 차목에 대한 검사기준을 규정하고 있는 경우에는 그 항목에 대하여는 이 표에 따른 기준을 적용하지 아니할 수 있다.

[별표 2] 〈개정 2013.3.23〉

방사선 방어시설 검사기준(제4조제3항 관련)

1. 방사선 방어시설

가. 촬영실의 방사선 방어시설

1) 진단용 방사선 발생장치를 설치하여 진단을 목적으로 촬영을 하는 곳(이하 "촬영실"이라 한다)의 천장 · 바닥 및 벽에는 도구를 사용하지 아니하고서는 이동 또는 제거할 수 없는 방사선 차폐시설(이하 "방어벽"이라 한다)을 설치하여야 하고, 방어벽의 바깥쪽에서 측정한 방사선 누설선량 및 산란선량의 합계는 주당 2.58×10^{-5}C/kg(주당 100mR) 이하이어야 한다. 다만, 사람이 통행 또는 거주하지 아니하는 방향에는 방어벽을 설치하지 아니하여도 되고, 방사선 관계자 외의 자가 거주하는 방향에 설치된 방어벽의 바깥쪽에서 측정한 방사선 누설선량 및 산란선량의 합계는 주당 2.58×10^{-5}C/kg(주당 10mR) 이하이어야 한다.

2) 1)에도 불구하고 치과진단용 엑스선 발생장치(파노라마 및 세파로는 제외한다) 또는 진단용 엑스선 발생기만을 설치한 촬영실은 다음의 요건을 갖춘 경우에는 진료용 엑스선 방어칸막이로 방어벽의 설치를 갈음할 수 있다.

   가) 치과진단용 엑스선 발생장치(파노라마 및 세파로는 제외한다) 또는 진단용 엑스선 발생기는 주당 최대 동작부하가 10mA · min 이하이어야 한다.

   나) 진료용 엑스선 방어칸막이 바깥쪽에서의 누설선량은 2.58×10^{-5}C/kg(주당 100mR) 이하이어야 한다.

   다) 진료용 엑스선 방어칸막이의 크기는 가로 0.8m×세로 1.8m 이상이어야 한다.

3) 촬영실의 1차선 방어벽이 아닌 모든 벽과 천장 및 바닥에는 2차선 방어벽을 설치하여야 한다. 이 경우 방어벽의 높이는 2m 이상이어야 한다.

4) 방어벽의 차폐물질이 연판으로 된 경우에는 다음의 요건을 갖추어야 한다.

   가) 연판 자체의 하중으로 주름이 잡히거나 휘어지지 아니하도록 하여야 하고, 물리적 충격을 직접 받지 아니하도록 하여야 한다.

   나) 연판과 연판이 이어지는 부분은 폭 1.5cm 이상의 연판으로 중첩되도록 하여야 하고, 연판 외의 차폐물질과 이어지는 부분은 폭 2.5cm 이상의 연판으로 중첩되게 하여야 한다.

5) 필름 출입구의 문은 1mm연당량 이상이어야 한다.

나. 제어실의 방사선 방어시설

제어실은 촬영실과 구획되어 진단용 방사선을 제어하는 제어장치가 설치된 장소로서 환자의 움직임을 볼 수 있는 환자보기창 등이 설치되어야 한다.

다. 제어소의 방사선 방어시설

1) 제어소는 촬영실과 일부 개방된 방어벽으로 구분된 상태에서 진단용 방사선을 제어하는 제어장치가 설치된 곳이어야 한다.

2) 제어장치가 엑스선 고전압 발생장치에 부착되어 있지 아니한 제어소의 바닥면적은 1.5㎡ 이상이어야 하고, 방어벽과 검사테이블 간의 거리는 2m이상이어야 하며, 진단용 방사선 발생장치의 최고 관전압에 따른 방어벽 및 환자보기창의 구조는 다음과 같다.

가) 최고 관전압이 100KV를 초과하는 경우

- 방어벽은 1.5mm연당량 이상이어야 하고, 그 배치구조는 별표 9와 같다.
- 환자보기창은 1.5mm연당량 이상이어야 하고, 환자보기창에는 100KV에서의 연당량이 지워지지 아니하도록 표시하여야 한다.

나) 최고 관전압이 100KV 이하인 경우

- 방어벽은 1mm연당량 이상이어야 하고, 그 크기는 가로 1m×세로 2m 이상이어야 한다.
- 환자보기창은 1mm연당량 이상이어야 한다.

3) 제어장치가 엑스선 고전압 발생장치에 부착되어 있는 제어소의 경우에는 2)의 기준 중 환자보기창에 관한 기준만을 적용하고, 조사용 스위치를 촬영실 외부에 설치하여 조작할 수 있도록 하여야 한다.

라. 진단용 방사선 발생장치를 의료기관 외부로 이동하여 사용하는 경우의 방사선 방어시설

1) 이동검진차량의 통행이 가능한 지역에서 사용하는 경우

진단용 방사선 발생장치는 이동검진차량에 장착하여야 하고, 방사선 관계 종사자가 그 장치를 조작하는 장소에는 방어벽을 설치하되, 방어벽 바깥쪽과 차량의 바깥쪽에서의 방사선 누설선량은 주당 2.58×10^{-5}C/kg(주당 100mR) 이하이어야 한다.

2) 도서 벽지 등 이동검진차량의 통행이 불가능한 지역에서 사용하는 경우 진단용 방사선 발생장치는 이동검진차량에 장착할 필요가 없으며, 방사선 관계 종사자가 그 장치를 조작하는 장소에는 진단용 엑스선 방어칸막이를 설치하되, 진단용 엑스선 방어칸막이 바깥쪽에서의 방사선 누설선량은 주당 2.58×10^{-5}C/kg(주당 100mR) 이하이어야 한다.

마. 이동형 진단용 방사선 발생장치(Mobile Unit, C-Arm, Portable Unit, 치과용 이동형 장치 및 이동형으로 제작된 엑스선 골밀도 측정기와 전산화 단층 촬영장치)의 방사선 방어시설

1) 방사선 방어시설은 필요하지 않지만, 제3호나목의 진료용 엑스선 방어앞치마(치과병원 · 치과의원의 경우는 치과진료용 엑스선 방어앞치마를 말한다)를 갖추어야 한다.

2) 수술실 · 응급실 또는 중환자실 이외의 장소에서 촬영할 때에는 이동형 진료용 엑스선 방어칸막이를 갖추어야 한다.

3) 이동형으로 제작된 전산화 단층 촬영장치의 경우는 수술실에 한정하여 사용할 수 있다.

4) 1)에도 불구하고 이동형 진단용 방사선 발생장치를 단일(單一) 촬영실에서 사용하는 경우에는 가목부터 다목까지의 기준에 따른 방사선 방어시설을 갖추어야 한다.

바. 유방촬영용 장치의 방사선 방어시설. 다만, 유방촬영용 장치에 부착되어 있는 방어칸막이

는 바닥으로부터 15cm 이상 떨어지지 않아야 하며, 크기는 가로 0.6m 이상, 세로 1.8m 이상이어야 한다.

유방촬영용 장치는 1.가.1)에 따른 차폐된 촬영실에 설치하여야 하고, 방사선 제어장치를 촬영실 내부에 설치하는 경우에는 1.가.2)나) 및 다)에 따른 진료용 엑스선 방어칸막이로 방어벽의 설치를 갈음할 수 있다.

2. 진단용 방사선 발생장치의 촬영실 설치 기준

가. 촬영실 1실에 1대를 설치하는 것을 원칙으로 한다.

나. 부득이하게 촬영실 1실에 2대 이상을 설치하여야 하는 경우에는 변환 스위치 등을 활용하여 동시에 2대가 가동되지 아니하도록 하여야 한다.

다. 진단용 방사선 발생장치 중 전산화 단층 촬영장치(치과용 전산화 단층 촬영장치 및 이비인후과용 전산화 단층 촬영장치는 제외한다)는 전용 촬영실에 설치하여야 한다. 다만, 이동형으로 제작되어 수술실에서 사용하는 전산화 단층 촬영장치는 제외한다.

3. 방사선 장해방어용 기구

진단용 방사선 발생장치를 사용할 때 방사선으로부터 환자 및 방사선 관계 종사자를 방어하기 위한 방사선 장해방어용 기구는 질병관리본부장의 고시 또는 「산업표준화법」에 따른 한국산업표준(KS)에 맞아야 하며, 그 종류는 다음 각 목과 같다. 이 경우 의료기관당 나목의 진료용 엑스선 방어앞치마(치과병원 · 치과의원의 경우는 치과진료용 엑스선 방어앞치마) 1개는 필수로 갖추되, 이를 합하여 모두 2개 이상의 방사선 장해방어용 기구를 갖추어야 한다.

가. 진료용 엑스선 방어칸막이

나. 진료용 엑스선 방어앞치마

다. 치과진료용 엑스선 방어앞치마

라. 환자생식기 방어용 기구

마. 그 밖의 방사선 장해방어용 기구

[별표 3] 〈개정 2010.1.22〉

방사선 관계 종사자의 선량한도(제4조제6항 관련)

피폭 구분	선량한도
유효선량	연간 50mSv(5rem) 이하이어야 하며, 5년간 누적선량은 100mSv(10rem) 이하이어야 한다.
등가선량(수정체)	연간 150mSv(15rem) 이하이어야 한다.
등가선량(피부 · 손 및 발)	연간 500mSv(50rem) 이하이어야 한다.

1. 유효선량이란 인체 내 조직 간 선량분포에 따른 위험정도를 하나의 양으로 나타내기 위하여 방사능에 노출된 인체의 모든 조직에 대하여 각 조직의 등가선량에 해당 조직의 조직가중치를 곱한 결과를 합산한 양을 말한다. 이 경우 전신피폭된 조직가중치의 합은 1로 한다.
2. 등가선량이란 인체의 피폭선량을 나타내기 위하여 흡수선량에 해당 방사선의 방사선가중치를 곱한 양을 말한다. 이 경우 진단용 엑스선의 방사선가중치는 1로 한다.
3. 방사선 관계 종사자의 선량한도 측정방법 등 측정에 필요한 세부 사항은 식품의약품안전평가원장의 승인을 받아 측정기관의 장이 정한다.
4. 연간 선량한도는 연도 중 처음 피폭선량을 측정한 시기와 관계없이 매 연도 12월 말일을 기준으로 하되, 티 · 엘배지를 사용하는 방사선 관계 종사자의 선량한도는 매 분기 말일마다 측정한 양을 합산한 것으로 한다.
5. 5년간 누적 선량한도는 처음 피폭선량을 측정한 시기와 관계없이 2008년 1월 1일을 기준으로 매 5년간의 누적선량으로 한다.

[별표 4] 〈개정 2013.3.23〉

검사기관 및 측정기관의 등록기준(제6조제1항 관련)

1. 검사기관(진단용 방사선 발생장치 및 방사선 방어시설을 검사하는 기관)은 진단용 방사선 발생장치의 품질관리와 관련이 있는 법인, 기관 또는 단체, 자체 기관의 검사를 위하여 일정한 검사능력을 갖춘 기관(이하 "자체검사기관"이라 한다)으로서 다음 각 목의 기준에 맞아야 한다. 다만, 자체검사기관의 경우에는 질병관리본부장이 정하는 바에 따라 다음 각 목의 기준 중 일부기준을 면제할 수 있다.
   가. 검사기관은 진단용 방사선 발생장치의 제조, 수입 또는 수리 업소와 이해관계가 없는 독립된 기관일 것
   나. 국제적 기준에 맞는 품질보증시스템을 구축 · 유지할 것
   다. 검사업무에 필요한 시설, 검사장비 보관시설 및 비교측정 시설을 갖출 것
   라. 별표 1의 진단용 방사선 발생장치의 검사기준의 시험항목 및 별표 2의 방사선 방어시설 검사기준의 방사선 차폐시설과 방사선 장해방어용 기구를 측정 · 검사할 수 있는 장비를 갖출 것
   마. 검사장비는 표준물질 또는 교정을 통하여 정확 · 정밀도가 국가측정표준 또는 국제측정표준과 일치되도록 연관성이 유지될 것
   바. 다음의 어느 하나에 해당하는 자격을 가진 기술책임자를 둘 것
      1) 방사선과전문의 또는 4년제 대학의 물리학 · 전기 · 전자 · 기계공학 · 방사선학 · 의공학과 · 원자력공학과 또는 관련 이공계학과를 졸업한 자로서 4년 이상 진단용 방사선 발생장치 검사와 유관한 기술업무에 종사한 자
      2) 전문대학의 1)에 규정된 학과를 졸업한 자로서 6년 이상 진단용 방사선 발생장치 검사와 유관한 기술업무에 종사한 자
      3) 방사선사로서 진단용 방사선 발생장치 검사와 유관한 기술업무에 4년 이상 종사한 자
   사. 1년 이상 실무분야에 종사한 경험이 있는 2명 이상의 검사요원으로 구성된 검사팀을 둘 것
   아. 기술책임자와 팀장급 검사요원은 다음 분야의 기술능력과 관계 법령에 대한 지식을 갖출 것
      1) 방사선 물리
      2) 방사선 안전
      3) 진단용 방사선 발생장치의 검사
   자. 그 밖에 질병관리본부장이 정하여 고시하는 기준에 맞을 것

2. 측정기관(방사선 관계 종사자의 피폭선량을 측정하는 기관)은 「국가표준기본법」 제14조에 따라 국가교정기관(방사선 분야)으로 지정된 기관 또는 「원자력안전법」 제78조에 따라 판독업무의 등록을 한 기관, 자체 기관의 측정을 위하여 일정한 측정능력을 갖춘 기관(이하 "자체측정기관"이라 한다)으로서 다음 각 목의 기준에 맞아야 한다. 다만, 자체측정기관의 경우에는 질병관리본부장이 정하는 바에 따라 다음 각 목의 기준 중 일부기준을 면제할 수 있다.

가. 국제적 기준에 맞는 품질보증시스템을 구축 · 유지할 것

나. 측정업무에 필요한 시설을 갖출 것

다. 개인의 피폭선량 측정기 및 판독장치를 구비하여 측정 결과를 종합 · 분석 및 처리할 수 있는 기기를 구비하되, 고장 등으로 측정업무가 중지되지 않도록 대체 기기를 보유할 것

라. 검사장비는 표준물질 또는 교정을 통하여 정확 · 정밀도가 국가측정표준 또는 국제측정표준과 일치되도록 연관성이 유지될 것

마. 다음의 어느 하나에 해당하는 자격을 가진 기술책임자를 둘 것

1) 방사선과전문의 또는 4년제 대학의 물리학 · 전기 · 전자 · 기계공학 · 방사선학 · 의공학과 · 원자력공학과 또는 관련 이공계학과를 졸업한 자로서 4년 이상 진단용 방사선 발생장치 검사와 유관한 기술업무에 종사한 자

2) 전문대학의 1)에 규정된 학과를 졸업한 자로서 6년 이상 진단용 방사선 발생장치 검사와 유관한 기술업무에 종사한 자

3) 방사선사로서 진단용 방사선 발생장치 검사와 유관한 기술업무에 4년 이상 종사한 자

바. 2명 이상의 측정인력을 상용종사자로 확보할 것

사. 그 밖에 질병관리본부장이 정하여 고시하는 기준에 맞을 것

[별표 5]

방사선구역표시(제9조제2항 관련)

방사선구역

(진단용 방사선 발생장치 사용실)

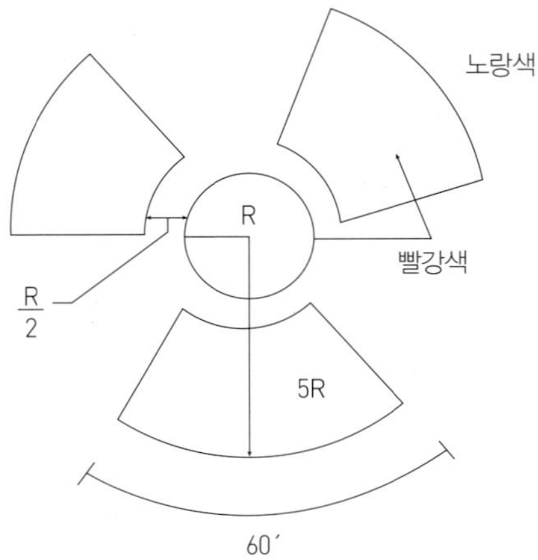

허가되지 아니한 출입은 금합니다.

R=2.5cm 이상

[별표 6] 〈개정 2010.1.22〉

진단용 방사선 안전관리책임자의 자격기준(제10조 관련)

의료기관의 종류	선임기준
종합병원 병 원 치과병원 한방병원 (법 제43조제2항에 따라 관련 의과과목을 추가로 설치한 경우만 해당한다) 영상의학과 전문의원	• 영상의학과 전문의, 의사 또는 치과의사(치과병원만 해당한다) • 이공계(물리, 의공, 전기, 전자, 방사선) 석사학위 소지자로서 진단용 방사선 분야의 실무경력이1년 이상인 자 • 방사선사로서 진단용 방사선 분야의 실무경력이 3년 이상인 자
치과의원	• 치과의사 • 방사선사 • 치과위생사로서 진단용 방사선 분야의 실무경력이 3년 이상인 자(파노라마 및 세파로를 설치한 치과의원은 제외한다)
의 원 보건소 보건지소 그 밖의 기관	의사, 치과의사 또는 방사선사

[별표 7]

진단용 방사선 발생장치등에 관한 서류(제14조 관련)

작성기관	기록사항	보존기간
1. 시장 · 군수 · 구청장	진단용 방사선 관리대장(별지 제7호서식)	해당 장치 폐기 후 1년
2. 검사 · 측정기관의 장	가. 제8조제1항에 따른 각종 성적서 1) 방사선 관계 종사자의 피폭선량 측정서 2) 방사선 방어시설의 검사에 관한 서류 3) 진단용 방사선 발생장치의 검사에 관한 서류	 30년 10년 5년
	나. 검사 및 측정에 필요한 기기의 품질관리에 관한 서류	해당 장치 폐기 후 1년
3. 의료기관의 개설자 또는 관리자	가. 진단용 방사선 발생장치 사용기록(환자의 성명, 성별, 연령, 촬영부위 또는 촬영명칭)	5년
	나. 제4조 및 제8조에 따른 방사선 관계 종사자의 피폭선량 측정과 제13조에 따른 방사선 관계 종사자에 대한 건강진단에 관한 사항	해당 종사자 퇴직 때까지(퇴직 시 당사자에게 발급한다)
	다. 진단용 방사선 발생장치 검사성적서 및 장치 점검기록(수리명세서 및 관련 자료를 포함한다)	해당 장치의 철거 후 1년
	라. 방사선 방어시설 검사성적서(차폐벽 두께 및 재료명을 표시한 설계도를 포함한다)	해당 시설의 철거 후 1년
	마. 방사선 관계 종사자 현황(성명, 성별, 연령 및 의료인 등 종별)	5년
	바. 진단용 방사선 발생장치의 설치 및 사용신고증명서	해당 장치 및 시설 철거 후 1년

[별표 9]

제어소 방어벽의 배치구조(별표 2의 제1호다목2)가) 관련)

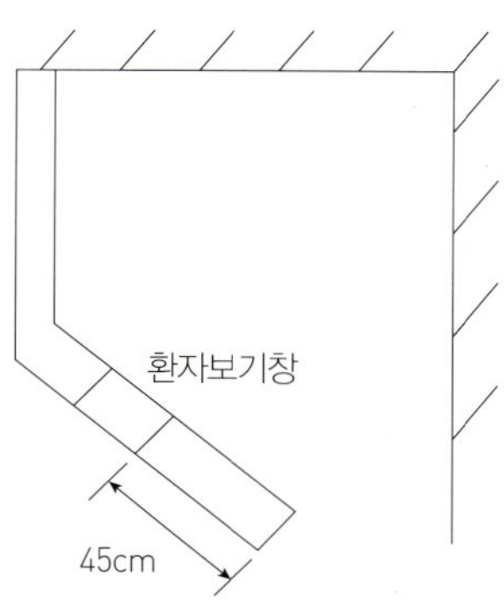

(환자보기창이 꺾여진 면에 있는 경우)

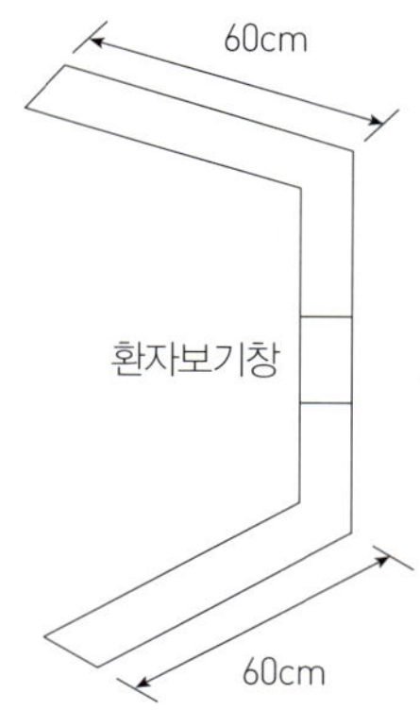

(환자보기창이 정면에 있는 경우)

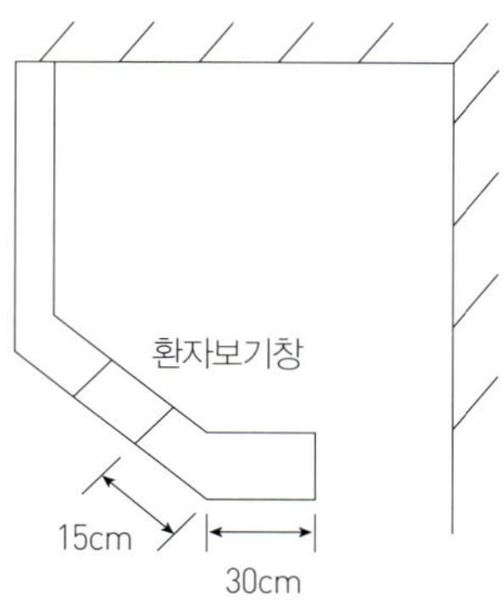

(환자보기창이 꺾여진 면에 있는 경우)

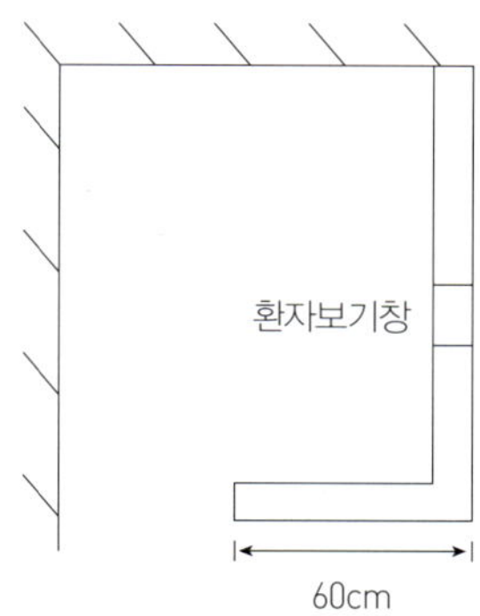

(환자보기창이 정면에 있는 경우)

특수의료장비의 설치 및 운영에 관한 규칙

[시행 2012.8.2.] [보건복지부령 제146호, 2012.8.2., 일부개정]

보건복지부(의료자원정책과) 044-202-2452

제1조(목적) 이 규칙은 특수의료장비의 적절한 설치 및 활용을 위하여 「의료법」 제38조에서 위임된 사항과 그 시행에 필요한 사항을 규정함을 목적으로 한다.

제2조(등록) ① 「의료법」(이하 "법"이라 한다) 제38조제1항에 따른 특수의료장비(이하 "특수의료장비"라 한다)를 설치 · 운영하려는 의료기관의 개설자나 관리자(이하 "개설자등"이라 한다)는 해당 의료기관의 소재지를 관할하는 시장 · 군수 · 구청장(자치구의 구청장을 말한다. 이하 같다)에게 등록하여야 한다. 〈개정 2012.8.2.〉

② 제1항에 따라 특수의료장비를 등록하려는 경우에는 별지 제1호서식의 특수의료장비 등록신청서(전자문서로 된 신청서를 포함한다)에 다음 각 호의 구분에 따른 서류(전자문서를 포함한다)를 첨부하여 시장 · 군수 · 구청장에게 제출하여야 한다. 〈개정 2012.8.2.〉

1. 별표 1의 운용인력기준에 해당하는 특수의료장비를 운용할 인력의 영상의학과 전문의 자격증 및 방사선사 면허증 사본 각 1부
2. 특수의료장비 등록신청을 한 의료기관의 개설허가증명서 또는 개설신고증명서 사본 1부
3. 별지 제2호서식의 특수의료장비 공동활용 동의서 1부(유방 촬영용 장치 외의 특수의료장비로서 다른 의료기관과 공동활용하려는 경우에만 제출한다)

③ 제1항에 따라 등록신청을 받은 시장 · 군수 · 구청장은 특수의료장비가 제3조에 따른 특수의료장비 설치인정기준에 맞다고 인정되면 별지 제3호서식의 특수의료장비 등록증명서를 신청인에게 내주고, 그 사실을 별지 제4호서식의 특수의료장비 등록대장(전자문서로 된 대장을 포함한다)에 적어야 하며, 설치인정기준에 맞지 아니한 경우에는 그 사유를 구체적으로 밝혀 문서(전자문서를 포함한다)로 통보하여야 한다. 〈개정 2012.8.2.〉

제3조(설치인정기준 등) ① 제2조에 따라 등록하려는 특수의료장비는 별표 1의 설치인정기준에 맞게 설치 · 운영하여야 한다.

② 제1항의 기준에 따라 특수의료장비를 운용할 영상의학과 전문의와 방사선사는 다음 각 호의 업무를 수행한다.

1. 영상의학과 전문의: 특수의료장비의 의료영상 품질관리 업무의 총괄 및 감독, 영상화질 평가, 임상영상 판독
2. 방사선사: 특수의료장비의 취급, 정도관리항목 실행, 그 밖의 품질관리에 관한 업무

제4조(등록사항의 변경 통보 등) ① 특수의료장비를 설치 · 운영하고 있는 의료기관의 개설자등은 다음 각 호의 어느 하나에 해당하는 사유가 발생하면 그 사유가 발생한 날부터 30일 이내에 다음 각 호의 구분에 따른 서류(전자문서를 포함한다)를 시장 · 군수 · 구청장에게 제출하여야 한다. 〈개정 2012.8.2.〉

1. 인력등록사항에 변동이 있는 경우: 별지 제5호서식의 특수의료장 비 인력등록사항 변경통보서에 다음 각 목의 서류를 첨부할 것
   가. 특수의료장비 등록증명서 원본 1부
   나. 특수의료장비 관련 변경인력의 영상의학과 전문의 자격증 및 방사선사 면허증 사본 각 1부
2. 시설등록사항에 변동이 있는 경우: 별지 제6호서식의 특수의료장비 시설등록사항 변경통보서에 다음 각 목의 서류를 첨부할 것
   가. 특수의료장비 등록증명서 원본 1부
   나. 의료기관 개설허가증명서 또는 개설신고증명서 사본 1부(설치의료기관의 종류 또는 병상수를 변경한 경우에만 첨부한다)
   다. 변경된 공동활용 의료기관의 특수의료장비 공동활용 동의서 사본 및 병상수 확인서 각 1부(유방 촬영용 장치 외의 특수의료장비의 공동활용에 동의한 의료기관을 변경한 경우에만 첨부한다)
3. 특수의료장비를 설치 · 운용하고 있는 의료기관의 개설자 또는 명칭이 변경되거나 특수의료장비의 용도 또는 설치장소가 변경된 경우: 별지 제6호서식에 따른 변경통보서에 다음 각 목의 서류를 첨부할 것
   가. 특수의료장비 등록증명서 원본 1부
   나. 변경사항이 적혀 있는 의료기관 개설허가증명서 또는 개설신고증명서 사본 1부(의료기관의 개설자 또는 명칭이 변경되거나 의료기관이 개설장소를 이전하여 특수의료장비 설치장소가 변경된 경우에만 첨부한다)

② 제1항에 따라 변경통보를 받은 시장 · 군수 · 구청장은 변경사항이 제3조에 따른 특수의료장비 설치인정기준에 맞다고 인정하면 특수의료장비 등록증명서를 고쳐 적거나 재발급하고, 변경사항을 별지 제4호서식의 특수의료장비 등록대장(전자문서로 된 대장을 포함한다)에 적어야 한다. 〈개정 2012.8.2.〉

③ 특수의료장비를 설치 · 운영하는 의료기관의 개설자등은 특수의료장비를 양도 또는 폐기하거나 사용중지한 경우 그 사유가 발생한 날부터 30일 이내에 별지 제7호서식의 통보서(전자문서로 된 통보서를 포함한다)에 다음 각 호의 서류를 첨부하여 시장 · 군수 · 구청장에게 제출하여야 한다. 〈개정 2011.6.27., 2012.8.2.〉

1. 특수의료장비 등록증명서 원본
2. 양도 및 폐기를 확인할 수 있는 서류 1부

④ 시장 · 군수 · 구청장은 제3항에 따른 통보를 받으면 그 사실을 별지 제4호서식의 특수의료장비 등록대장(전자문서로 된 대장을 포함한다)에 적어야 한다. 〈개정 2012.8.2.〉

⑤ 다른 의료기관이 설치한 특수의료장비를 공동으로 활용하기 위하여 제2조제2항제3호에 따른 특수의료장비 공동활용 동의서를 제출하였던 의료기관의 개설자등이 별도로 특수의료장비를 설치 · 운영하려는 경우에는 공동활용하였던 특수의료장비를 설치한 의료기관의 개설자등이 먼저 제1항에 따라 시설등록사항의 변경통보를 한 후 제2조에 따라 등록을 하여야 한다.

제5조(품질관리검사) ① 법 제38조제2항에 따라 특수의료장비를 설치 · 운영하는 의료기관의 개설자 등이 받아야 하는 정기적인 품질관리검사는 서류검사와 정밀검사로 하되, 그 내용은 별표 2와 같다.

② 제1항에 따른 품질관리검사의 기준은 별표 3과 같다.

③ 의료기관의 개설자등은 다음 각 호의 어느 하나에 해당하는 경우에는 제1항에 따른 정밀검사를 받아야 한다. 〈개정 2010.4.12.〉

1. 특수의료장비를 설치하는 경우
2. 특수의료장비의 설치장소를 변경한 경우. 이 경우 설치장소를 변경한 날로부터 30일 이내에 검사를 받아야 한다.
3. 제4조제3항에 따라 사용을 중지한 특수의료장비를 다시 사용하려는 경우
4. 제7조제1항에 따른 품질관리검사 결과 부적합한 것으로 판정된 특수의료장비를 다시 사용하려는 경우

④ 특수의료장비를 설치 · 운영하고 있는 의료기관의 개설자등은 제3항제1호부터 제3호까지에 따른 정밀검사를 받은 날부터 별표 2의 검사주기에 따라 서류검사와 정밀검사를 받아야 한다. 〈개정 2010.4.12.〉

⑤ 제1항과 제3항에 따른 품질관리검사를 받으려는 의료기관의 개설자등은 별지 제8호서식에 따른 특수의료장비 품질관리검사 신청서(전자문서로 된 신청서를 포함한다)에 특수의료장비 등록증명서 사본 1부와 별표 3의 검사항목별 제출서류(전자문서를 포함한다) 또는 제출영상을 첨부하여 품질관리검사기관의 장에게 제출하여야 한다.

제6조(품질관리검사업무의 위탁) ① 보건복지부장관은 법 제38조제4항에 따라 제6조의2에 따른 품질관리검사기관에 제5조제1항의 검사업무를 위탁한다. 〈개정 2008.3.3., 2010.3.19., 2010.4.12., 2011.6.27.〉

1. 삭제〈2010.4.12.〉
2. 삭제〈2010.4.12.〉

② 제1항에 따라 검사를 위탁받은 품질관리검사기관은 품질관리검사를 신청한 의료기관의 개설자등으로부터 품질관리검사기관이 보건복지부장관의 승인을 받아 정한 검사 수수료를 받을 수 있다. 〈개정 2008.3.3., 2010.3.19.〉

③ 보건복지부장관은 특수의료장비 품질관리검사의 공정성과 효율성을 확보하기 위하여 제1항에 따른 품질관리검사기관에 대하여 필요한 지도와 감독을 할 수 있다. 〈개정 2008.3.3., 2010.3.19.〉

④ 제1항에 따른 위탁 절차, 그 밖에 품질관리검사기관 위탁에 필요한 사항은 보건복지부장관이 정한다. 〈신설 2011.6.27.〉

제6조의2(품질관리검사기관) ① 법 제38조제4항에 따라 품질관리검사업무를 위탁받아 수행하려는 자는 보건복지부장관이 정하는 바에 따라 품질관리검사기관으로 등록하여야 한다.

② 제1항에 따른 품질관리검사기관은 별표 4의 기준에 적합하여야 한다.

③ 제1항에 따른 등록의 유효기간은 등록한 날부터 4년간으로 한다.

④ 제3항에 따른 유효기간이 만료되는 품질관리검사기관이 재등록을 하려는 경우에는 유효기간이 만료되는 날부터 6개월 전에 재등록을 신청하여야 한다.

⑤ 보건복지부장관은 품질관리검사기관이 다음 각 호의 어느 하나에 해당하는 경우에는 등록을 취소하거나 6개월 이내의 기간을 정하여 업무정지를 명하거나 시정명령 등 필요한 조치를 할 수 있다. 다만, 제1호부터 제3호까지의 어느 하나에 해당하는 경우에는 그 등록을 취소하여야 한다.

1. 거짓이나 그 밖의 부정한 방법으로 등록한 경우
2. 고의 또는 중대한 과실로 거짓의 품질관리검사 성적서를 발급한 경우
3. 업무정지 처분기간 중에 검사업무를 행한 경우
4. 별표 4에 따른 검사기관 등록기준에 미달하는 경우
5. 보건복지부장관이 정하여 고시하는 검사 업무에 관한 규정을 위반한 경우

⑥ 제1항에 따른 품질관리검사기관 등록 절차, 제4항에 따른 재등록 절차, 제5항에 따른 행정처분의 세부기준, 그 밖에 품질관리검사기관 등록에 필요한 사항은 보건복지부장관이 정한다.

[본조신설 2011.6.27.]

제7조(검사 결과의 통보 등) ① 품질관리검사기관의 장은 특수의료장비에 대한 품질관리검사를 한 경우에는 별지 제9호서식의 특수의료장비 품질관리검사 성적서(전자문서로 된 성적서를 포함한다)를 신청인에게 내주고, 보건복지부장관, 시장 · 군수 · 구청장, 국민건강보험공단이사장 및 건강보험심사평가원장에게 검사 결과를 통보하여야 한다. 〈개정 2010.4.12., 2011.6.27., 2012.8.2.〉

② 시장 · 군수 · 구청장은 제1항에 따라 품질관리검사기관의 장으로부터 검사 결과를 통보받았을 때에는 이를 별지 제4호서식의 특수의료장비 등록대장(전자문서로 된 대장을 포함한다)에 적어야 한다. 〈개정 2012.8.2.〉

③ 특수의료장비를 설치 · 운영하는 의료기관의 개설자등은 제1항에 따른 품질관리검사 결과를 그 특수의료장비에 부착하여 표시할 수 있다.

제8조(특수의료장비의 관리자 선임 및 정도 · 안전 관리) ① 특수의료장비를 설치 · 운영하는 의료기관의 개설자등은 그 의료기관에 전속(專屬)된 의사 중 설치된 장비에 관하여 전문 지식이 있는 자 또는 방사선사 1명을 특수의료장비의 관리자로 선임하여야 한다. 이 경우 의료기관의 개설자

등이 의사이면 특수의료장비의 관리자를 겸임할 수 있다.

② 제1항에 따라 선임되거나 겸임하는 특수의료장비의 관리자는 다음 각 호의 업무를 수행한다. 〈개정 2010.4.12.〉

1. 특수의료장비에 대한 인력 · 시설 관리
2. 별표 5의 정도관리항목에 따른 관리
3. 별지 제10호서식의 특수의료장비 수리 · 교정 · 변경 이력대장(전자문서로 된 대장을 포함한다)의 기록관리
4. 팬텀영상관리
5. 임상영상관리

③ 특수의료장비 중 자기공명영상 촬영장치를 설치 · 운영하는 의료기관의 개설자등은 자장(磁場)의 영향을 받으면 건강에 해를 끼칠 수 있는 인공심장박동기 등 인공물을 체내에 설치한 자가 자기공명영상 촬영장치가 설치된 구역에 접근하지 못하도록 차단조치와 주의표시를 하여야 한다. 〈개정 2010.4.12.〉

제9조(서류의 작성 · 비치 · 보존 및 제출) 특수의료장비를 설치 · 운영하는 의료기관의 개설자등 및 품질관리검사기관의 장은 별표 6의 특수의료장비에 관한 서류(전자문서를 포함한다)를 작성 · 비치 및 보존하여야 하고, 보건복지부장관이나 시장 · 군수 · 구청장이 요구하면 관계 서류(전자문서를 포함한다)를 제출하여야 한다. 〈개정 2008.3.3., 2010.3.19., 2012.8.2.〉

부칙 〈제146호, 2012.8.2.〉

이 규칙은 공포한 날부터 시행한다.

[별표 1] 〈개정 2019.9.27〉

특수의료장비 설치인정기준(제3조 관련)

1. 운용인력기준

항목 \ 특수의료장비의 종류		자기공명영상 촬영장치	전산화단층 촬영장치	유방 촬영용 장치
용도구분		전신용 두부 전용 척추 전용 관절 전용 척추 및 관절 전용 두부 및 척추 전용 두부 및 관절 전용	전신용 두부 전용 척추 전용 두부 및 척추 전용	유방용
운용 인력 기준	영상의학과 전문의	전속 1명 이상	비전속 1명 이상	비전속 1명 이상
	방사선사	전속 1명 이상	전속 1명 이상	비전속 1명 이상

비고. 유방촬영용장치를 운용하는 전문의로서 영상의학과전문의가 아닌 사람은 보건복지부 장관이 인정하는 품질관리 교육프로그램을 이수하고 평가에 합격한 경우에는 본인이 근무하는 의료기관의 유방촬영용장치 운용인력으로 3년간 시장 · 군수 · 구청장에게 등록할 수 있으며 3년마다 재교육을 이수함으로써 그 기간을 연장할 수 있다.

2. 시설기준

가. 자기공명영상 촬영장치 및 전산화단층 촬영장치

항목 \ 특수의료장비		자기공명영상 촬영장치	전산화단층 촬영장치
시설기준	시 지역 (광역시의 군 포함)	1) 200병상 이상인 의료기관만 설치할 수 있다. 2) 200병상 미만인 의료기관이 특수의료장비를 설치하려면 다른 의료기관과 공동활용하여야 하고, 이 경우 공동활용을 위하여 별지 제2호서식의 특수의료장비 공동활용 동의서를 제출한 의료기관과의 병상 합계가 200병상 이상이어야 한다.	1) 200병상 이상인 의료기관만 설치할 수 있다. 2) 200병상 미만인 의료기관이 특수의료장비를 설치하려면 다른 의료기관과 공동활용하여야 하고, 이 경우 공동활용을 위하여 별지 제2호서식의 특수의료장비 공동활용 동의서를 제출한 의료기관과의 병상합계가 200병상 이상이어야 한다.
	군 지역 (인구가 10만 명 이하인 시 지역 포함)		1) 100병상 이상인 의료기관만 설치할 수 있다. 2) 100병상 미만인 의료기관이 특수의료장비를 설치하려면 다른 의료기관과 공동활용하여야 하고, 이 경우 공동활용을 위하여 별지 제2호서식의 특수의료장비 공동활용 동의서를 제출한 의료기관과의 병상합계가 100병상 이상이어야 한다.

특수의료 장비 / 항목	자기공명영상 촬영장치	전산화단층 촬영장치
비 고	1. 종합병원은 전산화단층 촬영장치의 시설기준을 적용받지 아니한다. 2. 시설기준 중 자기공명영상 촬영장치 및 전산화단층 촬영장치의 공동활용에 관한 동의는 각각의 장비에 대하여 둘 이상의 의료기관에 중복하여 할 수 없다. 3. 특수의료장비를 공동활용할 수 있는 의료기관은 특수의료장비를 설치한 의료기관이 소재한 시 · 군 · 구(자치구를 말한다. 이하 같다)와 동일한 시 · 군 · 구에 소재하거나 지리적으로 경계가 인접한 시 · 군 · 구에 소재한 의료기관으로 한정한다. 4. 다음 각 목의 병원 등의 병상은 공동활용병상으로 인정되지 아니한다. 가. 「의료법」 제3조에 따른 의료기관 중 치과병원, 한방병원, 요양병원, 치과의원, 한의원 및 조산원. 다만, 「의료법」 제43조제2항에 따라 관련 의과 진료과목을 추가로 설치한 한방병원은 제외한다. 나. 「정신보건법」 제3조제3호에 따른 정신의료기관 중 같은 법 제12조제1항 및 「정신보건법 시행규칙」 제7조의 시설기준 등에 따른 정신병원 · 정신과의원 다. 「결핵예방법」 제25조에 따른 결핵병원 5. 공동활용병상으로 인정되지 아니하는 의료기관은 자체병상을 확보하여도 특수의료장비를 설치할 수 없다. 6. 도서지역 등 설치인정기준을 충족하기 어렵다고 보건복지부장관이 인정하는 경우에는 예외적으로 설치인정기준을 적용받지 아니할 수 있다.	

나. 유방 촬영용 장치

해당 없음

[별표 2] 〈개정 2011.6.27〉

특수의료장비 품질관리검사의 종류(제5조제1항 관련)

	서류검사	정밀검사
검사주기	1년	3년
검사방법	서류	현지 출장검사
검사항목	1. 인력검사 2. 시설검사 3. 정도관리기록 검사 4. 팬텀영상 검사	1. 인력검사 2. 시설검사 3. 정도관리기록 검사 4. 팬텀영상 검사 5. 임상영상 검사
비 고	1. 제5조제3항제1호의 검사에서는 정도관리기록 검사 및 임상영상 검사를 제외한다. 2. 정밀검사를 받은 경우에는 해당 연도에만 서류검사를 면제한다. 3. 검사기간은 검사주기 만료일 전후 각각 31일로 한다.	

[별표 3] 〈개정 2021. 7. 7.〉

특수의료장비 품질관리검사의 기준(제5조제2항 관련)

1. 인력검사

가. 별표 1의 운용인력기준을 갖추고 있는지에 대한 검사

나. 제출서류: 별지 제11호서식의 특수의료장비 인력 현황표 1부

2. 시설검사

가. 별표 1의 시설기준을 갖추고 있는지에 대한 검사

나. 제출서류: 별지 제12호서식의 특수의료장비 공동활용 동의 의료기관 시설 현황표 1부

3. 정도관리기록 검사

검사항목	기 준	제출서류
정도관리	별표 5의 정도관리항목에 따른 정도관리 및 정도관리대장에 의한 정도관리기록	정도관리대장 사본 1부
기기변경	별지 제10호서식의 특수의료장비 수리 · 교정 · 변경 이력대장에 따른 특수의료장비 수리 · 교정 · 변경 이력의 기록	특수의료장비 수리 · 교정 · 변경 이력대장 사본 1부
비 고	정도관리항목 중 「진단용 방사선 발생장치의 안전관리에 관한 규칙」에 따라 검사를 실시한 항목은 해당 검사항목의 검사 유효기간 이내에만 정도관리기록 검사를 면제할 수 있다. 이 경우 시험성적을 정도관리대장에 기록하고 그 시험검사성적서(또는 사본)를 보관해야 한다.	

4. 팬텀영상 검사

가. 자기공명영상 촬영장치

표준팬텀 (의료기기 성능평가용 인체조직모형)	ACR-PH1 MRI 팬텀 및 보건복지부장관이 정하는 바에 따라 이와 동등함이 검증된 팬텀
팬텀 촬영 조건	표준 스핀 에코 T1 및 T2 강조영상, 25cm 스캔 조사야(scan FOV, 대조도 분해능의 경우 자체 두부 T1-, T2- 강조영상으로 대체가 가능하다), 11개 절편, 절편두께 5mm, 절편간격 5mm, 여기횟수(NEX) 1회, 격자수(matrix number) 256 ×256
제출영상	팬텀 촬영 영상 1부(영상에는 장비고유번호와 촬영날짜를 표시해야 한다)

항 목	합 격 기 준
기하학적 정확도(T1)	시상(정면의 수직 단면) 위치확인영상(sagittal localization view) 상하 길이가 146 ~ 150mm이어야 한다.
	T1 #5 절편 상하, 좌우, 대각선 길이가 188 ~ 192mm이어야 한다.
공간분해능(T1, T2)	1.0mm 이하까지 식별할 수 있어야 한다.
절편두께 정확도(T1, T2)	4.3 ~ 5.75mm 이내여야 한다.
절편 위치 정확도(T1, T2)	5mm 이하여야 한다.

항 목	합 격 기 준
영상강도 균일성(T1, T2)	• 3.0T 미만의 장비: 87.5% 이상이어야 한다. • 3.0T 이상의 장비: 82% 이상이어야 한다.
고스트 신호 백분율(T1)	2.5% 이하여야 한다.
대조도 분해능(T1, T2)	• 3.0T 미만의 장비: 4개 절편(#8-11)에서 종합 9개 이상 식별할 수 있어야 한다. • 3.0T 이상의 장비: 4개 절편(#8-11)에서 종합 37개 이상 식별할 수 있어야 한다.

나. 전산화단층 촬영장치

표준팬텀 (의료기기 성능 평가용 인체조직모형)	AAPM CT 성능평가팬텀 76-410 및 보건복지부장관이 정하는 바에 따라 이와 동등함이 검증된 팬텀
팬텀 촬영 조건	120kVp, 250mAs, 폭조절 10mm , 25cm 이상 조사야(FOV), 25cm 전시조사야(display FOV), 표준 재구성 알고리즘(standard reconstruction algorithm)으로 촬영한다.
제출영상	팬텀 촬영 영상 1부(영상에는 장비고유번호와 촬영날짜를 표시해야 한다)

항 목	합 격 기 준
물의 CT감약계수 (X-선 흡수계수)	0 ±7HU이어야 한다.
노 이 즈	5HU 이하여야 한다.
균 일 도	중심부와 주변부 간 5HU 이하여야 한다.
공간 분해능(mm로 기록)	1.0mm 이하까지 식별할 수 있어야 한다.
대조도 분해능(mm로 기록)	6.4mm 이하까지 식별할 수 있어야 한다.
절편 두께(5mm 및 10mm에서 측정 시 오차 범위 기록)	1mm 이하, -1mm 이상이어야 한다.
인공물 유무(유무로 표시)	없어야 한다.

다. 유방 촬영용 장치

표준팬텀 (의료기기 성능 평가용 인체조직모형)	Nuclear Associates 18-220 유방 팬텀, RMI 156 유방 팬텀, CIRS사 model 15 유방 팬텀 및 보건복지부장관이 정하는 바에 따라 이와 동등함이 검증된 팬텀
팬텀 촬영 조건	1. 50% 유방실질, 50% 지방으로 구성되고 4.2cm로 압박된 유방을 촬영해야 한다. 2. 평균유선선량이 3.0 mGy 이하여야 한다. 3. 필름의 배경광학농도(optical density): 1.4 이상
제출영상	팬텀 촬영 영상 1부(영상에는 장비고유번호와 촬영날짜를 표시해야 한다)

항 목	합 격 기 준	
	필름 유방 촬영용 장치	CR · DR 유방 촬영용 장치
섬 유 소	4개 이상 관찰할 수 있어야 한다.	4개 이상 관찰할 수 있어야 한다.
작은 석회화 그룹	3개 이상 관찰할 수 있어야 한다.	3개 이상 관찰할 수 있어야 한다.
종 괴(덩이)	3개 이상 관찰할 수 있어야 한다.	3개 이상 관찰할 수 있어야 한다.
모조병소	10개 이상 관찰할 수 있어야 한다.	10개 이상 관찰할 수 있어야 한다.

5. 임상영상 검사

가. 자기공명영상 촬영장치

1) 검사방법

제출영상	1. 제2조제3항에 따른 특수의료장비 등록증명서에 등록된 용도가 전신용인 경우: 두부 영상 1개, 척추 영상 1개(허리뼈, 목뼈 중 하나를 선택할 수 있다), 관절 영상 1개(어깨관절, 무릎관절, 발목관절 중 하나를 선택할 수 있다) 및 몸통 영상 1개(심장, 유방, 간, 전립선, 여성골반강 중 하나를 선택할 수 있다) 2. 제2조제3항에 따른 특수의료장비 등록증명서에 등록된 용도가 특정 부위 전용인 경우: 다음의 구분에 따른 영상 1) 두부 · 척추 · 관절 전용인 경우: 두부 영상 1개, 척추 영상 1개(허리뼈, 목뼈 중 하나를 선택할 수 있다) 및 관절 영상 1개(어깨관절, 무릎관절 및 발목관절 중 하나를 선택할 수 있다) 2) 두부 전용인 경우: 두부 영상 1개 3) 척추 전용인 경우: 척추 영상 1개(허리뼈, 목뼈 중 하나를 선택할 수 있다) 4) 관절 전용인 경우: 관절 영상 2개(어깨관절, 무릎관절 및 발목관절 중 둘을 선택할 수 있다) 5) 척추 · 관절 전용인 경우: 척추 영상 1개(허리뼈, 목뼈 중 하나를 선택할 수 있다), 관절 영상 1개(어깨관절, 무릎관절 및 발목관절 중 하나를 선택할 수 있다) 6) 두부 · 척추 전용인 경우: 두부 영상 1개, 척추 영상 1개(허리뼈, 목뼈 중 하나를 선택할 수 있다) 7) 두부 · 관절 전용인 경우: 두부 영상 1개, 관절 영상 1개(어깨관절, 무릎관절 및 발목관절 중 하나를 선택할 수 있다)
점수계산	총점 100점
합격기준	제출된 영상 모두 각각 60점 이상이어야 합격으로 인정한다.

2) 두부

제출영상의 선행조건	1. 다음의 맥동파 순서열(pulse sequences)을 제출한다. – 시상(정면의 수직단면) T1강조영상 – 축상(정면의 수평단면) T1강조영상 – 축상 T2강조영상 – 축상 T2 액체감약반전회복(FLAIR, fluid attenuated inversion recovery)영상 – 그 외의 맥동파 순서열을 포함하여 검사한 경우에는 모두 함께 제출한다. 2. 정상 또는 정상에 가까운 영상을 제출한다. 3. 평가 기관에서 지정한 특정 시점의 영상 중 가장 잘 촬영된 영상을 제출한다. 4. 특수영상기법으로는 확산강조영상 혹은 뇌혈관조영술을 택일하여 제출한다. 특수영상기법에 대한 추가 점수 획득을 위해서는 해당 영상을 시행한 다른 환자의 영상을 제출할 수 있다. 5. 일반검사 표지에 환자성명, 환자번호, 성별, 나이, 촬영날짜 및 촬영기관이 표시된 영상을 제출한다.

항목	평가내용		점수
검사표지 및 일반정보 항목 (10점)			
표지 (10)	MRI 검사 표지	기기명칭	1
		자장의 세기	1
		영상두께	1
		반복시간(TR) · 에코시간(TE) · 여기횟수(NEX)	1
		조사야(FOV)	1
		격자수(matrix number)	1

<table>
<tr><th>항목</th><th colspan="2">평가내용</th><th>점수</th></tr>
<tr><td rowspan="4">표지
(10)</td><td rowspan="4">일반정보</td><td>눈금자(scaler)가 있다.</td><td>1</td></tr>
<tr><td>방향표시가 있다.</td><td>1</td></tr>
<tr><td>영상의 배열이 적절하다.</td><td>1</td></tr>
<tr><td>위치확인영상이 있거나 의료영상저장전송시스템(PACS)인 경우 정찰영상에서 위치 확인이 가능하다.</td><td>1</td></tr>
<tr><th colspan="4">장비 (10점)</th></tr>
<tr><td>장비기준(10)</td><td>테슬라(tesla)</td><td>3T 이상(1.5T 이상, 3T 미만이면 8점, 1.5T 미만이면 5점)</td><td>10</td></tr>
<tr><th colspan="4">영상정보항목(80점)
자기공명뇌혈관조영술 또는 확산강조자기공명영상 중 제출한 영상에 대해 평가함</th></tr>
<tr><td rowspan="5">자기공명뇌혈관조영술
(10)</td><td colspan="2">혈관영상을 위한 재구성 영상(maximal intensity projection, volume rendered images)이 존재한다(2개 이상 방향의 회전영상이 있으면 2점, 한쪽 방향의 영상만 있으면 1점).</td><td>2</td></tr>
<tr><td colspan="2">혈관 재구성 전 원본 영상(source image)이 있다.</td><td>2</td></tr>
<tr><td colspan="2">척추동맥 V4 부위(intracranial segment) 전체가 포함되고 선명하게 관찰된다(V4 부위 일부만 포함되었거나 선명하지 않으면 1점).</td><td>2</td></tr>
<tr><td colspan="2">중뇌동맥은 기시부부터 분지 및 피질부위(M4)까지 선명하게 관찰된다.</td><td>2</td></tr>
<tr><td colspan="2">3차원화소(voxel)가 1mm^3 이하이다(영상 표지를 이용하여 계산할 수 없으면 점수를 받지 못한다).</td><td>2</td></tr>
<tr><td rowspan="5">확산강조자기공명영상
(10)</td><td colspan="2">b0 영상, 확산강조영상(b≥1000초/mm^2)이 있다. (한 항목 미충족시 1점, b1000초/mm^{2}미만이면 0점)</td><td>2</td></tr>
<tr><td colspan="2">격자수(matrix number) 128 ×128 이상이며 영상 화소(pixel)가 2mm^2 이하이다(한 항목 미충족시 1점).</td><td>2</td></tr>
<tr><td colspan="2">절편두께 5mm 이하 및 절편간격 2mm 이하(한 항목 미충족시 1점)</td><td>2</td></tr>
<tr><td colspan="2">겉보기확산계수(ADC) 지도(map)가 있다.</td><td>2</td></tr>
<tr><td colspan="2">확산강조영상 (b≥1000초/mm^2) 에서 백질과 회질이 잘 구분된다(일부분에서 백질과 회질이 구분되지 않으면 1점).</td><td>2</td></tr>
<tr><td rowspan="3">인공물
(10)</td><td colspan="2">환자의 움직임에 의한 인공물이 없다(인공물이 있으나 영상판독에 지장이 없으면 2점).</td><td>4</td></tr>
<tr><td colspan="2">둘러겹침(aliasing) 인공물이 없다(인공물이 있으나 영상판독에 지장이 없으면 2점).</td><td>3</td></tr>
<tr><td colspan="2">그 외 기기 자체에서 발생하거나 검사자 조작으로 발생한 인공물이 없다(인공물이 있으나 영상판독에 지장이 없으면 2점).</td><td>3</td></tr>
<tr><td rowspan="5">포함범위
(18)</td><td rowspan="2">축상 T2강조영상</td><td>두정부에서 대공(大孔, foramen magnum)까지 포함한다(두정부나 대공을 포함하지 않으면 3점 감점).</td><td>4</td></tr>
<tr><td>머리뼈의 전후, 좌우 전체가 포함한다(머리뼈의 전후 좌우를 포함하지 않으면 3점 감점).</td><td>4</td></tr>
<tr><td rowspan="2">시상 T1강조영상</td><td>두정부에서 대공(大孔, foramen magnum)까지 포함한다.</td><td>4</td></tr>
<tr><td>정중앙 영상을 포함한다.</td><td>3</td></tr>
<tr><td colspan="2">축상 T2강조영상 및 액체감약반전회복(FLAIR)영상에서 양측 대뇌반구의 좌우대칭이 이루어진다.</td><td>3</td></tr>
<tr><td rowspan="2">절편두께적정성
(12)</td><td rowspan="2">절편두께</td><td>축상영상: 5mm 이하[각 맥동파 순서열(축상 T1강조영상, 축상 T2강조영상, 축상 T2 FLAIR영상)의 영상이 불충족할 때마다 1점 감점한다]</td><td>3</td></tr>
<tr><td>시상영상: 5mm 이하</td><td>1</td></tr>
</table>

항목	평가내용		점수
절편두께적정성 (12)	절편간격	축상영상: 2mm 이하[(각 맥동파 순서열(축상 T1강조영상, 축상 T2강조영상, 축상 T2 액체감약반전회복(FLAIR)영상)의 영상이 불충족할 때마다 1점 감점한다]	3
		시상영상: 2mm 이하	1
	영상 격자수 (matrix number) 및 화소(pixel)	축상 T1강조영상: 영상 격자수는 256 × 196 이상이고 화소는 $1mm^2$이다.	1
		축상 T2강조영상: 영상 격자수는 256 × 196 이상이고 화소는 $1mm^2$이다.	1
		축상 T2 FLAIR영상: 영상 격자수는 256 × 196 이상이고 화소는 $1mm^2$이다.	1
		시상영상 : 영상 격자수는 256 × 196 이상이고 화소가 $1mm^2$이다.	1
영상대조도 (30)	축상 T2강조영상	뇌회백질의 구분이 가능하다(일부분에서 뇌회백질이 구분되지 않으면 1점).	3
		기저핵의 세부구조가 구분된다(일부분에서 구분되지 않거나 한쪽이 구분되지 않으면 1점).	3
		근위부 중대뇌동맥(M1) 전체를 추적할 수 있다(일부분 부위를 추적할 수 없으면 1점).	3
		속대뇌정맥(internal cerebral vein) 전체를 추적할 수 있다(일부분 부위를 추적할 수 없으면 1점).	3
		다섯 번 째 뇌신경의 연수조(延髓槽, cisternal) 부위가 확인된다(한쪽만 보이면 1점).	3
	시상 T1강조영상	안구의 중앙 준위에서 양측 소내의 회백질을 구분할 수 있다(구분은 되나 선명하지 않으면 1점).	3
	축상 T1강조영상	대뇌의 백질과 회질이 잘 구분된다(일부분에서 구분이 안되거나 경계가 모호하면 1점).	3
		기저핵의 세부구조가 구분된다.	3
	축상 T2 액체 감약반전회복 (FLAIR)영상	뇌고랑, 뇌실 및 뇌수조가 백질과 비교하여 현저히 낮고 균일한 신호강도를 보인다(일부분에서 신호강도가 균일하지 못하면 1점).	3
		백질과 회질이 잘 구분된다(일부분에서 백질과 회질이 구분되지 않으면 1점).	3

3) 허리뼈

제출영상의 선행조건	1. 다음의 맥동파 순서열(pulse sequences)을 제출한다. – 시상 T1강조영상 – 시상 T2강조영상 – 축상 T1강조영상, T2강조영상 중 1가지 – 그 외 맥동파 순서열을 포함하여 검사한 경우에는 모두 함께 제출한다. 2. 정상 또는 정상에 가까운 영상을 제출한다. 3. 평가 기관에서 지정한 특정 시점의 영상 중 가장 잘 촬영된 영상을 제출한다. 4. 추간판 탈출증을 평가하기 위하여 실시한 일상적인 허리뼈 영상을 제출한다. 5. 조영증강하지 않은 영상을 제출한다. 6. 일반검사 표지에 환자성명, 환자번호, 성별, 나이, 촬영날짜 및 촬영기관이 표시된 영상을 제출한다.

항목		평가내용	점수
검사표지 및 일반정보 항목 (10점)			
표지 (10)	MRI 검사 표지	기기명칭	1
		자장의 세기	1
		영상두께	1
		반복시간(TR) · 에코시간(TE) · 여기횟수(NEX)	1
		조사야(FOV)	1
		격자수(matrix number)	1
	일반정보	눈금자(scaler)가 있다.	1
		방향표시가 있다.	1
		영상의 배열이 적절하다.	1
		위치확인영상이 있거나 의료영상저장전송시스템(PACS)인 경우 정찰영상에서 위치 확인이 가능하다.	1
장비 (10점)			
장비기준(10)	테슬라(tesla)	3T 이상(1.5T 이상, 3T 미만이면 5점, 1.5T 미만이면 2점)	10
영상정보항목(80점)			
특수영상기법 (10)		지방억제영상 또는 3차원영상 또는 목뼈가 포함된 척추전체시상영상이 포함되어 있고 영상품질이 우수하다(영상품질이 불량하면 5점).	10
인공물 (10)		환자의 움직임에 의한 인공물이 없다(인공물이 있으나 영상판독에 지장이 없으면 2점).	4
		둘러겹침(aliasing) 인공물이 없다(인공물이 있으나 영상판독에 지장이 없으면 2점).	3
		그 외 기기 자체에서 발생하거나 검사자 조작으로 발생한 인공물이 없다(인공물이 있으나 영상판독에 지장이 없으면 2점).	3
포함범위 (12)		시상 T1 및 T2강조영상에서 양측 신경구멍을 모두 포함한다.	3
		시상 T1 및 T2강조영상에서 최소 등뼈 및 엉치뼈 1개 이상을 포함한다.	3
		허리뼈 가장 아래에서 부터 4개 이상의 추간판에 대한 축상 영상이 있다.	3
		축상 영상에서 상하 종판(終板)이 포함된 추간판 수준이 3개 이상이다.	3
절편두께 적정성 (16)		시상 영상의 절편두께가 4mm 이하이다.	4
		축상 영상의 절편두께가 4mm 이하이다.	4
		시상 영상의 절편간격이 절편두께의 20% 이하이다.	4
		축상 영상의 절편간격이 절편두께의 20% 이하이다.	4
영상 대조도 (32)		시상 T2강조영상에서 섬유륜과 수핵이 뚜렷이 구분된다(일부에서 구분되지 않으면 4점).	7
		시상 T1강조영상에서 신경구멍 내의 신경근이 선명하게 보인다(신경구멍내의 신경근이 보이지만 선명하지 않으면 4점).	7
		축상 영상에서 추간판과 척추체 종판(終板)의 후면경계 전체가 보인다(일부가 구분되지 않으면 3점).	6
		시상 T2강조영상에서 척수액과 척수 및 척수 신경총이 분명히 구분된다(척수액과 척수는 구별이 되고, 척수신경총이 구분되지 않으면 3점).	6
		축상 영상에서 척수액과 척수 또는 척수 신경총이 분명히 구분된다(척수액과 척수는 구별이 되고, 척수신경총이 구분되지 않으면 3점).	6

4) 목뼈

<table>
<tr><td>제출영상의
선행조건</td><td>1. 다음의 맥동파 순서열(pulse sequences)을 제출한다.
– 시상 T1강조영상
– 시상 T2강조영상
– 축상 T1강조영상, T2강조영상 또는 기울기회복에코(GRE, gradient recalled echo) 영상 중 1가지
– 그 외 맥동파 순서열을 포함하여 검사한 경우에는 모두 함께 제출한다.
2. 정상 또는 정상에 가까운 영상을 제출한다.
3. 평가 기관에서 지정한 특정 시점의 영상 중 가장 잘 촬영된 영상을 제출한다.
4. 추간판 탈출증을 평가하기 위하여 실시한 일상적인 목뼈 영상을 제출한다.
5. 조영증강하지 않은 영상을 제출한다.
6. 일반검사 표지에 환자성명, 환자번호, 성별, 나이, 촬영날짜 및 촬영기관이 표시된 영상을 제출한다.</td></tr>
</table>

<table>
<tr><th>항목</th><th colspan="2">평가내용</th><th>점수</th></tr>
<tr><td colspan="4">검사표지 및 일반정보 항목 (10점)</td></tr>
<tr><td rowspan="10">표지
(10)</td><td rowspan="6">MRI 검사
표지</td><td>기기명칭</td><td>1</td></tr>
<tr><td>자장의 세기</td><td>1</td></tr>
<tr><td>영상두께</td><td>1</td></tr>
<tr><td>반복시간(TR) · 에코시간(TE) · 여기횟수(NEX)</td><td>1</td></tr>
<tr><td>조사야(FOV)</td><td>1</td></tr>
<tr><td>격자수(matrix number)</td><td>1</td></tr>
<tr><td rowspan="4">일반 정보</td><td>눈금자(scaler)가 있다.</td><td>1</td></tr>
<tr><td>방향표시가 있다.</td><td>1</td></tr>
<tr><td>영상의 배열이 적절하다.</td><td>1</td></tr>
<tr><td>위치확인영상이 있거나 의료영상저장전송시스템(PACS)인 경우 정찰영상에서 위치 확인이 가능하다.</td><td>1</td></tr>
<tr><td colspan="4">장비 (10점)</td></tr>
<tr><td>장비기준(10)</td><td>테슬라(tesla)</td><td>3T 이상(1.5T 이상, 3T 미만이면 5점, 1.5T 미만이면 2점)</td><td>10</td></tr>
<tr><td colspan="4">영상정보항목(80점)</td></tr>
<tr><td>특수영상기법
(10)</td><td colspan="2">지방억제영상 또는 3차원 영상 또는 허리뼈가 포함된 척추전체시상영상이고 영상품질이 우수하다(영상품질이 불량하면 5점).</td><td>10</td></tr>
<tr><td rowspan="3">인공물
(10)</td><td colspan="2">환자의 움직임에 의한 인공물이 없다(인공물이 있으나 영상판독에 지장이 없으면 2점).</td><td>4</td></tr>
<tr><td colspan="2">둘러겹침(aliasing) 인공물이 없다(인공물이 있으나 영상판독에 지장이 없으면 2점).</td><td>3</td></tr>
<tr><td colspan="2">그 외 기기 자체에서 발생하거나 검사자 조작으로 발생한 인공물이 없다(인공물이 있으나 영상판독에 지장이 없으면 2점).</td><td>3</td></tr>
<tr><td rowspan="5">포함범위
(12)</td><td colspan="2">시상 영상에서 양측 신경구멍을 포함한다.</td><td>3</td></tr>
<tr><td colspan="2">시상 영상에서 고리뒤통수관절(atlanto–occipital joint)과 1개 이상의 등뼈를 포함한다.</td><td>3</td></tr>
<tr><td colspan="2">4개 이상의 목뼈 추간판에 대한 축상 영상이 있다.</td><td>3</td></tr>
<tr><td colspan="2">축상 영상에서 상하 종판(終板)이 포함된 추간판 수준이 3개 이상이다.</td><td>3</td></tr>
<tr><td colspan="2">시상 영상에서 대뇌를 포함하거나 등뼈를 7개 이상 포함한다.</td><td>-3</td></tr>
</table>

항목	평가내용	점수
절편두께 적정성 (16)	시상 영상의 절편두께가 3mm 이하이다.	4
	축상 영상의 절편두께가 3mm 이하이다.	4
	시상 영상의 절편간격이 절편두께의 20% 이하이다.	4
	축상 영상의 절편간격이 절편두께의 20% 이하이다.	4
영상 대조도 (32)	시상 T2강조영상에서 섬유륜과 수핵이 구분된다(일부에서 구분되지 않으면 4점).	7
	시상 T1강조영상에서 신경구멍 내의 신경근이 선명하게 보인다(신경구멍내의 신경근이 보이지만 선명하지 않으면 4점).	7
	축상 영상에서 추간판과 척추체 종판(終板)의 후면경계 전체가 보인다(일부가 구분되지 않으면 4점).	6
	시상 T2강조영상에서 척수액과 척수가 구분된다(척수액과 척수의 구분이 일부만 되어 보이면 4점).	6
	축상 영상에서 척수액과 척수가 구분된다(척수액과 척수의 구분이 일부만 되어 보이면 3점).	6

5) 어깨관절

제출영상의 선행조건	1. 다음의 맥동파 순서열(pulse sequences)을 제출한다. – 시상 양자밀도강조영상, T2강조, T1강조영상 중 1가지 이상 – 관상(측면의 수직단면) 양자밀도강조영상, T2강조, T1강조영상 중 2가지 이상 – 축상 양자밀도강조영상, T2강조, T1강조영상 중 1가지 이상 – 그 외 맥동파 순서열을 포함하여 검사한 경우에는 모두 함께 제출한다. 2. 정상 또는 정상에 가까운 영상을 제출한다. 3. 평가 기관에서 지정한 특정 시점의 영상 중 가장 잘 촬영된 영상을 제출한다. 4. 어깨관절을 평가하기 위하여 실시한 일상적인 어깨관절 영상을 제출한다. 5. 조영증강하지 않은 영상을 제출한다. 6. 일반검사 표지에 환자성명, 환자번호, 성별, 나이, 촬영날짜 및 촬영기관이 표시된 영상을 제출한다.

항목	평가내용		점수
검사표지 및 일반정보 항목 (10점)			
표지 (10)	MRI 검사 표지	기기명칭	1
		자장의 세기	1
		영상두께	1
		반복시간(TR) · 에코시간(TE) · 여기횟수(NEX)	1
		조사야(FOV)	1
		격자수(matrix number)	1
	일반 정보	눈금자(scaler)가 있다.	1
		방향표시가 있다.	1
		영상의 배열이 적절하다.	1
		위치확인영상이 있거나 의료영상저장전송시스템(PACS)인 경우 정찰영상에서 위치 확인이 가능하다.	1
장비 (10점)			
장비기준(10)	테슬라(tesla)	3T 이상(1.5T 이상, 3T 미만이면 5점, 1.5T 미만이면 2점)	10

<table>
<tr><th>항목</th><th colspan="2">평가내용</th><th>점수</th></tr>
<tr><th colspan="4">영상정보항목(80점)</th></tr>
<tr><td>특수영상기법
(10)</td><td colspan="2">지방억제영상 또는 3차원 영상이 포함되어 있고 영상 품질이 우수하다(영상 품질이 불량하면 5점).</td><td>10</td></tr>
<tr><td rowspan="3">인공물
(10)</td><td colspan="2">환자의 움직임에 의한 인공물이 없다(인공물이 있으나 영상판독에 지장이 없으면 2점).</td><td>4</td></tr>
<tr><td colspan="2">둘러겹침(aliasing) 인공물이 없다(인공물이 있으나 영상판독에 지장이 없으면 2점).</td><td>3</td></tr>
<tr><td colspan="2">그 외 기기 자체에서 발생하거나 검사자 조작으로 발생한 인공물이 없다(인공물이 있으나 영상판독에 지장이 없으면 2점).</td><td>3</td></tr>
<tr><td rowspan="3">포함범위
(9)</td><td colspan="2">축상 영상에서 상하로 봉우리빗장관절(acromioclavicular joint)과 겨드랑이오목(axillary recess)을 모두 포함한다.</td><td>3</td></tr>
<tr><td colspan="2">관상 영상에서 전후로 부리돌기(coracoid process)와 어깨뼈가시(scapular spine)을 포함한다.</td><td>3</td></tr>
<tr><td colspan="2">시상 영상에서 내외로 상완골 대결절과 극관절 파임(spinoglenoid notch)를 모두 포함한다.</td><td>3</td></tr>
<tr><td rowspan="6">절편두께
적정성
(23)</td><td>축상 영상의 절편두께</td><td>3mm 이하이다(3mm 초과 4mm 이하면 2점).</td><td>4</td></tr>
<tr><td>축상 영상의 절편간격</td><td>절편두께의 10% 이하이다(절편두께의 10% 초과 20% 이하면 2점).</td><td>4</td></tr>
<tr><td>관상 영상의 절편두께</td><td>3mm 이하이다(3mm 초과 4mm 이하면 2점).</td><td>4</td></tr>
<tr><td>관상 영상의 절편간격</td><td>절편두께의 10% 이하이다(절편두께의 10% 초과 20% 이하면 2점).</td><td>4</td></tr>
<tr><td colspan="2">조사야(FOV)는 18cm 이하이다.</td><td>3</td></tr>
<tr><td colspan="2">격자수(matrix number)는 256 ×192 이상이다.</td><td>4</td></tr>
<tr><td rowspan="7">영상
대조도
(28)</td><td colspan="2">관절오목테두리(labrum)가 선명하게 보인다(부분적으로 불분명하게 보이면 2점).</td><td>4</td></tr>
<tr><td colspan="2">회전근개간격(rotator interval)이 구분된다(부분적으로 불분명하게 보이면 2점).</td><td>4</td></tr>
<tr><td colspan="2">가시위힘줄(supraspinatus tendon)의 골 부착부위 평가가 가능하다(부분적으로 불분명하게 보이면 2점).</td><td>4</td></tr>
<tr><td colspan="2">가시아래힘줄(infraspinatus tendon)의 골 부착부위 평가가 가능하다(부분적으로 불분명하게 보이면 2점).</td><td>4</td></tr>
<tr><td colspan="2">어깨밑힘줄(subscapularis tendon)의 골 부착부위 평가가 가능하다(부분적으로 불분명하게 보이면 2점).</td><td>4</td></tr>
<tr><td colspan="2">이두근힘줄(biceps tendon) 전체가 선명하게 보인다(부분적으로 불분명하게 보이면 2점).</td><td>4</td></tr>
<tr><td colspan="2">겨드랑이오목(axillary recess)의 평가가 가능하다(부분적으로 불분명하게 보이면 2점).</td><td>4</td></tr>
</table>

6) 무릎

제출영상의 선행조건	1. 다음의 맥동파 순서열(pulse sequences)을 제출한다. – 시상 양자밀도강조영상, T2강조, T1강조영상 중 1가지 이상 – 관상 양자밀도강조영상, T2강조, T1강조영상 중 2가지 이상 – 축상 양자밀도강조영상, T2강조, T1강조영상 중 1가지 이상 – 그 외 맥동파 순서열을 포함하여 검사한 경우에는 모두 함께 제출한다. 2. 정상 또는 정상에 가까운 영상을 제출한다. 3. 평가 기관에서 지정한 특정 시점의 영상 중 가장 잘 촬영된 영상을 제출한다. 4. 무릎관절을 평가하기 위하여 실시한 일상적인 무릎관절 영상을 제출한다. 5. 조영증강하지 않은 영상을 제출한다. 6. 일반검사 표지에 환자성명, 환자번호, 성별, 나이, 촬영날짜 및 촬영기관이 표시된 영상을 제출한다.

항목	평가내용		점수
검사표지 및 일반정보 항목 (10점)			
표지 (10)	MRI 검사 표지	기기명칭	1
		자장의 세기	1
		영상두께	1
		반복시간(TR) · 에코시간(TE) · 여기횟수(NEX)	1
		조사야(FOV)	1
		격자수(matrix number)	1
	일반 정보	눈금자(scaler)가 있다.	1
		방향표시가 있다.	1
		영상의 배열이 적절하다.	1
		위치확인영상이 있거나 의료영상저장전송시스템(PACS)인 경우 정찰영상에서 위치 확인이 가능하다.	1
장비 (10점)			
장비기준(10)	테슬라(tesla)	3T 이상(1.5T 이상, 3T 미만이면 5점, 1.5T 미만이면 2점)	10
영상정보항목(80점)			
특수영상기법 (10)	지방억제영상 또는 3차원 영상이 포함되어 있고 영상 품질이 우수하다(영상품질이 불량하면 5점).		10
인공물 (10)	환자의 움직임에 의한 인공물이 없다(인공물이 있으나 영상판독에 지장이 없으면 2점).		4
	둘러겹침(aliasing) 인공물이 없다(인공물이 있으나 영상판독에 지장이 없으면 2점).		3
	그 외 기기 자체에서 발생하거나 검사자 조작으로 발생한 인공물이 없다(인공물이 있으나 영상판독에 지장이 없으면 2점).		3
포함범위 (9)	시상 영상에서 종아리뼈머리와 내측부인대를 포함한다.		3
	관상 영상에서 오금 동맥과 무릎뼈를 포함한다.		3
	축상 영상에서 무릎뼈 전체와 정강이뼈 돌기를 포함한다.		3
절편두께 적정성 (23)	시상 영상의 절편두께	3mm 이하이다(3mm 초과 4mm 이하면 3점).	4
	시상 영상의 절편간격	절편두께의 10% 이하이다(절편두께의 10% 초과 20% 이하면 2점).	4
	관상 영상의 절편두께	3mm 이하이다(3mm 초과 4mm 이하면 3점).	4
	관상 영상의 절편간격	절편두께의 10% 이하(절편두께의 10% 초과 20% 이하면 2점)	4
	조사야(FOV)는 16cm 이하이다.		3
	격자수(matrix number)는 256 ×192 이상이다.		4
영상대조도 (28)	시상과 관상 영상에서 전방십자인대(anterior cruciate ligament) 전체의 경계가 분명하다(경계가 부분적으로 불분명하면 2점).		4
	시상과 관상 영상에서 반월판연골(meniscus) 전체의 경계가 분명하다(경계가 부분적으로 불분명하면 2점).		4
	시상과 관상 영상에서 후방십자인대(posterior cruciate ligament) 전체의 경계가 분명하다(경계가 부분적으로 불분명하면 2점).		4
	관상 영상에서 내측측부인대(medial collateral ligament) 전체의 경계가 분명하다(경계가 부분적으로 불분명하면 2점).		4

항목	평가내용	점수
영상대조도 (28)	관상 영상에서 외측측부인대(lateral collateral ligament) 전체의 경계가 분명하다(경계가 부분적으로 불분명하면 2점).	4
	축상 영상에서 연골과 관절액의 신호강도가 구분된다(신호강도가 부분적으로 구분되지 않으면 2점).	4
	시상 영상에서 연골과 관절액의 신호강도가 구분된다(신호강도가 부분적으로 구분되지 않으면 2점).	4

7) 발목관절

제출영상의 선행조건	1. 다음의 맥동파 순서열(pulse sequences)을 제출한다. – 시상 T2강조영상 또는 그 외 시상영상 1가지 이상 – 관상 T2강조영상 또는 그 외 관상영상 1가지 이상 – 축상 T2강조영상 또는 그 외 축상영상 1가지 이상 – 그 외 맥동파 순서열을 포함하여 검사한 경우에는 모두 함께 제출한다. 2. 정상 또는 정상에 가까운 영상을 제출한다. 3. 평가 기관에서 지정한 특정 시점의 영상 중 가장 잘 촬영된 영상을 제출한다. 4. 발목관절을 평가하기 위하여 실시한 일상적인 발목관절 영상을 제출한다. 5. 조영증강하지 않은 영상을 제출한다. 6. 일반검사 표지에 환자성명, 환자번호, 성별, 나이, 촬영날짜 및 촬영기관이 표시된 영상을 제출한다.

항목	평가내용		점수
검사표지 및 일반정보 항목 (10점)			
표지 (10)	MRI 검사 표지	기기명칭	1
		자장의 세기	1
		영상두께	1
		반복시간(TR) · 에코시간(TE) · 여기횟수(NEX)	1
		조사야(FOV)	1
		격자수(matrix number)	1
	일반 정보	눈금자(scaler)가 있다.	1
		방향표시가 있다.	1
		영상의 배열이 적절하다.	1
		위치확인영상이 있거나 의료영상저장전송시스템(PACS)인 경우 정찰영상에서 위치 확인이 가능하다.	1
장비 (10점)			
장비기준(10)	테슬라(tesla)	3T 이상(1.5T 이상, 3T 미만이면 5점, 1.5T 미만이면 2점)	10
영상정보항목(80점)			
특수영상기법 (10)	지방억제영상 또는 3차원 영상이 포함되어 있고 영상 품질이 우수하다(영상품질이 불량하면 5점).		10
인공물 (10)	환자의 움직임에 의한 인공물이 없다(인공물이 있으나 영상판독에 지장이 없으면 2점).		4
	둘러겹침(aliasing) 인공물이 없다(인공물이 있으나 영상판독에 지장이 없으면 2점).		3
	그 외 기기 자체에서 발생하거나 검사자 조작으로 발생한 인공물이 없다(인공물이 있으나 영상판독에 지장이 없으면 2점).		3

항목	평가내용		점수
포함범위 (9)	시상 영상에서 발허리뼈 기저(metatarsal base)와 아킬레스힘줄(achilles tendon)을 포함한다.		3
	관상과 축상영상에서 정강이뼈 안쪽 복사뼈와 바깥쪽 복사뼈를 포함한다.		3
	시상, 관상, 축상 영상에서 정강이뼈 말단부위와 발꿈치뼈 바닥까지를 포함한다.		3
절편두께 적정성 (23)	시상 영상의 절편두께	3mm 이하이다(3mm 초과 4mm 이하면 2점).	4
	시상 영상의 절편간격	절편두께의 10% 이하이다(절편두께의 10% 초과 20% 이하면 2점).	4
	관상 영상의 절편두께	3mm 이하이다(3mm 초과 4mm 이하면 2점).	4
	관상 영상의 절편간격	절편두께의 10% 이하이다(절편두께의 10% 초과 20% 이하면 2점).	4
	조사야(FOV)는 16cm 이하이다.		3
	격자수(matrix number)는 256 ×192 이상이다.		4
영상 대조도 (28)	삼각인대(deltoid ligament) 전체가 선명하게 보인다(부분적으로 불분명하게 보이면 2점).		4
	앞목말종아리 인대(anterior talofibular ligament) 전체가 선명하게 보인다(부분적으로 불분명하게 보이면 2점).		4
	발꿈치종아리인대(calcaneofibular ligament) 전체가 선명하게 보인다(부분적으로 불분명하게 보이면 2점).		4
	앞아래정강종아리 인대(anterior inferior tibiofibular ligament) 전체가 선명하게 보인다(부분적으로 불분명하게 보이면 2점).		4
	목말뼈연골(talus cartilage) 전체가 선명하게 보인다(신호강도가 불균질하게 보이면 2점).		4
	뒤정강이힘줄(tibialis posterior tendon) 전체가 선명하게 보인다(부분적으로 불분명하게 보이면 2점).		4
	긴종아리힘줄 · 짧은종아리힘줄(peroneus longus · brevis tendon) 전체가 선명하게 보인다(부분적으로 불분명하게 보이면 2점).		4

8) 심장

제출영상의 선행조건	1. 다음의 맥동파 순서열(pulse sequences)을 제출한다. – 영화영상(cine imaging) – 지연조영증강영상 – 그 외 맥동파 순서열을 포함하여 검사한 경우에는 모두 함께 제출한다. 2. 평가 기관에서 지정한 특정 시점의 영상 중 가장 잘 촬영된 영상을 제출한다. 3. 허혈성 심질환 또는 심근병증을 평가하기 위하여 실시한 일상적인 영상을 제출한다. 4. 일반검사 표지에 환자성명, 환자번호, 성별, 나이, 촬영날짜 및 촬영기관이 표시된 영상을 제출한다.

항목	평가내용		점수
검사표지 및 일반정보 항목 (10점)			
표지 (10)	MRI 검사 표지	기기명칭	1
		자장의 세기	1
		영상두께	1
		반복시간(TR) · 에코시간(TE) · 여기횟수(NEX)	1
		조사야(FOV)	1
		격자수(matrix number)	1

항목	평가내용		점수
표지(10)	일반 정보	눈금자(scaler)가 있다.	1
		방향표시가 있다.	1
		영상의 배열이 적절하다.	1
		위치확인영상이 있거나 의료영상저장전송시스템(PACS)인 경우 정찰영상에서 위치 확인이 가능하다.	1
장비 (10점)			
장비기준(10)	테슬라(tesla)	1.5T 이상	10
영상정보항목(80점)			
인공물(18)	환자의 움직임에 의한 인공물이 없다(인공물이 있으나 영상판독에 지장이 없으면 2점).		3
	호흡에 의한 인공물이 없다(인공물이 있으나 영상판독에 지장이 없으면 2점).		3
	심장 움직임에 의한 인공물이 없다(인공물이 있으나 영상판독에 지장이 없으면 2점).		3
	깁스 고리(Gibbs ringing) 또는 절단(truncation) 인공물이 없다(인공물이 있으나 영상판독에 지장이 없으면 2점).		3
	둘러겹침(aliasing 또는 wrap-around) 인공물이 없다(인공물이 있으나 영상판독에 지장이 없으면 2점).		3
	그 외 기기 자체에서 발생하거나 검사자 조작으로 발생한 인공물이 없다(인공물이 있으나 영상판독에 지장이 없으면 2점).		3
포함범위 및 영상 방향의 적절성(20)	수직장축(vertical long axis)은 횡축(transverse scout)에 직각이면서 심첨(心尖)과 승모판(mitral valve) 가운데를 지나는 면이다.		4
	수평장축(horizontal long axis)은 수직장축에 직각이면서 심첨과 승모판 가운데를 지나는 면이다.		4
	좌심유출로장축(LV outflow tract long axis)은 심첨과 승모판 중앙, 대동맥판막 중앙을 지나는 면이다.		4
	단축영상은 장축영상에 직각이다.		4
	지연조영증강영상의 단축영상은 절편간격을 적절히 두어 10mm 간격이다.		4
영화 영상(20)	시간 해상도는 45msec 이하이다(심박동 1회당 영상획득 25회 이상).		5
	절편두께가 8mm 이하이다(8mm 초과 10mm 이하면 3점, 10mm 초과면 1점).		5
	단축영상은 좌심실 전체를 포함한다.		5
	절편간격을 적절히 두어 10mm 간격이다.		5
지연조영 증강영상(20)	역전회복 기울기에코(inversion recovery GRE) 또는 항정상태자유세차(SSFP)와 위상민감 역전회복(PSIR, phase-sensitive inversion-recovery) 영상이 모두 있다.		5
	영화영상과 같은 면(방향, 절편두께, 간격)이다.		5
	평면 내 해상도(in-plane resolution)가 2mm 이하이다.		5
	정상심근의 신호강도가 억제된 것을 확인할 수 있다(TI 정찰영상이 있다).		5
조영제 표시 (2)	조영제 명칭이 기술되어 있다.		2

9) 유방

제출영상의 선행조건	1. 다음의 맥동파 순서열(pulse sequences)을 제출한다. – T2강조영상 – T1강조영상 – 다중시기(두 시기 이상)의 조영증강 T1강조영상 – 그 외 맥동파 순서열을 포함하여 검사한 경우에는 모두 함께 제출한다. 2. 유방 전용코일을 사용해야 한다. 3. 평가기관에서 지정한 특정 시점의 영상 중 가장 잘 촬영된 영상을 제출한다. 4. 엎드린자세(prone position)로 촬영한 영상을 제출한다. 5. 일반검사 표지에 환자성명, 환자번호, 성별, 나이, 촬영날짜 및 촬영기관이 표시된 영상을 제출한다.

항목	평가내용		점수
검사표지 및 일반정보 항목 (10점)			
표지 (10)	MRI 검사 표지	기기명칭	1
		자장의 세기	1
		영상두께	1
		반복시간(TR) · 에코시간(TE) · 여기횟수(NEX)	1
		조사야(FOV)	1
		격자수(matrix number)	1
	일반 정보	눈금자(scaler)가 있다.	1
		방향표시가 있다.	1
		영상의 배열이 적절하다.	1
		위치확인영상이 있거나 의료영상저장전송시스템(PACS)인 경우 정찰영상에서 위치 확인이 가능하다.	1
장비 (10점)			
장비기준(10)	테슬라(tesla)	3T 이상(1.5T 이상, 3T 미만이면 5점)	10
영상정보항목(80점)			
유방 내 인공물 (10)	환자의 움직임에 의한 인공물이 없다(인공물이 있으나 영상판독에 지장이 없으면 2점).		4
	둘러겹침(aliasing) 인공물이 없다(인공물이 있으나 영상판독에 지장이 없으면 2점).		3
	그 외 기기 자체에서 발생하거나 검사자 조작으로 발생한 인공물이 없다(인공물이 있으나 영상판독에 지장이 없으면 2점).		3
	판독에 심각한 영향을 끼치는 인공물이 있다.		-5
조영증강기법 (27)	조영제 명칭이 기술되어 있다.		3
	역동적 조영증강 영상기법	지방억제 T1강조영상으로 조영 전 영상과 조영 후 30초 ~ 2분 간격의 3회 이상의 연속영상이 모두 제공되며 병변의 운동곡선을 포함한 영상(컴퓨터자동검출영상 대체 가능)이 있다(운동곡선이 없을 때는 2점).	5
	조영증강 후 T1강조영상은 지방억제 영상이다.		4
	초기 시기(early phase) 조영증강 T1강조영상 중 60–120초 사이에 획득한 영상을 포함한다(포함하지 아니하면 0점).		5
	지연 시기(delayed phase) 조영증강 T1강조영상을 4분 이후에 촬영한다(조영증강 마지막 영상이 4분 이내이면 0점).		5
	감산(subtraction) 기법을 사용한다.		5

항목	평가내용		점수
포함범위 및 자세잡기 (13)	양측 유방을 모두 포함한다.		3
	양측 유방의 영상이 젖샘가쪽돌기(axillary tail)부터 유방밑주름(inframammary folds)까지 포함한다(일부가 포함되면 2점).		4
	유방 모양에 변형이 없다(유방 모양이 일부 눌리거나 찌그러져 있으면 2점, 판독에 지장을 줄 정도면 0점).		3
	겨드랑이 림프절이 레벨 I, II까지 포함한다(레벨 I만 포함되면 2점).		3
	유방 조직의 일부가 포함되지 않는다.		–5
특수영상기법 (8)	3차원 최대강도투사(MIP) 영상을 포함한다.		4
	확산강조영상의 높은 b값(high b values)은 750초/mm^2 ~ 1000초/mm^2 사이에서 획득한다.		4
절편두께, T1강조영상 (10)	절편두께	3mm 이하이다(3mm 초과 5mm 이하면 3점).	5
	모든 영상에서의 절편간격	없다(0mm 초과 2mm 이하면 2점).	5
영상해상도 · 시간해상도 (12)	평면 내 화소 (in–plane pixel)	1mm 이하이다(1mm 초과 2mm 이하면 2점).	4
	T2강조영상에서 밝게 보이는 물혹이 잘 구분된다(일부분에서 구별이 잘 안되면 2점).		4
	시간해상도 (temporal resolution)	120초 이하(120초 초과 150초 미만이면 2점)	4

10) 간

제출영상의 선행조건	1. 다음의 맥동파 순서열(pulse sequences)을 제출한다. – 축상 T1강조영상 – 축상 T2강조영상 – 축상 확산강조영상 – 축상 역동적 조영증강 영상 – 그 외 맥동파 순서열을 포함하여 검사한 경우에는 모두 함께 제출한다. 2. 평가 기관에서 지정한 특정 시점의 영상 중 가장 잘 촬영된 영상을 제출한다. 3. 간질환을 평가하기 위하여 실시한 일상적인 간 영상을 제출한다. 4. 일반검사 표지에 환자성명, 환자번호, 성별, 나이, 촬영날짜 및 촬영기관이 표시된 영상을 제출한다.

항목	평가내용		점수
검사표지 및 일반정보 항목 (10점)			
표지(10)	MRI 검사 표지	기기명칭	1
		자장의 세기	1
		영상두께	1
		반복시간(TR) · 에코시간(TE) · 여기횟수(NEX)	1
		조사야(FOV)	1
		격자수(matrix number)	1
	일반 정보	눈금자(scaler)가 있다.	1
		방향표시가 있다.	1
		영상의 배열이 적절하다.	1

항목	평가내용		점수
		위치확인영상이 있거나 의료영상저장전송시스템(PACS)인 경우 정찰영상에서 위치 확인이 가능하다.	1
장비 (10점)			
장비기준(10)	테슬라(tesla)	3T 이상(1.5T 이상, 3T 미만이면 7점)	10
영상정보항목(80점)			
인공물 (12)	환자의 움직임에 의한 인공물이 없다(인공물이 있으나 영상판독에 지장이 없으면 2점).		4
	둘러겹침(aliasing) 인공물이 없다(인공물이 있으나 영상판독에 지장이 없으면 2점).		4
	그 외 기기 자체에서 발생하거나 검사자 조작으로 발생한 인공물이 없다(인공물이 있으나 영상판독에 지장이 없으면 2점).		4
포함범위 (16)	축상 T2강조영상 및 축상 확산강조영상	간 전체를 포함한다.	4
		복강의 좌우, 전후 전체를 포함한다.	2
	축상 T1 및 축상 역동적 조영증강영상	간 전체를 포함한다.	4
		복강의 좌우, 전후 전체를 포함한다.	2
	담낭 및 간외 담도가 포함된 영상이 있다.		2
	비장이 포함된 영상이 있다.		2
조영증강 기법 (17)	조영제 명칭이 기술되어 있다.		3
	조영전 영상, 간동맥기 영상, 간문맥기 영상, 지연기 영상이 포함되어 있다.		5
	역동적 조영증강영상은 3차원 영상으로 얻는다.		4
	동맥기에서는 간동맥이 매우 잘 조영되고, 간문맥이 부분적으로 약하게 조영되며, 간정맥이 조영되지 않는다(간정맥이 약하게 조영되나 간동맥이 비교적 명확히 보이면 2점).		4
	동맥기를 포함하여 적어도 하나 이상의 감산영상(subtraction)이 있다.		1
절편두께 적정성 및 다평면 영상의 적정성 (14)	축상 T2 영상의 절편두께	8mm 이하이다.	2
	축상 역동적 조영증강 영상의 절편두께	5mm 이하이다(5mm 초과 8mm 이하면 1점).	2
	축상 역동적 조영증강 영상의 절편간격	없다.	2
	절편두께 8mm 이하의 관상영상을 하나 이상 포함하고 있다.		5
	축상 영상의 기준 격자수 (matrix number)	T1강조영상은 256 ×192 이상이며, 위상부호화방향으로 192 이상이다.	1
		T2강조영상은 256 ×160 이상이며, 위상부호화방향으로 160 이상이다.	1
		확산강조영상은 128 ×96 이상이며, 위상부호화방향으로 96 이상이다.	1
영상대조도 (14)	축상 T2강조영상에서 간의 윤곽이 뚜렷하다(간의 윤곽이 뚜렷하지 않지만 영상판독에 지장이 없으면 1점).		2
	축상 T2강조영상에서 간문맥이 구분된다(간문맥의 윤곽이 흐릿하지만 영상판독에 지장이 없으면 1점).		2
	중(heavily) T2강조영상(에코시간 140msec 이상)을 포함한다.		3
	화학 전위 영상(동일위상, 역위상)을 포함한다.		5

항목	평가내용		점수
	축상 T2강조영상에서 간내담관과 간외담관이 주변 구조물과 잘 구분되어 보인다(주변구조물과의 윤곽이 흐릿하지만 영상판독에 지장이 없으면 1점).		2
확산강조영상 (7)	축상 확산강조영상의 b값	3개 이상이다(2개 이상이면 3점).	4
	확산강조영상에서 겉보기확산계수(ADC) 영상을 포함한다.		3

11) 전립선

제출영상의 선행조건	1. 다음의 맥동파 순서열(pulse sequences)을 제출한다. – 시상 T2강조영상 – 축상 T2강조영상 – 관상 T2강조영상 – 축상 확산강조영상 – 그 외 맥동파 순서열을 포함하여 검사한 경우에는 모두 함께 제출한다. 2. 평가 기관에서 지정한 특정 시점의 영상 중 가장 잘 촬영된 영상을 제출한다. 3. 전립선 질환을 평가하기 위하여 실시한 일상적인 전립선 영상을 제출한다. 4. 일반검사 표지에 환자성명, 환자번호, 성별, 나이, 촬영날짜 및 촬영기관이 표시된 영상을 제출한다.

항목	평가내용		점수
검사표지 및 일반정보 항목 (10점)			
표지 (10)	MRI 검사 표지	기기명칭	1
		자장의 세기	1
		영상두께	1
		반복시간(TR) · 에코시간(TE) · 여기횟수(NEX)	1
		조사야(FOV)	1
		격자수(matrix number)	1
	일반 정보	눈금자(scaler)가 있다.	1
		방향표시가 있다.	1
		영상의 배열이 적절하다.	1
		위치확인영상이 있거나 의료영상저장전송시스템(PACS)인 경우 정찰영상에서 위치 확인이 가능하다.	1
장비 (10점)			
장비기준(10)	테슬라(tesla)	3T 이상(1.5T 이상, 3T 미만이면 7점)	10
영상정보항목(80점)			
인공물 (14)	환자의 움직임에 의한 인공물이 없다(인공물이 있으나 영상판독에 지장이 없으면 1점).		3
	둘러겹침(aliasing) 인공물이 없다(인공물이 있으나 영상판독에 지장이 없으면 1점).		3
	위장관 운동으로 인한 인공물이 없다(장과 방광주위에 움직임 인공물로 인해 흐릿함이 있으나 전립선에 인공물이 없으면 1점).		3
	확산강조영상에서 직장 내 공기에 의한 인공물이 없다(인공물이 있으나 영상판독에 지장이 없으면 1점).		3
	그 외 기기 자체에서 발생하거나 검사자 조작으로 발생한 인공물이 없다(인공물이 있으나 영상판독에 지장이 없으면 1점).		2

항목	평가내용		점수
포함범위 (17)	시상 T2강조영상	방광의 전체, 정낭, 전립선 전체를 포함한다.	3
		골반강의 좌우, 전후 전체를 포함한다.	3
	축상 T2 및 축상 확산강조영상	방광의 일부, 정낭과 전립선 전체를 포함한다.	3
		골반강의 좌우, 전후 전체를 포함한다.	3
	대동맥 분지부가 포함된 영상이 있다.		3
	축상 T2강조영상에서 양측 엽의 좌우대칭이 이루어진다.		2
조영증강 기법 (10)	조영제 명칭이 기술되어 있다.		2
	역동적 조영증강 영상기법	역동적 조영증강 영상 전부를 제출한다(운동곡선, 역동적 조영증강 영상을 기반으로 만들어진 지도만 포함한 경우 1점).	2
		동일 평면에 대해 10회 이상의 영상이 획득된다.	2
		역동적 조영증강영상에 감산영상(subtraction)을 포함한다.	2
		축상 역동적 조영증강영상의 면(두께 및 방향)이 축상 T2강조영상과 일치한다.	2
절편두께 적정성 및 다평면 영상의 적정성 (24)	축상 T2강조영상 및 축상 확산강조영상 절편두께	4mm 이하이다(4mm 초과 5mm 이하면 1점).	3
	축상 T2강조영상 절편간격	1mm 이하이다.	2
	시상 T2강조영상 절편간격	4mm 이하이다(4mm 초과 5mm 이하면 1점).	3
	시상 T2강조영상 절편간격	1mm 이하이다.	2
	관상 T2강조영상 절편간격	4mm 이하이다(4mm 초과 5mm 이하면 1점).	3
	관상 T2강조영상 절편간격	1mm 이하이다.	2
	평면 내 해상도 (in-plane resolution)	축상 T2강조영상에서 0.7mm 이하이다.	2
		축상 확산강조영상에서 2.5mm 이하이다.	2
	조사야(FOV)	축상 영상에서 180 ~ 220mm이다.	3
	축상 T2강조영상의 면(두께 및 방향)이 축상 확산강조영상과 일치한다.		2
영상 대조도 (10)	축상 T2강조영상에서 전립선의 주변부와 이행부의 구분이 뚜렷하다(전립선이 포함된 영상 중 절반 이하에서 주변부와 이행부의 경계가 불분명하면 1점).		2
	축상 T2강조영상에서 이행부 내부의 비균일한 신호가 뚜렷하게 관찰된다(신호강도가 비균일하지만 경계가 불분명하면 1점).		2
	축상 T2강조영상에서 전립선 요도가 뚜렷하게 구분된다(전립선요도와 막요도(membranous urethra)의 경계가 일부분에서 불분명하면 1점).		2
	시상 T2강조영상에서 전립선 요도가 뚜렷하게 구분된다(전립선요도, 막요도, 구부요도가 뚜렷하게 구분되지 않는 부분이 절반 이하면 1점).		2
	T1강조영상이 있다.		2
확산강조영상 (5)	높은 b값(high b values)	800초/mm^2 이상이다(500초/mm^2 이상 800초/mm^2 미만이면 1점).	3
	확산강조영상에서 겉보기확산계수(ADC) 영상을 포함한다.		2

12) 여성 골반강

제출영상의 선행조건	1. 다음의 맥동파 순서열(pulse sequences)을 제출한다. – 시상 T2강조영상 – 축상 T2강조영상 – 축상 T1강조영상 – 그 외 맥동파 순서열을 포함하여 검사한 경우에는 모두 함께 제출한다. 2. 평가 기관에서 지정한 특정 시점의 영상 중 가장 잘 촬영된 영상을 제출한다. 3. 자궁질환을 평가하기 위하여 실시한 일상적인 골반강 영상을 제출한다. 4. 일반검사 표지에 환자성명, 환자번호, 성별, 나이, 촬영날짜 및 촬영기관이 표시된 영상을 제출한다.

항목	평가내용		점수
검사표지 및 일반정보 항목 (10점)			
표지 (10)	MRI 검사 표지	기기명칭	1
		자장의 세기	1
		영상두께	1
		반복시간(TR) · 에코시간(TE) · 여기횟수(NEX)	1
		조사야(FOV)	1
		격자수(matrix number)	1
	일반 정보	눈금자(scaler)가 있다.	1
		방향표시가 있다.	1
		영상의 배열이 적절하다.	1
		위치확인영상이 있거나 의료영상저장전송시스템(PACS)인 경우 정찰영상에서 위치 확인이 가능하다.	1
장비 (10점)			
장비기준(10)	테슬라(tesla)	3T 이상(1.5T 이상, 3T 미만이면 7점)	10
영상정보항목(80점)			
인공물 (16)	환자의 움직임에 의한 인공물이 없다(인공물이 있으나 영상판독에 지장이 없으면 2점).		4
	둘러겹침(aliasing) 인공물이 없다(인공물이 있으나 영상판독에 지장이 없으면 2점).		4
	위장관 운동으로 인한 인공물이 없다(인공물이 있으나 영상판독에 지장이 없으면 2점).		4
	그 외 기기 자체에서 발생하거나 검사자 조작으로 발생한 인공물이 없다(인공물이 있으나 영상판독에 지장이 없으면 2점).		4
포함범위 (15)	시상 T2강조영상	자궁과 질 전체를 포함한다.	3
		골반강의 좌우, 전후 전체를 포함한다.	2
	축상 T2강조영상	자궁과 질 전체를 포함한다.	3
		골반강의 좌우, 전후 전체를 포함한다.	2
	축상 T1강조영상	골반강의 좌우, 전후 전체를 포함한다.	3
	신장과 후복막강이 포함된 영상이 있다.		2
조영증강 기법 (6)	조영증강을 시행한다.		2
	역동적 조영증강영상은 3차원으로 얻는다.		2
	조영제 명칭이 기술되어 있다.		2

항목	평가내용		점수
절편두께 적정성 및 다평면 영상의 적정성 (23)	축상 T2강조영상의 절편두께	5mm 이하이다(5mm 초과 8mm 이하면 1점).	3
	축상 T2강조영상의 절편간격	1mm 이하이다.	3
	축상 영상의 기준 격자수 (matrix number)	T2강조영상에서 최소한 한 축이 250 이상이다.	1
		T1강조영상에서 최소한 한 축이 250 이상이다.	1
	시상 T2 영상의 절편두께	5mm 이하이다(5mm 초과 8mm 이하면 1점).	3
	시상 T2 영상의 절편간격	1mm 이하이다.	3
	조영증강 T1영상의 절편두께	5mm 이하이다.	2
	조영증강 T1영상의 절편간격	없다.	1
	조사야(FOV)	축상영상에서 180 ~ 250mm이다.	2
		시상영상에서 180 ~ 250mm이다.	2
	관상 영상이 포함되어 있다		2
영상대조도 (12)	축상 T2강조영상에서 자궁의 층[내막층, 접합부(junctional zone), 근층]이 구별된다(구별되지 않는 부위가 자궁체부의 절반 이하면 1점).		3
	시상 T2강조영상에서 자궁의 층[내막층, 접합부(junctional zone), 근층]이 구별된다(구별되지 않는 부위가 자궁체부의 절반 이하면 1점).		3
	자궁경부와 자궁주위조직이 구분된다(일부가 구분되지 않으면 1점).		3
	시상 T2강조영상에서 질이 주변조직과 구별된다(구별되지 않는 부위가 질 전체길이의 절반 이하면 1점).		3
영상기법 (4)	자궁 체부 또는 경부의 축에 맞춰 시행된 비스듬한 관상영상(oblique coronal image) 또는 비스듬한 축상영상(oblique axial image)이 있다.		2
	지방억제 T1강조영상이 있다.		2
확산강조영상 (4)	높은 b값(high b values)	800초/mm^2 이상이다(500초/mm^2 이상 800초/mm^2 미만이면 1점).	2
	확산강조영상에서 겉보기확산계수(ADC) 영상을 포함한다.		2

나. 전산화단층촬영장치(CT)

1) 검사방법

제출영상	1. 제2조제3항에 따른 특수의료장비 등록증명서에 등록된 용도가 전신용인 경우: 두부, 일반 흉부, 저선량 흉부, 역동적 조영증강 간 영상 2. 제2조제3항에 따른 특수의료장비 등록증명서에 등록된 용도가 비조영증강 전신용인 경우: 저선량 흉부, 비조영증강 복부 영상 3. 제2조제3항에 따른 특수의료장비 등록증명서에 등록된 용도가 전용인 경우: 해당 부위 영상
점수계산	총점 100점
합격기준	제출된 영상 모두 각각 60점 이상이어야 합격으로 인정한다.

2) 두부

제출영상의 선행조건	1. 조영증강 전 CT를 기본으로 제출한다 2. 특수영상기법으로 CT 뇌혈관 조영술을 제출한다. 특수 영상 기법에 대한 추가 점수 획득을 위해서는 해당 영상을 시행한 다른 환자의 영상을 제출할 수 있다. 3. 평가 기관에서 지정한 특정 시점의 영상 중 가장 잘 촬영된 영상을 제출한다. 4. 뇌질환을 평가하기 위하여 실시한 일상적인 두부 영상을 제출한다. 5. 일반검사 표지에 환자성명, 환자번호, 성별, 나이, 촬영날짜 및 촬영기관이 표시된 영상을 제출한다.

항목	평가내용		점수
검사표지 및 일반정보 항목 (4점)			
표지 (4)	일반 정보	스캔영상(scanogram)이 있다.	1
		영상순서(image number, scan time 등)가 확인된다.	1
		눈금자(scaler)가 표시되어 있다.	1
		좌우방향이 표시되어 있다.	1
장비 및 방사선피폭관리 기준 (20점)			
장비기준 (10)	다중검출CT (multidetector CT) 검출기 채널기준	64채널 이상 (16채널 이상 64채널 미만 6점, 2채널 이상 16채널 미만 3점)	10
방사선 피폭관리 (10)	선량보고서가 있다.		5
	120kVp 이하의 관전압(tube voltage)으로 검사된다.		5
영상정보항목 (76점)			
인공물 (10)	호흡에 의한 인공물 혹은 환자의 움직임에 의한 인공물이 없다.		1
	천막상부에서 선속경화(beam–hardening) 인공물이 없다.		1
	환자가 스캔 중심부에 위치한다.		1
	양팔을 내린 상태로 검사한다.		1
	신체 장신구, 불필요한 기구, 스캔에 영향을 미치는 장치가 없다.		3
	고리(ring) 인공물이 없다.		3
영상스캔범위 (12)	두정부에서 머리뼈 기저부(foramen magnum) 까지 포함한다.		3
	머리뼈 전폭(상하 · 전후 · 좌우)을 포함한다.		3
	영상이 안장결절 뒤통수뼈융기선(tuberculum sellar–occipital protuberance line)에 맞추어져 있다.		3
	좌우가 대칭적이다.		3
영상재구성 적정성 (4)	뇌설정과 골격설정이 별도로 존재하거나 적절한 영상창 조절이 가능하다.		2
	뇌설정과 골격설정이 각각 적합한 알고리즘으로 재구성된다.		2
절편두께 및 다평면 영상의 적정성 (8)	절편두께가 5mm 이하이다.		4
	절편간격이 없다.		4
해상도 및 대조도 (32)	회백질과 백질을 구분할 수 있다(부분적으로 불분명하면 2점).		4
	기저핵이 구분된다(한쪽만 구분되거나 일부분만 구분되면 2점).		4
	실비우스 열창(sylvian fissure)이 구별된다(한쪽만 구별되거나 일부분만 구별되면 2점).		4

항목	평가내용	점수
해상도 및 대조도 (32)	뇌고랑이 식별된다(식별되지 않는 부분이 전체 뇌의 절반 이하면 2점).	4
	중대뇌동맥의 근위부가 식별된다(한쪽만 식별되거나 일부만 식별되면 2점).	4
	소뇌 충부(vermis)가 식별된다(불분명하게 식별되면 2점).	4
	소뇌다리뇌수조(cerebellopontine cistern)가 식별된다(한쪽만 식별되거나 일부만 식별되면 2점).	4
	소뇌의 피질과 심부백질을 구분할 수 있다(한쪽만 구분되거나 일부만 구분되면 2점).	4
뇌혈관 조영술 (10)	혈관영상을 위한 재구성 영상이 4종류 이상 있다. 이 경우 재구성 영상의 종류는 최대 강도투사(maximal intensity projection, 다평면으로 획득시 각각 인정), 골감산영상(bone subtraction images), 체적가시화 영상(volume rendered images) 등이다(영상 종류가 3개면 3점, 2개면 2점, 1개 이하면 0점).	4
	머리뼈 기저부의 내경동맥(internal carotid artery)의 조영증강이 인접한 내경정맥(internal jugular vein)보다 현저히 높다.	2
	재구성 영상에서 중대뇌동맥의 M4 분지까지 선명하게 추적(trace)할 수 있다.	2
	원본영상에서 경동맥관(carotid canal) 내 내경동맥이 뚜렷하게 관찰된다.	2

3) 일반 흉부

제출영상의 선행조건	1. 일반 흉부 CT 영상을 제출한다. 고해상 CT 영상은 제출대상에서 제외한다. 원칙적으로 조영증강 후 영상을 제출하며 부득이한 경우 조영증강 전 영상을 제출할 수 있으나 해당 항목의 점수를 받을 수 없다. 2. 의료영상저장전송시스템(PACS) 영상의 경우 폐 및 종격동 설정 변경이 가능해야 한다. 필름영상의 경우 폐 및 종격동 설정이 각각 있어야 한다. 3. 평가 기관에서 지정한 특정 시점의 영상 중 가장 잘 촬영된 영상을 제출한다. 4. 일반검사 표지에 환자성명, 환자번호, 성별, 나이, 촬영날짜 및 촬영기관이 표시된 영상을 제출한다.

항목	평가내용		점수
검사표지 및 일반정보 항목 (4점)			
표지 (4)	일반 정보	스캔영상(scanogram)이 있다.	1
		영상순서(영상번호, 스캔시간 등)가 확인된다.	1
		눈금자(scaler)가 표시되어 있다.	1
		좌우방향이 표시되어 있다.	1
장비 및 방사선피폭관리 기준 (20점)			
장비기준 (10)	다중검출CT (multidetector CT) 검출기 채널기준	64채널 이상(16채널 이상 64채널 미만 6점, 2채널이상 16채널 미만 3점)	10
방사선 피폭관리 (10)	선량보고서가 있다.		4
	자동노출조사(AEC, automatic exposure control)를 사용한다.		4
	120 kVp 이하 관전압(tube voltage)으로 검사된다.		2

항목	평가내용		점수
영상정보항목 (76점)			
인공물 (10)	움직임에 의한 인공물이 없다.	호흡에 의한 움직임이나 영상순서의 흐트러짐이 없다.	2
		심장박동에 의하여 상행대동맥과 폐동맥의 경계가 흐려지지 않는다.	2
		심장박동에 의하여 하행대동맥과 폐정맥의 경계가 흐려지지 않는다.	2
	판독을 방해하는 선속경화(beam hardening) 인공물이 없다	어깨관절 부위를 제외한 전체 흉부 영역에서 선속경화(beam hardening) 인공물이 없다.	2
	기기 자체에서 발생한 인공물이 없다.	어떤 장비적 인공물도 없다.	2
영상스캔범위 (12)	폐첨부(肺尖部)에서 횡격막늑골각까지 포함한다.	폐첨부보다 적어도 한 장 이상의 영상을 포함한다.	2
		횡격막늑골각 이하 폐가 보이지 않는 사진이 최소 1장 있다.	2
		부신을 완전히 포함한다.	2
	흉벽전체를 포함한다.	횡격막 상부에서 흉벽이 피부까지 완전히 포함한다.	2
		양측 상완골두 직경의 50% 이상을 포함한다.	2
	영상에서 흉벽의 최대 좌우 폭이 차지하는 비율이 80% 이상이다.	횡격막 상부에서 몸통의 좌우 직경이 영상 화면 직경의 80% 이상이다.	2
	과도한 검사부위	성대 상단보다 윗 부분을 포함한다.	–3
		신장 하단보다 아래 부분을 포함한다.	–3
조영제 표시 (5)	조영제 명칭이 기술되어 있다.		3
	조영제 총량이 기술되어 있다.		2
조영증강의 적정성 (8)	대동맥이 적절히 조영증강된다.		2
	폐동맥이 폐문부 이하까지 적절히 조영증강된다.		2
	조영된 내흉동맥(internal mammary artery)이 구분된다.		2
	스캔 시간에서 종료부분까지 영상의 질이 유사하게 유지된다.		2
영상 재구성 적정성 (9)	연부조직 표준(standard) 알고리즘의 영상 시리즈가 있다.		4
	폐 고해상(sharp) 알고리즘의 영상 시리즈가 있다.		3
	영상 창 조절이 가능하다.		2
절편두께 및 다평면 영상의 적정성 (17)	축상 영상의 절편두께	5mm 이하이다.	4
		2mm 이하의 얇은 두께의 영상을 포함한다.	3
	축상 영상의 절편간격	없다.	4
	관상 영상을 포함하고 있다.		1
	관상 영상의 절편두께	5mm 이하이다.	1
	관상 영상의 절편간격	없다.	1
	시상 영상을 포함하고 있다.		1
	시상 영상의 절편두께	5mm 이하이다.	1

항목	평가내용		점수
	시상 영상의 절편간격	없다.	1
	관상 또는 시상 영상에 인공물(step-ladder artifact 등)이 있다.		–3
해상도 및 대조도 (15)	말단 부위의 1/3 이하의 폐혈관을 구분할 수 있다.	흉막 바로 아래 부위를 제외한 폐전체의 폐혈관 경계가 분명하다.	3
	세분절(subsegmental) 기관지를 구분할 수 있다.	세분절(subsegmental) 이하의 기관지벽이 구분된다.	3
	종격동(좌우 흉막강 사이에 있는 부분) 구조를 구분할 수 있다.	종격동지방, 흉선(가슴샘)조직, 림프절, 심막지방이 명확히 구분된다.	3
	기관 주변 조직을 구분할 수 있다.	기관의 외벽과 인접한 종격동 구조물을 구분할 수 있다.	2
		기관 주변 림프절의 존재 여부가 확인된다.	2
	폐문부의 림프절과 폐혈관을 구분할 수 있다.	폐문부에서 주요 폐혈관과 림프절이 분명히 구분된다.	1
		폐문부에서 폐동맥과 폐정맥의 주행을 분리해 추적할 수 있다.	1

4) 저선량 흉부

제출영상의 선행조건	1. 조영증강하지 않은 영상을 제출한다. 2. 평가 기관에서 지정한 특정 시점의 영상 중 가장 잘 촬영된 영상을 제출한다. 3. 의료영상저장전송시스템(PACS) 영상의 경우 폐 및 종격동 설정 변경이 가능해야 한다. 필름 영상의 경우 폐 및 종격동 설정이 각각 있어야 한다. 4. 일반검사 표지에 환자성명, 환자번호, 성별, 나이, 촬영날짜 및 촬영기관이 표시된 영상을 제출한다.

항목	평가내용		점수
검사표지 및 일반정보 항목 (4점)			
표지 (4)	일반 정보	스캔영상(scanogram)이 있다.	1
		영상순서(영상번호, 스캔시간 등)가 확인된다.	1
		눈금자(scaler)가 표시되어 있다.	1
		좌우방향이 표시되어 있다.	1
장비 및 방사선피폭관리 기준 (20점)			
장비기준 (10)	다중검출CT (multidetector CT) 검출기 채널기준	64채널 이상(16채널 이상 64채널 미만 6점)	10
방사선 피폭관리 (10)	선량보고서가 있다.		4
	120 kVp이하 관전압(tube voltage)으로 촬영된다.		2
	40–60 mAs 이하로 촬영된다.		2
	CT선량지수(CTDIvol)가 3mGy 이하다.		2

<table>
<tr><th>항목</th><th colspan="2">평가내용</th><th>점수</th></tr>
<tr><th colspan="4">영상정보항목 (76점)</th></tr>
<tr><td rowspan="6">인공물
(14)</td><td rowspan="3">움직임에 의한 인공물이 없다.</td><td>폐설정에서 호흡에 의한 움직임이 없고 영상순서의 흐트러짐이 없다.</td><td>3</td></tr>
<tr><td>심장박동에 의하여 상행대동맥과 폐동맥의 경계가 흐려지지 않는다.</td><td>2</td></tr>
<tr><td>심장박동에 의하여 하행대동맥과 폐정맥의 경계가 흐려지지 않는다.</td><td>2</td></tr>
<tr><td>판독을 방해하는 선(streaking) 인공물이 없다.</td><td>선인공물이 있으나 폐실질을 침범하지 않는다.</td><td>2</td></tr>
<tr><td>판독을 방해하는 영상잡음(noise)이 없다.</td><td>영상잡음이 있으나 폐결절 여부를 평가할 수 있다.</td><td>3</td></tr>
<tr><td>기기 자체에서 발생한 인공물이 없다.</td><td>어떤 장비적 인공물도 없다.</td><td>2</td></tr>
<tr><td rowspan="8">영상스캔 범위
(12)</td><td rowspan="3">폐첨부에서 횡격막 늑골각까지 포함되었다.</td><td>폐첨부보다 적어도 한 장 이상이 더 촬영된다.</td><td>2</td></tr>
<tr><td>횡격막 늑골각 이하 폐가 보이지 않는 사진이 최소 1장 있다.</td><td>2</td></tr>
<tr><td>부신을 완전히 포함한다.</td><td>2</td></tr>
<tr><td rowspan="2">흉벽전체를 포함한다.</td><td>횡격막 상부에서 흉벽이 피부까지 완전히 포함한다.</td><td>2</td></tr>
<tr><td>양측 상완골두 직경의 50% 이상을 포함한다.</td><td>2</td></tr>
<tr><td>영상에서 흉벽의 최대 좌우 폭이 차지하는 비율이 80% 이상이다.</td><td>횡격막 상부에서 몸통의 좌우 직경이 화면 직경의 80% 이상이다.</td><td>2</td></tr>
<tr><td rowspan="2">과도한 검사부위</td><td>성대 상단보다 윗부분을 포함한다.</td><td>−3</td></tr>
<tr><td>신장 하단보다 아래가 포함되었다.</td><td>−3</td></tr>
<tr><td rowspan="3">영상 재구성
적정성
(11)</td><td colspan="2">연부조직 표준(standard) 알고리즘의 영상 시리즈가 있다.</td><td>4</td></tr>
<tr><td colspan="2">폐 고해상(sharp) 알고리즘의 영상 시리즈가 있다.</td><td>4</td></tr>
<tr><td colspan="2">반복적 재구성 알고리즘(iterative reconstruction algorithm)을 적용한다.</td><td>3</td></tr>
<tr><td rowspan="10">절편두께 및
다평면 영상의
적정성
(21)</td><td rowspan="2">축상 영상의 절편두께</td><td>3mm 이하이다.</td><td>5</td></tr>
<tr><td>1.5mm 이하의 얇은 두께의 영상을 포함한다.</td><td>5</td></tr>
<tr><td>축상 영상의 절편간격</td><td>없다.</td><td>4</td></tr>
<tr><td colspan="2">관상 영상을 포함하고 있다.</td><td>2</td></tr>
<tr><td>관상 영상의 절편두께</td><td>3mm 이하이다.</td><td>1</td></tr>
<tr><td>관상 영상의 절편간격</td><td>없다.</td><td>1</td></tr>
<tr><td colspan="2">시상 영상을 포함하고 있다.</td><td>1</td></tr>
<tr><td>시상 영상의 절편두께</td><td>3mm 이하이다.</td><td>1</td></tr>
<tr><td>시상 영상의 절편간격</td><td>없다.</td><td>1</td></tr>
<tr><td colspan="2">관상 또는 시상 영상에 인공물(step-ladder artifact 등)이 있다.</td><td>−3</td></tr>
<tr><td></td><td>말단부위 폐혈관을 구분할 수 있다.</td><td>흉막 직하부를 제외한 폐전체의 폐혈관 경계가 분명하다.</td><td>3</td></tr>
</table>

항목	평가내용		점수
해상도 및 대조도 (18)	몸쪽부위 세분절(subsegmental) 기관지를 구분할 수 있다.	몸쪽부위 세분절(subsegmental) 기관지벽이 구분된다.	3
	엽간열(엽사이틈새)이 보인다.	엽간열이 선으로 보인다.	3
	종격동(좌우 흉막강 사이에 있는 부분) 구조물이 구분된다.	종격동지방, 심장주위지방, 흉선(가슴샘) 조직이 구분된다.	3
	중심부 주요 혈관의 경계가 보인다.	주폐동맥과 대동맥의 경계가 보인다.	3
	기관과 주변 조직을 구분할 수 있다.	기관의 외벽을 주변 조직으로부터 구분할 수 있다.	3

5) 역동적 조영증강 간

제출영상의 선행조건	1. 조영증강을 시행한 역동적 간 영상을 제출한다. 역동적 간 영상을 시행하지 않는 경우, 단일 시기 조영증강 영상을 제출할 수 있다. 2. 의료영상저장전송시스템(PACS) 영상의 경우 폐설정 변경이 가능해야 한다. 필름 영상의 경우 폐기저부 폐설정이 있어야 한다. 3. 평가 기관에서 지정한 특정 시점의 영상 중 가장 잘 촬영된 영상을 제출한다. 4. 일반검사 표지에 환자성명, 환자번호, 성별, 나이, 촬영날짜 및 촬영기관이 표시된 영상을 제출한다.

항목	평가내용		점수
검사표지 및 일반정보 항목 (4점)			
표지 (4)	일반 정보	스캔영상(scanogram)이 있다.	1
		영상순서(영상번호, 스캔시간 등)가 확인된다.	1
		눈금자(scaler)가 표시되어 있다.	1
		좌우방향이 표시되어 있다.	1
장비 및 방사선피폭관리 기준 (20점)			
장비기준 (10)	다중검출CT (multidetector CT) 검출기 채널기준	64채널 이상(16채널 이상 64채널 미만 6점, 2채널 이상 16채널 미만 3점)	10
방사선 피폭관리 (10)	선량보고서가 있다.		5
	자동노출조사(AEC, automatic exposure control)를 사용한다.		4
	100 kVp 이하 관전압(tube voltage)으로 검사된다.		1
영상정보항목 (76점)			
인공물 (10)	고리(ring) 인공물이 없다.		3
	선속경화(beam–hardening) 인공물이 없다.		3
	호흡에 의한 인공물 또는 환자의 움직임에 의한 인공물이 없다.		1
	환자가 스캔 중심부에 위치한다.		1
	양팔을 올린 상태로 검사한다.		1
	신체 장신구, 불필요한 기구, 스캔에 영향을 미치는 장치가 없다.		1

<table>
<tr><th>항목</th><th colspan="2">평가내용</th><th>점수</th></tr>
<tr><td rowspan="5">영상 스캔 범위
(11)</td><td colspan="2">모든 영상이 간 전체를 포함한다.</td><td>5</td></tr>
<tr><td colspan="2">한 장 이상의 간이 포함되지 않은 폐야 영상이 있다.</td><td>3</td></tr>
<tr><td rowspan="2">과도한 검사 부위</td><td>기관분지부 위쪽의 폐 영역을 포함한다.</td><td>−3</td></tr>
<tr><td>궁둥뼈결절(ischial tuberosity) 이하 5cm 아래쪽이 포함된 영상이 있다.</td><td>−3</td></tr>
<tr><td colspan="2">복벽 전체가 포함되었으며 영상에서 복벽의 최대 좌우 폭이 차지하는 비율이 80% 이상이다.</td><td>3</td></tr>
<tr><td>다중시기 영상구성
(5)</td><td colspan="2">조영전 영상, 간동맥기 영상, 간문맥기 영상, 지연기 영상으로 구성되어 있다.</td><td>5</td></tr>
<tr><td rowspan="2">조영제 표시
(6)</td><td colspan="2">조영제 명칭이 기술되어 있다.</td><td>4</td></tr>
<tr><td colspan="2">조영제 총량이 기술되어 있다.</td><td>2</td></tr>
<tr><td rowspan="2">영상 재구성 적정성
(4)</td><td colspan="2">복부 영상에 적절한 알고리즘(soft standard reconstruction kernel)을 사용한다.</td><td>2</td></tr>
<tr><td colspan="2">영상 창 조절이 가능하다.</td><td>2</td></tr>
<tr><td rowspan="6">절편두께 및
다평면 영상의
적정성
(15)</td><td>축상 영상의 절편두께</td><td>1mm 이상 5mm 이하이다(5mm 초과 7mm 이하면 2점).</td><td>4</td></tr>
<tr><td>축상 영상의 절편간격</td><td>없다.</td><td>4</td></tr>
<tr><td colspan="2">관상 또는 시상 영상을 하나 이상 포함하고 있다.</td><td>3</td></tr>
<tr><td>관상 또는 시상 영상의 절편두께</td><td>1mm 이상 5mm 이하이다(5mm 초과 8mm 이하면 1점).</td><td>2</td></tr>
<tr><td>관상 또는 시상 영상의 절편간격</td><td>없다.</td><td>2</td></tr>
<tr><td colspan="2">관상 또는 시상 영상에 인공물(step–ladder artifact 등)이 있다.</td><td>−3</td></tr>
<tr><td rowspan="8">영상 해상도 및
대조도
(25)</td><td>우간내동맥의 뚜렷함</td><td>간동맥기 영상에서 우간내동맥이 간실질 두께 50% 이상 영역에서 뚜렷하게 보인다(간실질 두께의 50% 미만 영역에서 뚜렷하게 보이면 1점).</td><td>4</td></tr>
<tr><td colspan="2">적어도 한 시기의 조영증강 영상에서 복강동맥, 위십이지장 동맥, 위창자간막동맥, 신장동맥이 뚜렷하게 보인다.</td><td>3</td></tr>
<tr><td colspan="2">적어도 한 시기의 조영증강 영상에서 주간문맥이 주위 장기, 구조와 명확하게 구분된다.</td><td>3</td></tr>
<tr><td colspan="2">간 문맥기 영상 또는 단일시기 조영증강 영상에서 간문맥이 피막하 2cm영역에서 구분된다.</td><td>3</td></tr>
<tr><td colspan="2">간 문맥기 영상 또는 단일시기 조영증강 영상에서 췌장 전체가 보이며 그 경계를 그릴 수 있다.</td><td>3</td></tr>
<tr><td colspan="2">적어도 한 시기의 영상에서 창자간막(창자사이막) 혈관을 창자벽과 선명하게 구분할 수 있다.</td><td>3</td></tr>
<tr><td colspan="2">적어도 한 시기의 영상에서 양측 간내담도 첫 번째 분지를 구분할 수 있다.</td><td>3</td></tr>
<tr><td colspan="2">적어도 한 시기의 영상에서 총담관을 구분할 수 있다.</td><td>3</td></tr>
</table>

6) 비조영증강 복부

제출영상의 선행조건	1. 요로 결석을 평가하기 위해 일상적으로 시행한 비조영증강 영상을 제출한다. 요로 결석 평가를 위한 검사를 따로 시행하지 않는 경우 복부와 골반을 포함하는 비조영증강 영상을 제출할 수 있다. 2. 평가 기관에서 지정한 특정 시점의 영상 중 가장 잘 촬영된 영상을 제출한다. 3. 의료영상저장전송시스템(PACS) 영상의 경우 폐설정 변경이 가능해야 한다. 필름 영상의 경우 폐기저부 폐설정이 있어야 한다. 4. 일반검사 표지에 환자성명, 환자번호, 성별, 나이, 촬영날짜 및 촬영기관이 표시된 영상을 제출한다.

항목	평가내용		점수
검사표지 및 일반정보 항목 (4점)			
표지 (4)	일반 정보	스캔영상(scanogram)이 있다.	1
		영상순서(영상번호, 스캔시간 등)가 확인된다.	1
		눈금자(scaler)가 표시되어 있다.	1
		좌우방향이 표시되어 있다.	1
장비 및 방사선피폭관리 기준 (20점)			
장비기준 (10)	다중검출CT (multidetector CT) 검출기 채널기준	16채널 이상(2채널 이상 16채널 미만 5점)	10
방사선 피폭관리 (10)	선량보고서가 있다.		6
	자동노출조사(AEC, automatic exposure control)를 사용한다.		2
	100 kVp 이하 관전압(tube voltage)으로 검사된다.		2
영상정보항목(76점)			
인공물 (20)	고리(ring) 인공물이 없다.		5
	선속경화(beam-hardening) 인공물이 없다(인공물이 있으나 영상판독에 지장이 없으면 2점).		5
	호흡에 의한 인공물 혹은 환자의 움직임에 의한 인공물이 없다.		3
	환자가 스캔 중심부에 위치한다.		2
	양팔을 올린 상태로 검사한다.		3
	신체 장신구, 불필요한 기구, 스캔에 영향을 미치는 장치가 없다.		2
영상 스캔 범위 (10)	신장, 요로, 방광 전체를 포함한다.		5
	복벽 전체가 포함되었으며 영상에서 복벽의 최대 좌우 폭이 차지하는 비율이 80% 이상이다.		5
	과도한 검사 부위	기관분지부 위쪽의 폐 영역을 포함한다.	-3
		궁둥뼈결절(ischial tuberosity) 이하 5cm 아래쪽이 포함된 영상이 있다.	-3
영상재구성 적정성 (6)	복부 영상에 적절한 알고리즘(soft standard reconstruction kernel)을 사용한다.		3
	영상 창 조절이 가능하다.		3
절편두께의 적정성 (20)	축상 영상의 절편두께	1mm 이상 5mm 이하이다(5mm 초과 7mm 이하면 2점).	4
	축상 영상의 절편간격	없다.	4
	관상 혹은 시상 영상을 하나 이상 포함하고 있다.		5

<table>
<tr><th>항목</th><th colspan="2">평가내용</th><th>점수</th></tr>
<tr><td rowspan="3">절편두께의 적정성 (20)</td><td>관상 혹은 시상 영상의 절편두께</td><td>1mm 이상 5mm 이하이다(5mm 초과 8mm 이하면 1점)</td><td>3</td></tr>
<tr><td>관상 혹은 시상 영상의 절편간격</td><td>없다.</td><td>4</td></tr>
<tr><td colspan="2">관상 혹은 시상 영상에 인공물(step-ladder artifact 등)이 있다.</td><td>-3</td></tr>
<tr><td rowspan="5">영상 해상도 및 대조도 (20)</td><td colspan="2">방광이 꽉 찬 상태로 검사한다.</td><td>4</td></tr>
<tr><td colspan="2">양쪽 신우와 근위부 요관이 뚜렷하게 보인다(신우의 경계만 불분명하거나, 근위부 요관 길이의 절반 이하에서 뚜렷하게 보이지 않으면 2점).</td><td>4</td></tr>
<tr><td colspan="2">신장동(콩팥골, renal sinus)에서 신우와 혈관을 구별하여 추적할 수 있다(경계가 구별되지 않는 부위가 절반 이하면 2점).</td><td>4</td></tr>
<tr><td colspan="2">양쪽 원위부 요관과 요관 · 방광 접합부가 뚜렷하게 구별된다(원위부 요관 길이의 절반 이하가 구분되지 않거나, 요관 · 방광 접합부를 구별할 수 없으면 2점).</td><td>4</td></tr>
<tr><td colspan="2">방광과 자궁 · 질(여성), 방광과 전립선 · 정낭(남성)이 구별된다(두 장기간에 음영차이는 구별할 수 있지만, 경계가 불분명하면 2점).</td><td>4</td></tr>
</table>

7) 허리뼈

<table>
<tr><td>제출영상의 선행조건</td><td>1. 추간판을 위주로 검사한 영상을 제출한다.
2. 조영증강하지 않은 영상을 제출한다.
3. 평가 기관에서 지정한 특정 시점의 영상 중 가장 잘 촬영된 영상을 제출한다.
4. 의료영상저장전송시스템(PACS) 영상의 경우 뼈 설정 및 연부조직 설정 변경이 가능해야 한다. 필름 영상의 경우 뼈 설정 및 연부조직 설정이 각각 있어야 한다.
5. 일반검사 표지에 환자성명, 환자번호, 성별, 나이, 촬영날짜 및 촬영기관이 표시된 영상을 제출한다.</td></tr>
</table>

<table>
<tr><th>항목</th><th colspan="2">평가내용</th><th>점수</th></tr>
<tr><td colspan="4">검사표지 및 일반정보 항목 (4점)</td></tr>
<tr><td rowspan="4">표지 (4)</td><td rowspan="4">일반 정보</td><td>스캔영상(scanogram)이 있다.</td><td>1</td></tr>
<tr><td>영상순서(영상번호, 스캔시간 등)가 확인된다.</td><td>1</td></tr>
<tr><td>눈금자(scaler)가 표시되어 있다.</td><td>1</td></tr>
<tr><td>좌우방향이 표시되어 있다.</td><td>1</td></tr>
<tr><td colspan="4">장비 및 방사선피폭관리 기준 (20점)</td></tr>
<tr><td>장비기준 (10)</td><td>다중검출CT (multidetector CT) 검출기 채널기준</td><td>16채널 이상(2채널 이상, 16채널 미만이면 5점)</td><td>10</td></tr>
<tr><td rowspan="2">방사선 피폭관리 (10)</td><td colspan="2">선량보고서가 있다.</td><td>5</td></tr>
<tr><td colspan="2">120 kVp 이하 관전압(tube voltage)으로 검사된다.</td><td>5</td></tr>
<tr><td colspan="4">영상정보항목(76점)</td></tr>
<tr><td rowspan="3">인공물 (10)</td><td colspan="2">호흡에 의한 인공물 혹은 환자의 움직임에 의한 인공물이 없다.</td><td>4</td></tr>
<tr><td colspan="2">고리(ring) 인공물이 없다.</td><td>3</td></tr>
<tr><td colspan="2">그 외 인공물이 없다.</td><td>3</td></tr>
</table>

항목	평가내용	점수
영상 스캔 범위 (30)	5개 이상의 추간판을 포함한다(3개까지는 3점, 2개 이하는 0점).	6
	각각의 추간판에 평행한 방향으로 영상을 얻거나 재구성한다 (4개 이상은 6점, 3개까지는 3점).	6
	각각의 추간판 후면윤곽을 충분히 포함한다(후면윤곽을 충분히 포함하지 않은 추간판이 1개 있으면 3점, 2개 이상 있으면 0점).	6
	3개 이상의 추간판에 대하여 위아래의 종판이 충분히 포함된다 (2개까지는 3점, 1개 이하는 0점).	6
	각각의 횡단면 영상이 허리뼈 어느 부위인지 알 수 있다(스캔영상에서 일부 부위표시가 되어있지 않거나 각 해당 영상에 글자로만 표시된 경우 3점).	6
영상 재구성 적정성 (4)	연부조직 표준(standard) 알고리즘의 영상 시리즈가 있다.	2
	뼈 고해상(sharp) 알고리즘의 영상 시리즈가 있다.	2
절편두께 및 다평면 영상의 적정성 (12)	절편두께가 3mm 이하이다.	4
	추간판 부위에서 절편간격이 없다.	4
	시상재구성 영상 시리즈가 있다.	4
해상도 및 대조도 (20)	추간판 바깥쪽을 따라 윤곽을 그릴 수 있다(윤곽이 그려지지 않는 추간판이 1개 있으면 3점, 2개 이상 있으면 0점).	5
	추간판과 경막강을 구분할 수 있다(경막강과 구분되지 않는 추간판이 1개 있으면 3점, 2개 이상 있으면 0점).	5
	허리뼈 4·5번에서 황색인대의 두께를 측정할 수 있다(측정이 되는 부위와 측정이 되지 않는 부위가 섞여 있으면 2점).	5
	양측 돌기관절공간이 보인다(1개의 추간판 위치에서 한쪽의 돌기관절공간만 안 보이면 2점, 양쪽 다 안 보이거나 2개 이상의 추간판 위치에서 안 보이면 0점).	5

다. 유방 촬영용 장치

1) 필름 유방 촬영용 장치

제출영상	밀도가 낮은 유방(fatty breast), 밀도가 높은 유방(dense breast)에 대한 유방영상검사 2건(양측 유방, 내외사위 및 상하위)
합격기준	60점 이상

항 목	평 가 내 용	점수	소계
촬영표지	1. 환자성명 2. 환자번호 3. 성별 4. 나이 5. 촬영날짜 6. 촬영기관 7. 내외사위 또는 상하위 영상, 좌우와 외측 표지 8. 카세트 번호 9. 촬영자 성명(기호)	각 1점	9점
	필름에 직접 표지하지 않고 종이 등에 써서 부착하였을 때	−4	

<table>
<tr><th>항 목</th><th colspan="2">평 가 내 용</th><th>점수</th><th>소계</th></tr>
<tr><td rowspan="30">자세잡기</td><td colspan="2">〈내외사위 영상〉</td><td></td><td></td></tr>
<tr><td rowspan="4">대흉근이 보이는가?
(없으면 감점)</td><td>대칭 역삼각형으로 외연이 볼록하거나 직선으로 보인다.</td><td>5</td><td rowspan="4">5점</td></tr>
<tr><td>대흉근이 오목하게 보인다.</td><td>3</td></tr>
<tr><td>대흉근이 일부만 포함되었다.</td><td>0</td></tr>
<tr><td>대흉근이 전혀 포함되지 않았다.</td><td>–5</td></tr>
<tr><td rowspan="3">대흉근의 하단이 유두 후방선보다 같거나 더 아래로 보이는가?</td><td>같거나 더 아래로 나온 상태로 보인다.</td><td>5</td><td rowspan="3">5점</td></tr>
<tr><td>대흉근의 하단이 유두 후방선보다 위에 있다.</td><td>3</td></tr>
<tr><td>대흉근 하단이 보이지 않거나 너무 위에 위치해 있다.</td><td>0</td></tr>
<tr><td rowspan="3">유방의 아래 부위의 처짐(sagging)이 있는가?</td><td>팽팽하다.</td><td>5</td><td rowspan="3">5점</td></tr>
<tr><td>약간 처져 있다.</td><td>3</td></tr>
<tr><td>많이 처져 있다.</td><td>0</td></tr>
<tr><td rowspan="3">신체의 다른 부분이 유방을 가리는가?</td><td>전혀 가리지 않는다.</td><td>3</td><td rowspan="3">3점</td></tr>
<tr><td>약간 가린다.</td><td>1</td></tr>
<tr><td>많이 가린다.</td><td>0</td></tr>
<tr><td rowspan="3">피부의 겹침과 주름은?</td><td>전혀 없다.</td><td>3</td><td rowspan="3">3점</td></tr>
<tr><td>약간 있다.</td><td>1</td></tr>
<tr><td>판독에 지장을 줄 정도로 많이 보인다.</td><td>0</td></tr>
<tr><td rowspan="3">유방하 주름이 포함되어 있는가?</td><td>포함되어 아래 조직이 잘 보인다.</td><td>5</td><td rowspan="3">5점</td></tr>
<tr><td>일부 포함되어 있다.</td><td>3</td></tr>
<tr><td>전혀 포함되어 있지 않다.</td><td>0</td></tr>
<tr><td rowspan="3">유두</td><td>유두의 윤곽전체가 관찰된다.</td><td>3</td><td rowspan="3">3점</td></tr>
<tr><td>유방조직과 약간 겹쳐 있다.</td><td>1</td></tr>
<tr><td>유방조직 속에 보인다.</td><td>0</td></tr>
<tr><td>유방조직이 잘린 경우</td><td></td><td>–5</td><td>–5</td></tr>
<tr><td colspan="2">〈상하 영상〉</td><td></td><td></td></tr>
<tr><td rowspan="3">유두</td><td>유방의 중앙에 유두 윤곽 전체가 관찰된다.</td><td>3</td><td rowspan="3">3점</td></tr>
<tr><td>유방조직과 약간 겹쳐 있다.</td><td>1</td></tr>
<tr><td>유방조직 속에 보인다.</td><td>0</td></tr>
<tr><td rowspan="3">유두후방선의 길이를 내외사위 영상과 비교하면?</td><td>차이가 1cm 미만이다.</td><td>5</td><td rowspan="3">5점</td></tr>
<tr><td>차이가 1cm 이상 2cm 미만이다.</td><td>3</td></tr>
<tr><td>차이가 2cm 이상이다.</td><td>0</td></tr>
<tr><td rowspan="2">내측 유방조직이 포함된 정도는?</td><td>충분히 포함되어 있다.</td><td>4</td><td rowspan="2">4점</td></tr>
<tr><td>포함되지 않은 부분이 상당히 많다.</td><td>0</td></tr>
</table>

항 목	평 가 내 용		점수	소계
자세잡기	유방 후방 지방 (retromammary fat)이 포함되었는가?	많이 포함되어 있다.	5	5점
		약간 포함되어 있다.	3	
		전혀 포함되어 있지 않다.	0	
	피부의 겹침과 주름은?	전혀 없다.	3	3점
		약간 있다.	1	
		판독에 지장을 줄 정도로 많이 보인다.	0	
	유방조직이 잘린 경우		−5	−5
압박	압박 정도	충분히 압박되어 유방조직이 분리되어 보인다.	4	4점
		압박이 덜 되어 일부 유방조직이 겹쳐 있다.	2	
		불충분하게 압박되어 유방조직이 많이 중첩되어 있다.	0	
	움직임	움직임에 의한 영상의 흐림이 없다.	6	6점
		움직임에 의한 영상의 흐림이 약간 있다.	3	
		움직임에 의한 영상의 흐림이 많다.	0	
노출과 대조도	지방조직과 유선조직이 구분되는가?	뚜렷이 구분되어 보인다.	6	6점
		구별은 가능하나 선명하지 않다.	3	
		구별이 어렵다.	0	
	노출이 판독하기에 적절한가?	별도의 밝은 전등을 사용하지 않아도 판독이 가능하다.	6	6점
		별도의 밝은 전등을 사용하면 유방조직이 잘 보인다.	3	
		유선이 지나치게 밝게 보이며 피부선이 쉽게 잘 보인다.	0	
잡영과 인공물	점상	5개 이상	0	2점
		1~4개	1	
		없다.	2	
	긁힘, 지문	2개 이상	0	2점
		1개	1	
		없다.	2	
	롤러자국	2개 이상	0	2점
		1개	1	
		없다.	2	
	그리드 인공물	2개 이상	0	2점
		1개	1	
		없다.	2	

항 목	평 가 내 용		점수	소계
잡영과 인공물	안개	2개 이상	0	2점
		1개	1	
		없다.	2	
	접촉불량	2개 이상	0	2점
		1개	1	
		없다.	2	
	그 밖의 인공물	2개 이상	0	2점
		1개	1	
		없다.	2	
	판독이 힘들 정도로 많다.	감점	−5	−5점
기타	필름의 유방조직 바깥 부분이 검게 유지되었는가? −조사야 조절기구 (collimator) 사용 여부	필름의 바깥 부분이 검게 남아 있다.	3	3점
		필름의 바깥 부분이 하얗게 촬영되어 있다.	0	
	필름을 적절하게 사용하였는가?	적절한 크기의 필름을 사용하였으며 한 필름에 한 영상을 촬영하였다.	3	3점
		유방의 크기에 비하여 필름이 작거나 한 필름에 두 영상을 촬영 하였다.	0	

2) CR · DR 유방 촬영용 장치

제출영상	밀도가 낮은 유방(fatty breast), 밀도가 높은 유방(dense breast)에 대한 유방영상검사 2건(양측 유방, 내외사위 및 상하위)
합격기준	60점 이상

항 목	평 가 내 용		점수	소계
촬영표지	1. 환자성명 2. 환자번호 3. 성별 4. 나이 5. 촬영날짜 6. 촬영기관 7. 내외사위 또는 상하위 영상, 좌우와 외측 표지 8. 카세트 번호(DR의 경우는 점수를 받는다) 9. 촬영자 성명(기호)		각 1점	9점
	필름에 직접 표지하지 않고 종이 등에 써서 부착하였을 때		−4	
자세잡기	〈내외사위 영상〉			
	대흉근이 보이는가? (없으면 감점)	대칭 역삼각형으로 외연이 볼록하거나 직선으로 보인다.	5	5점
		대흉근이 오목하게 보인다.	3	
		대흉근이 일부만 포함되었다.	0	
		대흉근이 전혀 포함되지 않았다.	−5	

항 목	평 가 내 용		점수	소계
자세잡기	대흉근의 하단이 유두 후방선보다 같거나 더 아래로 보이는가?	같거나 더 아래로 나온 상태로 보인다.	5	5점
		대흉근의 하단이 유두 후방선보다 위에 있다.	3	
		대흉근 하단이 보이지 않거나 너무 위에 위치해 있다.	0	
	유방의 아래 부위의 처짐(sagging)이 있는가?	팽팽하다.	5	5점
		약간 처져 있다.	3	
		많이 처져 있다.	0	
	신체의 다른 부분이 유방을 가리는가?	전혀 가리지 않는다.	3	3점
		약간 가린다.	1	
		많이 가린다.	0	
	피부의 겹침과 주름은?	전혀 없다.	3	3점
		약간 있다.	1	
		판독에 지장을 줄 정도로 많이 보인다.	0	
	유방하 주름이 포함되어 있는가?	포함되어 아래 조직이 잘 보인다.	5	5점
		일부 포함되어 보인다.	3	
		전혀 포함되어 있지 않다.	0	
	유두	유두의 윤곽 전체가 관찰된다.	3	3점
		유방조직과 약간 겹쳐 있다.	1	
		유방조직 속에 보인다.	0	
	유방조직이 잘린 경우		–5	
	〈상하 영상〉			
	유두	유방의 중앙에 유두 윤곽전체가 관찰된다.	3	3점
		유방조직과 약간 겹쳐 있다.	1	
		유방조직 속에 보인다.	0	
	유두후방선의 길이를 내외사위 영상과 비교하면?	차이가 1cm 미만이다.	5	5점
		차이가 1cm 이상 2cm 미만이다.	3	
		차이가 2cm 이상이다.	0	
	내측 유방조직이 포함된 정도는?	충분히 포함되어 있다.	4	4점
		포함되지 않은 부분이 상당히 많다.	0	
	유방 후방 지방(retromammary fat)이 포함되었는가?	많이 포함되어 있다.	5	5점
		약간 포함되어 있다.	3	
		전혀 포함되지 않았다.	0	
	피부 겹침과 주름은?	전혀 없다.	3	3점
		약간 있다.	1	
		판독에 지장을 줄 정도로 많이 보인다.	0	
	유방조직이 잘린 경우		–5	–5점

항 목	평 가 내 용		점수	소계
압박	압박 정도	충분히 압박되어 유방조직이 분리되어 보인다.	4	4점
		압박이 덜 되어 일부 유방조직이 겹쳐 있다.	2	
		불충분하게 압박되어 유방조직이 많이 중첩되어 있다.	0	
	움직임이 있는가? (motion artifact)	움직임에 의한 영상의 흐림이 없다.	6	6점
		움직임에 의한 영상의 흐림이 약간 있다.	3	
		움직임에 의한 영상의 흐림이 많다.	0	
노출과 대조도	지방조직과 유선조직이 구분되는가?	뚜렷이 구분되어 보인다.	6	6점
		구별은 가능하나 선명하지 않다.	3	
		구별이 어렵다.	0	
	노출이 판독하기에 적절한가?	별도의 밝은 전등을 사용하지 않아도 판독이 가능하다.	6	6점
		별도의 밝은 전등을 사용하면 유방조직이 잘 보인다.	3	
		유선이 지나치게 밝게 보이며 피부선이 쉽게 잘 보인다.	0	
잡영과 인공물	점상	5개 이상	0	2점
		1 ~ 4개	1	
		없다.	2	
	긁힘	2개 이상	0	2점
		1개	1	
		없다.	2	
	불량화소(bad pixel) 인공물	2개 이상	0	2점
		1개	1	
		없다.	2	
	고스트 인공물	2개 이상	0	2점
		1개	1	
		없다.	2	
	레이저 프린터 인공물	2개 이상	0	2점
		1개	1	
		없다.	2	
	그리드 인공물	2개 이상	0	2점
		1개	1	
		없다.	2	

항 목	평 가 내 용		점수	소계
잡영과 인공물	그 밖의 인공물	2개 이상	0	2점
		1개	1	
		없다.	2	
	판독이 힘들 정도로 많다.		–5	–5점
기타	필름의 유방조직 바깥 부분이 검게 유지되었는가? –조사야 조절기구 (collimator) 사용 여부	필름의 바깥 부분이 검게 남아 있다.	3	3점
		필름의 바깥 부분이 하얗게 촬영되어 있다.	0	
	필름 크기	적절한 크기의 필름을 사용하였으며 한 필름에 한 영상을 촬영하였다.	3	3점
		유방의 크기에 비하여 필름이 작거나 한 필름에 두 영상을 촬영하였다.	0	

[별표 4] 〈개정 2011.6.27〉

품질관리검사업무 위탁기준(제6조제1항 관련)

특수의료장비 품질관리검사기관은 별표 2에 따른 품질관리검사의 각 항목을 평가할 수 있고 특수의료장비 품질관리에 관한 전문성을 가진 법인, 기관 또는 단체로서 다음 각 호의 기준에 맞아야 한다.

1. 평가, 검사, 검사장비 관리 등에 필요한 공간을 갖출 것
2. 별표 2의 검사항목을 검사할 수 있는 다음의 검사장비 등을 갖출 것

검사장비
가. 의료장비별 표준팬텀
나. 판독용모니터(5M pixel 이상)
다. 판독대(illuminater)
라. 전산화단층촬영장치 선량측정용 팬텀(복부, 두부)
마. 전산화단층촬영장치 CTDI 선량측정기(electrometer, chamber 포함)
바. 유방촬영용장치 유선선량측정기(electrometer)
사. 관전압측정기
아. 관전류측정기
자. mAs 측정기
차. 농도계(Densitometer)
카. 감광계(Sensitometer)
타. 의료용 디지털 온도계
파. 40mesh 구리망(Screen Film Contact Test Tool)
하. 감약 아크릴 시트(1인치, 4개 이상)
거. 알루미늄 시트(99% 이상, 반가층 측정용)
너. 잔여 정착액 키트
더. 조사시간측정기
러. 조도계
머. 휘도계
버. 기압계[Barometer(Digital)]
서. 소음계(Sound level meter)
어. 해상력 차트(resolution test pattern)
저. 그 밖에 품질관리검사에 필요한 검사장비

3. 품질관리검사를 안내하기 위한 인터넷 홈페이지, 기록의 보존·변경·검색을 위한 데이터베이스, 건강보험심사평가원 등의 관련기관에 정보를 제공할 수 있는 전산 설비를 갖출 것
4. 다음 각 목에 해당하는 전속 직원을 둘 것
   가. 영상의학과 전문의 또는 의학물리·의공학 전공자 중 학사 이상의 학위를 가진 자
   나. 실무경력 3년 이상인 방사선사 2명 이상
5. 제2호에 따른 검사장비는 다음과 같이 관리되어야 한다.

검사장비 관리
가. 별도의 관리실을 마련하여 온도, 습도 등이 과도하게 변동되지 않게 하여야 하며, 장비를 쉽게 식별 또는 구분이 되게 보관하여야 한다. 나. 검사장비별로 교정 및 수리에 관한 검사장비 이력부를 갖추어 두어야 하며 이력부에는 다음의 내용을 기록하여야 한다. 1) 기기재원 및 특성(기기명, 제작회사, 형번호, 일련번호, 제작년도, 측정가능범위 및 정확도 등) 2) 기기이력 3) 교정일자 4) 수리에 관한 내용 5) 관리사항(사용일지) 및 관리내용 다. 검사장비별 자체기준에 따라 교정을 실시하고, 교정유효기간이 초과되어서는 아니 된다. 라. 연 1회 이상 「국가표준기본법」 제14조에 따라 지정된 국가교정업무 전담기관에서 교정하여야 한다. 마. 장비의 성능에 영향을 미치는 요소(과부하, 취급부주의, 수리 등)가 발생하거나, 검사장비의 전체오차가 검사기준에 따른 허용오차의 1/3을 초과하는 경우에는 즉시 「국가표준기본법」 제14조의 규정에 따라 지정된 국가교정업무 전담기관에 의뢰하여 교정하여야 한다.

6. 품질관리검사기관은 특수의료장비의 제조, 수입, 판매 또는 수리업소, 의료기관 등과 이해관계가 없는 자일 것
7. 품질관리검사기관은 품질 매뉴얼 및 검사업무 절차서 등의 품질보증시스템을 구축 · 유지할 것
8. 검사장비는 표준물질 또는 교정을 통하여 정확도 · 정밀도가 「국가표준기본법」 제4조제3호에 따른 국가측정표준 또는 국제측정표준과 일치되도록 연관성이 유지될 것
9. 다음 각 목의 자격을 갖춘 특수의료장비별 20인 이상의 비상근 전문 검사위원을 둘 것. 이 경우 검사위원은 2개 이상의 품질관리검사기관에 소속될 수 없다.
   가. 영상의학과 전문의 취득 후 2년 이상 경력을 가질 것
   나. 보건복지부장관이 정하여 고시하는 품질관리 검사교육을 이수할 것

[별표 5] 〈개정 2011.6.27〉

정도관리항목(제8조제2항 관련)

1. 자기공명영상 촬영장치

주기	필름	PACS
매일	테이블 이동 점검 하드카피장치의 작동 점검 항온항습기 작동 점검 데이터 저장장치 작동 점검 현상기 성능 관리 환자 모니터 시스템 관리	테이블 이동 점검 항온항습기 작동 점검 데이터 저장장치 작동 점검 환자 모니터 시스템 관리
매주	판독실의 조명, 환기, 온도, 소음 점검 응급환자 구조용 시스템 점검	판독실의 조명, 환기, 온도, 소음 점검 응급환자 구조용 시스템 점검
1개월	중심주파수 점검 트랜스미터 획득 및 감쇄 위치확인영상(scout localization view)의 정확도 점검 영상에서의 측정치와 실측정치의 비교평가 인공물 점검항목	중심주파수 점검 트랜스미터 획득 및 감쇄 위치확인영상(scout localization view) 의 정확도 점검 영상에서의 측정치와 실측정치의 비교평가 인공물 점검항목
3개월	임상영상평가	임상영상평가 판독용 모니터 관리(CRT)
6개월		판독용 모니터 관리(LCD)
1년	판독대와 판독실의 조도 측정	판독실의 조도 측정

* 주기가 1개월 미만인 항목은 서류검사 시 정도관리 기록대장 사본을 제출하지 않으며, 정밀검사 시 정도관리 기록대장 원본과 시험검사물로 시행 여부를 확인한다.

2. 전산화단층 촬영장치

주기	필름	PACS
매일	테이블 이동 점검 하드카피장치의 작동 점검 데이터 저장장치 작동 점검 현상기 성능 관리 조영제 주입기 작동 점검	테이블 이동 점검 데이터 저장장치 작동 점검 조영제 주입기 작동 점검
매주	판독실의 조명, 환기, 온도, 소음 점검 응급환자 구조용 시스템 점검 응급 중단 스위치 작동 점검	판독실의 조명, 환기, 온도, 소음 점검 응급환자 구조용 시스템 점검 응급 중단 스위치 작동 점검
3개월	임상영상평가	임상영상평가 판독용 모니터 관리(CRT)
6개월	환자 테이블의 이동간격 정확도 시험 관전압 시험 관전류 시험 표준팬텀을 이용한 시험	환자 테이블의 이동간격 정확도 시험 관전압 시험 관전류 시험 표준팬텀을 이용한 시험 판독용 모니터 관리(LCD)

주기	필름	PACS
1년	CT Number 직선성 위치확인영상(scout localization view)의 정확도 점검 영상에서의 측정치와 실측정치의 비교평가 판독대와 판독실의 조도 측정 환자 피폭선량 피폭시험	CT Number 직선성 위치확인영상(scout localization view)의 정확도 점검 영상에서의 측정치와 실측정치의 비교평가 판독실의 조도 측정 환자피폭선량피폭시험

* 주기가 1개월 미만인 항목은 서류검사 시 정도관리 기록대장 사본을 제출하지 않으며, 정밀검사 시 정도관리 기록대장 원본과 시험검사물로 시행 여부를 확인한다.
* 정도관리항목 중 「진단용 방사선 발생 장치의 안전관리에 관한 규칙」에 따라 검사를 실시한 항목은 해당 검사항목의 검사주기에만 정도관리 기록검사를 면제할 수 있다. 다만, 시험성적을 정도관리 기록대장에 기록하고 그 시험검사성적서(또는 사본)를 보관하여야 한다.

3. 유방 촬영용 장치

주기	필름 유방 촬영용 장치	CR 유방 촬영용 장치	DR 유방 촬영용 장치
매일	암실 청소 현상기 관리	모니터 청소 레이저 프린터 관리 Image plate, 카세트 청소	레이저 프린터 관리 모니터 청소
매주	증감지 청소 판독대 청소 판독실의 조명, 환기, 온도, 소음 점검	판독실의 조명, 환기, 온도, 소음 점검 CR 수상기 청소	판독실의 조명, 환기, 온도, 소음 점검 Flat field calibration
1개월			Visual checklist MTF measurement
3개월	재촬영 분석 필름 내 잔여 정착액 분석 임상영상평가	재촬영 분석 Image plate sensitivity test 판독용 모니터 관리(CRT) 임상영상평가	재촬영 분석 판독용 모니터 관리(CRT) 임상영상평가
6개월	암실안개 증감지–필름 밀착도 시험 유방압박장치 점검 표준팬텀을 이용한 시험	유방압박장치 점검 CR reader check 표준팬텀을 이용한 시험 판독용 모니터 관리(LCD)	유방압박장치 점검 촬영용 모니터 점검 표준팬텀을 이용한 시험 판독용 모니터 관리(LCD)
1년	조사야 점검 해상도 점검 자동노출장치 점검과 재현성 증감지 감도 측정 인공물 점검 관전압 정확도와 재현성 선질 점검 평균유선선량 측정 방사선 출력률 판독대와 판독실의 조도 측정	조사야 점검 해상도 점검 자동노출장치 점검과 재현성 인공물 점검 관전압 정확도와 재현성 선질 점검 평균유선선량 측정 방사선 출력률 판독실의 조도 측정	조사야 점검 해상도 점검 자동노출장치 점검과 재현성 인공물 점검 관전압 정확도와 재현성 선질 점검 평균유선선량 측정 방사선 출력률 판독실의 조도 측정

* 주기가 1개월 미만인 항목은 서류검사 시 정도관리 기록대장 사본을 제출하지 않으며, 정밀검사 시 정도관리 기록대장 원본과 시험검사물로 시행 여부를 확인한다.
* 정도관리항목 중 「진단용 방사선 발생장치의 안전관리에 관한 규칙」에 따라 검사를 실시한 항목은 해당 검사항목의 검사주기에만 정도관리 기록검사를 면제할 수 있다. 다만, 시험성적을 정도관리 기록대장에 기록하고 그 시험검사성적서(또는 사본)를 보관하여야 한다.

[별표 6]

특수의료장비에 관한 서류(제9조 관련)

1. 자기공명영상 촬영장치

<table>
<tr><th>작성기관</th><th>기 록 사 항</th><th>보존기간</th></tr>
<tr><td rowspan="2">품질관리
검사기관의 장</td><td>가. 특수의료장비 품질관리검사에 관한 서류</td><td>3년</td></tr>
<tr><td>나. 검사에 필요한 기기의 품질관리에 관한 서류</td><td>해당 장비를
폐기할 때까지</td></tr>
<tr><td rowspan="4">의료기관의
개설자 등</td><td>가. 특수의료장비를 이용하여 진료한 경우 영상출력물과 그 검사소견서</td><td>5년</td></tr>
<tr><td>나. 특수의료장비 품질관리검사에 관한 검사성적서</td><td>3년</td></tr>
<tr><td>다. 별표 5의 정도관리항목을 포함하는 특수의료장비 정도관리 기록대장</td><td>3년</td></tr>
<tr><td>라. 특수의료장비 수리 · 교정 · 변경 이력대장</td><td>해당 장비를
철거할 때까지</td></tr>
</table>

의료영상 정도관리 실습 제3판

발 행 일 2022년 1월 20일 3판 인쇄
2022년 1월 30일 3판 발행
저 자 대한의료영상정보관리학회
발 행 인 김재민
발 행 처 정문각 JMK
서울특별시 마포구 백범로 104, 봉화빌딩 4층
출판등록 2011년 1월 19일 제2011–000035호
전 화 02)713-0421~3
팩 스 02)704-6265
전자우편 jmk@jmkp.co.kr
홈페이지 www.jmkp.co.kr

정 가 **29,000원**

ISBN 979-11-6260-223-2 93510